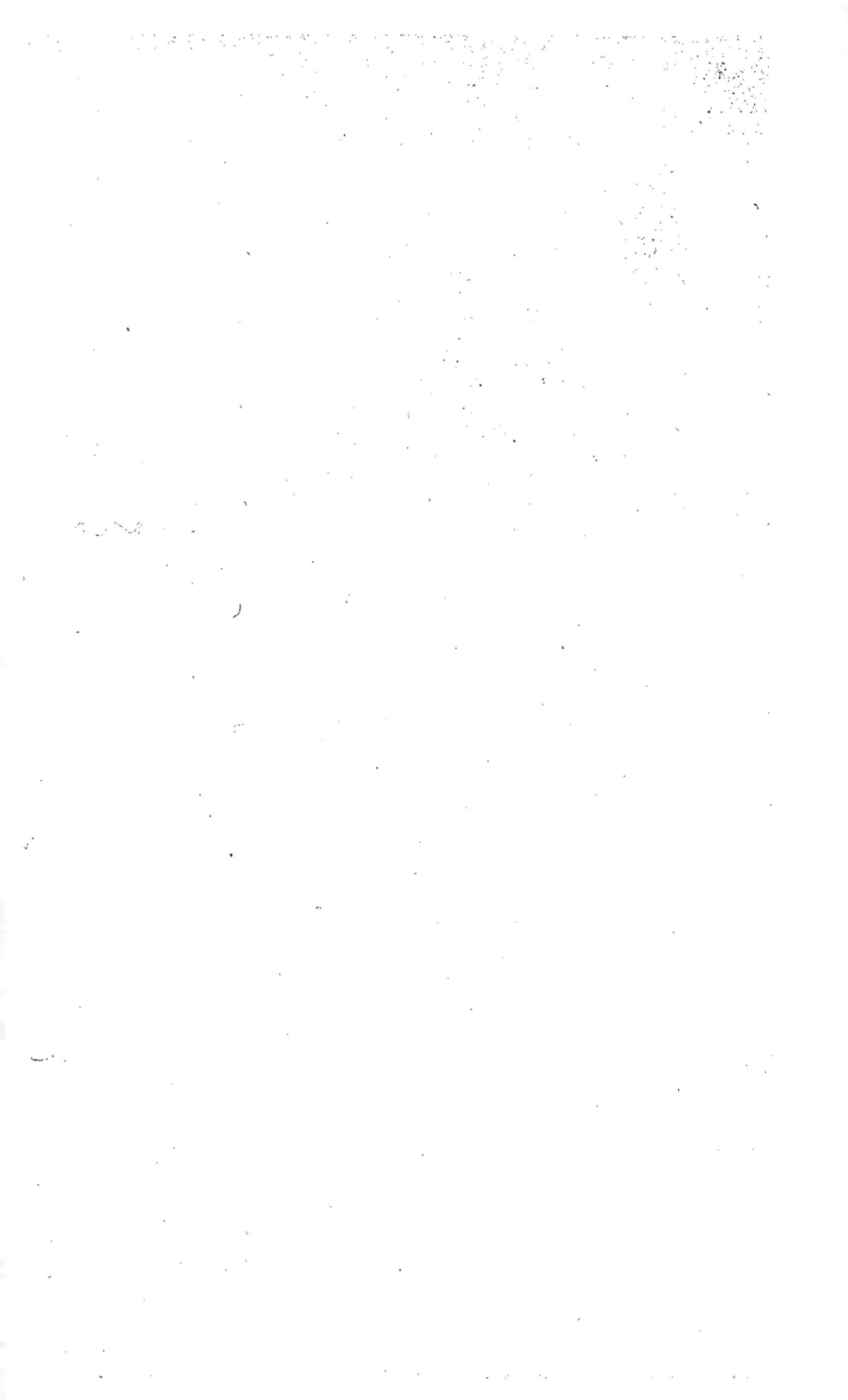

ÉTUDES CLINIQUES

DE

MÉDECINE MILITAIRE

TRAVAUX DU MÊME AUTEUR

Quelques réflexions sur la paralysie dite diphthérique (*Recueil des mémoires de Médecine et de Pharmacie militaires*. Paris, 1860.)

De la valeur de la respiration saccadée, comme signe de début de la tuberculisation pulmonaire (*Recueil des mémoires de Médecine et de Pharmacie militaires*. Paris, 1860).

De la mélancolie, Mémoire couronné par l'Académie impériale de médecine, dans sa séance du 15 décembre 1863 (Prix Lefèvre).

CORBEIL, TYP. ET STÉR. DE CRÉTÉ.

ÉTUDES CLINIQUES

DE

MÉDECINE MILITAIRE

OBSERVATIONS ET REMARQUES

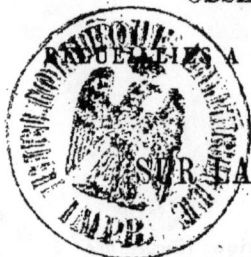

RECUEILLIES A L'HÔPITAL MILITAIRE DU VAL-DE-GRACE

spécialement

SUR LA TUBERCULISATION AIGUË

ET

SUR LES AFFECTIONS DES VOIES RESPIRATOIRES ET DIGESTIVES

PAR M. Léon COLIN

Médecin major de 1re classe,
Professeur à l'École impériale d'application de Médecine
et de Pharmacie militaires (Val-de-Grâce),
Lauréat de l'Académie impériale de médecine.

PARIS

J. B. BÁILLIÈRE ET FILS,

LIBRAIRES DE L'ACADÉMIE IMPÉRIALE DE MÉDECINE,

rue Hautefeuille, 19.

Londres	Madrid	New-York
HIPP. BAILLIÈRE.	C. BAILLY-BAILLIÈRE.	BAILLIÈRE BROTHERS.

LEIPZIG, E. JUNG-TREUTTEL, 10, QUERSTRASSE

1864.

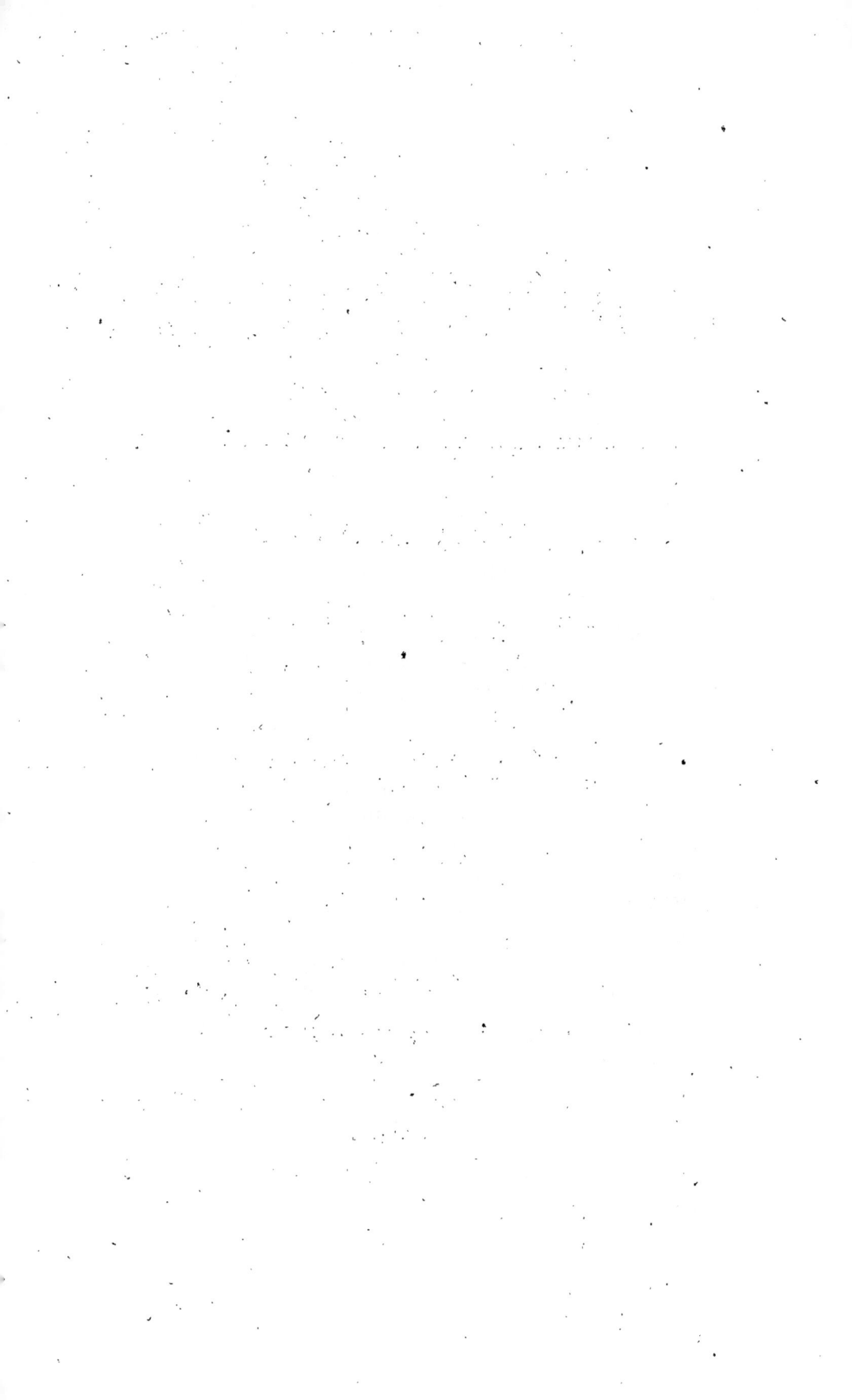

PRÉFACE

Ce travail est le résumé des faits les plus intéressants qui, pendant mes quatre années d'agrégation, se sont offerts dans mon service du Val-de-Grâce.

En publiant simplement quelques impressions de ma pratique hospitalière, j'ai pensé faire œuvre utile, en raison de la variété toujours inhérente aux faits cliniques, suivant le terrain sur lequel ils se présentent; sous ce dernier rapport, grâce aux mutations fréquentes de nos garnisons, grâce aux passages continuels à Paris de militaires provenant des différentes régions de la France et des pays étrangers occupés par nos troupes, le Val-de-Grâce fournit les éléments les plus variés d'observation; peu de jours s'y passent sans que l'attention ne soit vivement réveillée par l'arrivée de quelque malade dont l'affection, de provenance lointaine, tranche absolument avec le tableau de la constitution médicale de la garnison.

Mon plan, bien arrêté, de ne relever que le côté des choses qui m'a frappé moi-même, m'excusera de n'avoir, à propos de telle ou telle affection, abordé de son histoire que la partie qui m'a paru intéressante d'après les faits que j'apporte, et susceptible d'être éclairée par l'analyse de ces faits; lorsque ceux-ci n'auront en eux-mêmes aucune valeur spéciale, je me bornerai à résumer, mais encore d'après eux, mes impressions sur la maladie à laquelle ils doivent ressortir.

Il est une affection que je me suis attaché à décrire d'une manière aussi complète que possible, d'abord parce

qu'elle est si peu connue que son histoire est à faire, ensuite parce qu'il m'a été donné d'en voir de nombreux
exemples; c'est la tuberculisation aiguë à laquelle, dans
diverses publications, j'ai consacré déjà quelques articles.
(*Gazette hebdomadaire, Gazette des hôpitaux, Recueil
de mémoires de médecine militaire.*) C'est le premier
chapitre de mon livre, c'est aussi le plus considérable.

Pour le reste de mon travail, j'ai pris pour base de sa
division les grands appareils de l'économie auxquels se
rapportent les manifestations morbides diverses qui en
font le sujet.

Ainsi le deuxième chapitre est consacré aux affections
des voies respiratoires et circulatoires;

Le troisième aux affections du tube digestif et de ses annexes;

Le quatrième aux pyrexies;

Le cinquième aux maladies des voies urinaires.

Le sixième à celles du système nerveux;

Le septième renferme quelques réflexions pratiques sur
le tænia, si fréquent parmi les soldats qui ont habité l'Algérie, la Syrie et la Chine.

Le soldat est sujet à un grand nombre d'affections du
plus haut intérêt, dont l'étude complète ne peut relever
que d'un travail considérable, appliqué à la pathologie
des armées dans les différents lieux où elles ont existé,
dans les différentes périodes de temps où elles ont vécu;
limitée comme temps et comme lieu à une période de
quatre ans dans une seule localité, mon observation n'a-
borde ici qu'une faible part de cet immense programme,
et bien des affections propres au soldat ne peuvent figu-
rer parmi ses résultats.

Maintenant, si, avant d'entrer dans le détail des faits,
j'avais à tirer une conclusion générale et pratique des
épreuves et des obligations que m'a imposées la direction

du grand service médical qui m'a été confié à Paris, je dirais qu'il est nécessaire pour le médecin, à cette époque où la science s'enrichit de tant de modes nouveaux d'exploration, de demeurer avant tout clinicien, de s'initier aux méthodes d'investigation que lui fournissent la physique et la chimie, mais de s'initier avec la ferme conviction que ce sont là, devant le but suprême de la médecine, des moyens accessoires dont son jugement et l'étude du malade doivent toujours contrôler la valeur. Il faut se rappeler qu'une exploration physique ou chimique ne donne jamais qu'un résultat brutal, matériel, où doit intervenir l'intelligence pour en faire un signe ; ce qui le prouve bien, c'est l'atténuation que des observations mieux faites ont successivement apportée à l'importance de certains faits que ces méthodes d'investigation avaient tout d'abord proclamés orgueilleusement signes pathognomoniques : le micrographe voyait une cellule, un corpuscule particulier, bâtissait sur cette découverte toute une évolution pathologique, supprimant au besoin la considération du malade et de tout l'appareil symptomatique, comme si le microscope eût donné le dernier mot de la science ; combien de signes certains, pathognomoniques, créés, comme je le rappellerai en détail, d'après la percussion, l'auscultation, les réactions chimiques, signes qui chaque jour viennent reprendre le rang plus modeste qui leur convient parmi les autres éléments d'appréciation clinique.

C'est une raison de plus pour s'adonner à l'étude de toutes les ressources séméiotiques fournies par la physique et la chimie ; de cette étude, en effet, résulte autre chose que la satisfaction de contempler les admirables résultats où nous mènent ces deux sciences par des moyens diagnostiques comme le microscope, l'ophthalmoscope, le laryngoscope, l'analyse des divers liquides de l'organisme, etc. ; il en résulte aussi qu'en appliquant soi-même ces modes d'exploration, on s'en exagère la valeur et la supériorité beaucoup moins que si, faisant abnégation de sa propre intervention et de son contrôle direct, on s'en remettait entièrement à d'autres, fussent-ils beaucoup plus habiles !

Ne sent-on pas, comme malgré soi, diminuer son intérêt pour le malade dont on confie à autrui une partie de l'investigation ? Il en est de même pour le traitement. Que vous n'ayez pas l'habitude de certaines opérations commandées surtout par des affections internes, que vous ayez besoin d'une main autre que la vôtre pour pratiquer la thoracentèse, la trachéotomie, votre malade cessera d'être entièrement à vous, et quel que soit l'intérêt qu'il vous ait inspiré, vous ne le suivrez peut-être plus avec la même sollicitude que si vous l'aviez opéré vous-même.

J'enlèverai toute apparence d'exagération à ces principes en conseillant tout le premier de recourir aux maîtres et aux collègues dont l'intervention semble utile au malade qui inspire la moindre préoccupation ; ce que je tiens seulement à établir, c'est qu'en général le médecin doit tâcher d'être assez complet, assez sûr de lui-même pour suffire aux diverses exigences diagnostiques et thérapeutiques qui peuvent surgir dans son service.

Qu'il me soit permis d'exprimer toute ma gratitude à ceux dont les leçons et les conseils m'ont soutenu moi-même contre les hésitations qui, dans la pratique, surgissent à chaque pas, et de remercier particulièrement deux de mes savants maîtres, MM. les professeurs Lavéran et Godélier.

École impériale du Val-de-Grâce, janvier 1864.

L. COLIN.

ÉTUDES

MÉDECINE MILITAIRE

CHAPITRE PREMIER.

TUBERCULES.

Comme je l'indiquais, en 1861 (1), la diathèse tuberculeuse peut se manifester sous trois formes : 1° phthisie chronique (c'est la forme classique); 2° phthisie aiguë ou galopante; 3° tuberculisation aiguë, forme complétement différente des précédentes, et par ses allures et par sa tendance à la généralisation.

M. Trousseau, dans sa *Clinique de l'Hôtel-Dieu* (2), où il n'en dit qu'un mot, M. Jaccoud (3), reconnaissent également ces trois formes, mais proposent ou emploient d'autres dénominations; je crois avoir pourtant raison en ne maintenant le nom de phthisie qu'à l'affection tuberculeuse des poumons, qu'elle soit aiguë ou chronique; c'est toujours la même maladie, à évolution plus rapide dans un cas que dans l'autre.

Quant à la troisième forme, elle diffère tellement de la

(1) *De la tuberculisation aiguë, observations et remarques relatives à la variété de ses formes, à sa fréquence, aux difficultés du diagnostic* (1861).
(2) *Clinique médicale de l'Hôtel-Dieu*, t. I, 2ᵉ édition. Paris, 1864.
(3) Graves, *Leçons de clinique médicale*.

COLIN.   1

phthisie pulmonaire, soit aiguë, soit chronique, que ce
mot de phthisie me semble devoir ici disparaître pour être
remplacé par celui de tuberculisation aiguë, qui a l'avantage de ne réveiller que l'idée de la lésion et non celle du
siége : avantage important, car cette maladie n'a réellement
aucun siége exclusif de prédilection ; c'est, avant tout, une
affection générale, et l'appeler phthisie galopante serait
ramener involontairement la pensée du lecteur vers une
lésion pulmonaire. On verra de plus, par les faits, combien
ce mot phthisie, signifiant consomption, s'appliquerait mal
à une affection qui offre les caractères des pyrexies les plus
aiguës. C'est à sa description et à son étude, bien peu vul-
garisées encore, que je consacrerai la plus grande partie
de ce chapitre, l'histoire de la phthisie pulmonaire aiguë et
chronique étant trop bien connue pour que je m'y arrête
longtemps.

ARTICLE Ier.

Phthisie pulmonaire chronique.

On sait combien, malgré les éliminations prononcées par
les conseils de révision, la phthisie trouve matière à son
développement parmi nos soldats. Aussi constitue-t-elle,
dans nos climats, l'immense majorité des affections chroniques de l'armée ; pas un seul mois ne s'est passé sans que
j'en reçusse au moins plusieurs cas ; le nombre total des
entrées pour cette maladie s'est élevé dans mes salles à plus
de 300, parmi lesquelles, il est vrai, plusieurs malades re-
venaient pour la deuxième, troisième, quatrième fois.

En raison sans doute de leur service exceptionnel, de
leurs fréquentes veillées dans les bals, théâtres, etc., en
raison aussi peut-être de certaines conditions défectueuses
de casernement, les militaires appartenant à la garde de
Paris semblent, de tous les corps de la garnison, constituer

celui où la phthisie a le plus de chances de développement ; c'est là un fait d'autant plus notable, que le recrutement de la garde de Paris s'opère parmi des hommes d'élite.

Je ne dirai que quelques mots de la séméiologie de cette affection ; le programme de mes conférences donnant une vaste place à l'application des sens au diagnostic des maladies du thorax, j'ai dû, sur un grand nombre de sujets, répéter, faire répéter devant moi l'emploi des divers moyens physiques préconisés, afin d'en faire constater la valeur absolue et relative.

L'inspection a une grande importance ; tout individu dont la poitrine s'éloigne du type si bien décrit par M. Woillez, dont le sternum est saillant, dont la configuration générale du thorax est telle, que le diamètre antéropostérieur semble plus étendu que le diamètre transversal, doit être mis en suspicion.

Cette inspection d'ensemble, sur laquelle je ne pourrais donner de détails sans répéter ce qu'a si bien écrit M. Woillez (1), est, suivant moi, bien supérieure à la mensuration. Les partisans de ce dernier moyen ont dit qu'à l'état normal, la circonférence supérieure du thorax l'emportait de 7 à 9 centimètres sur sa circonférence inférieure ; que, chez les phthisiques, cette différence diminuait notablement en raison du rétrécissement du sommet de la poitrine. Je renouvellerai ici deux objections très-sérieuses que mes observations récentes confirment entièrement : 1° la différence, entre la circonférence supérieure (2) et la circonférence inférieure (3), atteint rarement plus de 5 centimètres ; elle ne dépasse ce chiffre que chez les individus très-robustes,

(1) *Recherches sur les variations de la capacité thoracique.* (*Mémoires de la société médicale d'observation*, t. III.)

(2) Cette circonférence, d'après mes observations sur des hommes appartenant à divers corps, est en moyenne de 84 centimètres.

(3) La moyenne de cette circonférence a été, dans ces mêmes conditions, de 81 centimètres.

dont les masses musculaires du grand pectoral et du grand dorsal contribuent à augmenter sensiblement le périmètre que comprendra le lac mensurateur sous les aisselles ; 2° la diminution de la circonférence supérieure chez les phthisiques tient, avant tout, à la diminution de volume de ces mêmes masses musculaires ; pour m'en assurer, j'ai, chaque année, fait pratiquer les mêmes mensurations et chez des phthisiques confirmés, et chez des individus amaigris soit par une dyssenterie, soit par une fièvre typhoïde, etc., et j'ai trouvé que, chez ceux-ci comme chez les premiers, la mensuration accusait une notable réduction de la circonférence supérieure du thorax relativement à la circonférence inférieure. J'ai toujours eu soin de prendre ces mesures après une expiration, sans quoi le périmètre inférieur de la poitrine, s'allongeant de 5 à 6 centimètres dans l'inspiration, n'aurait plus été régulièrement comparable au périmètre supérieur, que l'inspiration augmente assez peu (1).

La percussion, d'une manière absolue, a une très-grande

(1) Voir un intéressant travail de M. Champenois dans le *Recueil des mémoires de médecine militaire*, t. XII, 2e série. Dans une note présentée à l'Académie de médecine, M. H. Gintrac (*Bulletin de l'Académie*, 1862, t. XXVII, p. 1240) dit avoir vérifié, dans nombre de cas, l'invariabilité du rapport qui existe entre l'intervalle des deux mamelons, et la circonférence totale du thorax prise à ce même niveau ; l'espace intermammaire serait, à peu de chose près, le quart de cette circonférence, en sorte qu'il deviendrait facile d'estimer celle-ci en mesurant tout simplement la distance qui sépare les mamelons ; d'où moins de temps perdu pour le médecin, moins de fatigue, de refroidissement pour le malade. L'asymétrie des mamelons chez quelques sujets, les saillies ou les dépressions exagérées du sternum, nous paraissent devoir porter parfois atteinte à l'exactitude du rapport trouvé par notre savant confrère entre l'espace intermammaire et la circonférence thoracique ; or, si ce rapport chez un sujet donné n'est pas exactement :: 1 . 4, on arrivera à une erreur quadruple, pour ainsi dire, en se contentant de prendre l'espace intermammaire et de le multiplier par 4. La mensuration ne nous semblant pas appelée à une application quotidienne, nous croyons préférable, quand on y a recours, de continuer à prendre le périmètre total.

valeur; c'est presque une naïveté de le dire, mais ce pré-
liminaire était d'autant plus indispensable, que les faits
m'obligent d'attaquer et sa valeur relative, car l'auscultation lui est incontestablement, immensément supérieure,
et les illusions que se font certains praticiens pour lesquels,
un cas de phthisie étant donné, la percussion doit nécessairement et toujours trahir la lésion pulmonaire. Quand
on songe que, d'après des faits cliniques et des faits ex-
périmentaux aujourd'hui bien connus, la percussion ne
peut accuser, dans un milieu sonore, la présence que de
productions solides assez épaisses, que les granulations
tuberculeuses disséminées échappent à ce moyen d'investigation, que les cavernes même ne donnent pas toujours
lieu à une modification de la sonorité, que les régions
postéro-supérieures du thorax sont difficiles à bien percuter même par les plus habiles, on se prend à plaindre
le malade soumis à ce moyen d'investigation d'autant plus
fatigant et prolongé, qu'il est appliqué par un homme
convaincu d'y trouver la base essentielle de son diagnostic.

L'auscultation est la source par excellence des signes de
la phthisie pulmonaire, à ses diverses périodes, surtout à la
période de début. Alors que le murmure respiratoire n'est
encore accompagné d'aucun bruit morbide, il fournit déjà,
par ses altérations de rhythme, d'intensité, des indications
d'une haute valeur; ces détails d'altération du bruit respiratoire sont trop bien décrits dans le livre classique de
MM. Barth et H. Roger (1), dans le traité si éminemment
clinique de M. Fournet (2), pour que j'en aborde la description ; mais, ayant vu, et plusieurs fois, des docteurs
embarrassés de distinguer l'inspiration de l'expiration, je
tiens à insister spécialement sur la réalité de la valeur attribuée par ce dernier praticien aux altérations absolues ou

(1) *Traité pratique d'auscultation.* Paris, 1859.
(2) *Recherches cliniques sur l'auscultation.* Paris, 1839.

relatives de chacun de ces deux temps; la prolongation de
l'expiration, sa rudesse et celle de l'inspiration : voilà, dans
l'immense majorité des cas, longtemps avant que la percussion doive fournir le moindre signe, les premières révéla-
tions physiques de la maladie.

Ce qui domine en général le tableau des symptômes
fournis par la percussion comme par l'auscultation, c'est
l'asymétrie, pour ainsi dire, des résultats donnés par l'examen des deux côtés du thorax; contrairement à la bronchite,
à l'emphysème, la phthisie ne se manifeste pas identique-
ment à droite et à gauche, et ce n'est qu'à une période
avancée que l'on trouve sous les deux clavicules les mêmes signes physiques. Cette loi d'asymétrie a une importance énorme, surtout lorsque la lésion tuberculeuse n'est
pas confinée au sommet de la poitrine; chez plusieurs malades, il m'est arrivé de trouver dans toute l'étendue d'un
poumon des signes de bronchite, sibilance en haut et en
avant, râles sous-crépitants à la base; les mêmes phénomènes eussent existé de l'autre côté, il était probable qu'on
avait une simple bronchite; tandis que, ne les trouvant que
dans un seul poumon, je n'hésitais pas à diagnostiquer une
phthisie à granulations disséminées, et la suite des faits
confirmait cette conclusion.

Je me suis occupé, il y a quelques années, de la recherche d'un phénomène qui avait été donné par plusieurs
observateurs comme signe de début de la phthisie pulmonaire, la respiration saccadée (1). Ce symptôme présente
ceci de frappant, c'est qu'il consiste en une altération de
rhythme fort remarquable sans aucune autre modification
du caractère des bruits respiratoires : ainsi l'inspiration
(ce temps seul offre l'altération en question) est toujours
vésiculaire et moëlleuse; mais, au lieu de se faire en un

---

(1) *De la valeur de la respiration saccadée comme signe de début de la
phthisie pulmonaire* (1861).

seul temps, elle se divise en deux ou trois bouffées successives. La sensation perçue ressemble à ce qu'on éprouve
parfois en auscultant les individus qu'une vive douleur
pleurétique ou névralgique empêche d'inspirer largement,
et chez lesquels on perçoit alors la scission en plusieurs
temps du premier mouvement respiratoire, tandis que
l'expiration, bien plus facile chez eux, s'exécute suivant
son rhythme continu habituel. Seulement, dans ces derniers cas, la main appliquée sur le thorax perçoit également la division en saccades du mouvement inspiratoire, et
le phénomène auditif est perçu par l'oreille à toute la surface du poumon.

Au contraire, dans la respiration saccadée chez les
phthisiques, c'est en général au sommet seulement que se
manifeste le symptôme, et, de plus, la dilatation du thorax
s'éxécute sous la main avec sa régularité et sa continuité
normales.

Il m'a toujours semblé que la respiration saccadée n'é-
tait qu'une variété très-atténuée du frottement pleural,
dont le caractère dominant est, en somme, un rhythme
saccadé à timbre plus ou moins rude : « La saccade, di-
sais-je en 1861 (Mémoire cité), peut être insonore sous la
clavicule, parce que les adhérences y sont molles, et surtout parce que le champ de la locomotion pulmonaire y
est très-borné ; si le malade, en exagérant sa respiration,
pouvait y augmenter l'étendue des mouvements de va-et-
vient au même degré que dans les régions antéro-latérales
du thorax, nul doute que la saccade n'y devînt également
rude, et ne s'élevât, du caractère vésiculaire pur, au frôlement, et, suivant la nature de l'exsudat, aux autres éche-
lons des bruits de frottement. »

Je ne veux donner ici que l'observation d'un seul des
cinq malades sur lesquels j'ai trouvé ce phénomène ; cet
homme était atteint de pleurésie simple :

« M..., fusilier au 10e de ligne, âgé de vingt ans, d'une faible
constitution, est fréquemment indisposé depuis un an, date de
son arrivée à Paris, où il est venu suivre les cours du Conserva-
toire de musique.

Ces indispositions consistent surtout en diarrhées et bronchites, qu'il attribue à l'insalubrité du logement qui lui est
assigné.

A la suite d'un refroidissement éprouvé au commencement
du mois de janvier, il ressentit vers le mamelon droit un violent point de côté, avec dyspnée et recrudescence d'un rhume
contracté quelques jours auparavant, et qui lui causa dès lors
des secousses très-douloureuses. Il voulut tenir bon, continuer
son travail ; mais, après plusieurs alternatives d'améliorations
et de rechutes, il dut enfin entrer à l'hôpital et fut placé au
Val-de-Grâce, salle 27, n° 24, dans mon service.

A la visite du 3 mars, on constate : un état de faiblesse générale, d'amaigrissement assez prononcé ; apyrexie complète,
pas de sueurs nocturnes ; l'expectoration muqueuse et peu abondante n'a jamais, au dire du malade, renfermé trace de sang ;
les secousses de toux sont moins douloureuses qu'au début, et
l'examen physique du thorax fait reconnaître : sonorité normale
dans toute la partie antérieure des deux côtés ; en arrière,
matité complète de la base jusqu'à l'angle de l'omoplate du
côté droit. L'éloignement du bruit respiratoire à ce niveau,
l'absence de vibrations thoraciques, achèvent de confirmer
l'existence d'un épanchement pleurétique à droite. Les deux
sommets sont auscultés avec d'autant plus d'attention, qu'il y
avait lieu de soupçonner une affection organique ; la respiration
y est normale ; absence de tout râle, de tout caractère morbide.
Mais dans la suite de l'exploration, au moment où l'oreille
arrive à la quatrième côte droite en avant, elle y reconnaît la
division bien nette en trois temps du mouvement inspiratoire,
bien qu'on puisse s'assurer par la vue et le toucher que l'expansion thoracique s'accomplit extérieurement avec sa régularité
et sa continuité normales ; les saccades sont parfaitement dégagées de tout bruit autre que le murmure vésiculaire le plus
moelleux ; c'est, en un mot, une inspiration type comme caractère, mais exécutée, scindée en trois temps par deux pauses
insonores très-appréciables.

L'expiration est complétement normale.

Pendant les trois jours suivants, les phénomènes acoustiques furent les mêmes. Cette respiration saccadée annonçait-elle donc le début de la tuberculisation pulmonaire, prenant ainsi une haute valeur, puisqu'elle en eût été le seul signe physique; ou bien ne se rattachait-elle pas tout simplement à la pleurésie, pouvant alors, d'un jour à l'autre, revêtir la forme d'un bruit congénère, le frottement pleurétique? Cette seconde hypothèse me parut la plus probable, dès la première exploration du malade.

Le 6 mars, le phénomène est moins net, l'inspiration semble presque continue, surtout dans l'exagération des mouvements respiratoires.

Le 7, les saccades ont reparu; elles offrent pour la première fois un certain caractère de sécheresse qui les rapproche déjà du frôlement pleurétique.

Les jours suivants, exagération de cette transformation du bruit anormal; finalement, le 12, c'était un frottement pleurétique très-net, qui occupait toute la région antéro-latérale droite, et l'expiration elle-même était envahie par ce bruit morbide.

Le 13, un vésicatoire est appliqué en ce point; à cette époque l'état général s'était amélioré, et l'on constatait en arrière l'abaissement du niveau du liquide.

Le 15 mars, tout bruit anormal avait disparu; la persistance de cette disparition put être constatée pendant une dizaine de jours que le malade passa encore à l'hôpital.

Réflexions.— Le sujet de cette observation, dont les bronchites répétées, l'état d'affaiblissement général, ont fait naître dès son entrée la pensée d'une diathèse tuberculeuse, ne présentait donc, à côté des signes classiques d'un épanchement pleurétique, qu'un phénomène physique, la respiration saccadée, qui pût être rapporté à une manifestation locale de cette diathèse; or la suite de l'observation semble bien infirmer ce rapport, ou prouver tout au moins que, dans ce cas encore, la perversion du rhythme tenait simplement à des produits d'exsudation intrapleurale, absolument comme dans les divers cas analogues mentionnés par moi, dans le travail précité (1); en un mot, la respiration saccadée s'est manifestée chez ce nouveau malade comme premier degré du frottement pleurétique, et dans ce cas particulier, ce rapprochement est bien confirmé par les trois considérations suivantes :

1° C'est au déclin de la pleurésie, au moment où le niveau du liquide s'abaissait déjà, que l'on a perçu la respiration accadée ;

2° Ce symptôme s'est transformé sur place en frottement pleurétique;

3° L'application d'un vésicatoire a fait disparaître sans retour l'un et l'autre phénomène, preuve également bien puissante de leur étroite connexité. »

Cette observation vient se joindre à celles que j'ai publiées précédemment pour confirmer la conclusion que je formulais ainsi :

« 1° La respiration saccadée est rare soit au début, soit
« dans le cours de la phthisie pulmonaire ;

« 2° Quand elle existe, elle accompagne d'autres signes
« d'une bien plus grande valeur pour le diagnostic;

« 3° Elle ne se montre le plus souvent qu'à une période
« avancée de la tuberculisation;

« 4° Comme signe physique, la respiration saccadée n'est
« que l'échelon le moins élevé de la série des frottements
« pleurétiques. »

Mon travail eut, du moins, l'heureuse conséquence de provoquer, devant la Société médicale des hôpitaux (2), un rapport de M. H. Roger qui, d'après « l'examen attentif d'un assez grand nombre d'enfants manifestement atteints ou seulement suspects de tubercules, » arrivait aux conclusions suivantes :

(1) *De la valeur de la respiration saccadée* (*Recueil de médecine militaire*, 1861.)

(2) Voir *Union médicale*, 5 octobre 1861.

1° Quand cette altération du rhythme de la respiration est momentanée, passagère, elle peut appartenir à l'état physiologique, chez les adultes et surtout chez les enfants qui ne savent pas respirer;

2° Elle est également passagère dans les névroses, et principalement dans les affections convulsives qui portent leur action sur l'appareil respiratoire;

3° Quand elle est permanente, la respiration saccadée annonce d'ordinaire un obstacle à l'arrivée de l'air dans les poumons et à l'ampliation complète et régulière de la poitrine; elle peut alors être attribuée à la présence de tubercules dans le parenchyme pulmonaire, avec ou sans adhérences pleurales;

4° Considérée dans l'état pathologique, la respiration saccadée est, d'une manière absolue, un phénomène très-rare; et elle est rare aussi comparativement aux autres phénomènes stéthoscopiques;

5° Dans les cas où elle existe (le nombre en est fort restreint), elle peut être regardée comme un signe de la phthisie pulmonaire; mais comme elle ne se montre pas plus souvent à la première période de l'affection tuberculeuse qu'à un degré plus avancé, elle ne saurait indiquer la maladie à son début; et aux autres périodes, elle ne caractérise la tuberculisation ni mieux, ni même aussi bien que les autres signes physiques ou les symptômes généraux concomitants. D'où cette conclusion finale :

6° La valeur séméiotique de la respiration saccadée est médiocre chez les adultes, et presque nulle chez les enfants.

ARTICLE II.

Phthisie aiguë ou galopante.

Il arrive parfois que chez un phthisique dont l'état général, d'une part, la persistance, sans aggravation, des signes physiques, d'autre part, semblent indiquer une marche essentiellement chronique de l'affection, se manifeste tout à coup un appareil fébrile intense accompagné d'une aggravation notable de la dyspnée. L'expectoration augmente, des hémoptysies surviennent, les phénomènes sthétoscopiques se modifient rapidement : aux signes qui indiquaient l'altération chronique d'un sommet, submatité, caractère bronchique et prolongé de l'expiration, viennent se joindre des symptômes d'irritation nouvelle, râles sous-crépitants beaucoup plus nombreux et plus variés dans leur volume que ceux qui existaient auparavant; le siége de la manifestation tuberculeuse initiale, le sommet, reste toujours le centre principal de cet appareil symptomatique; les râles grossissent en prenant une résonnance métallique, passant ainsi à l'état de gargouillement, en même temps que le sommet opposé, si la tuberculisation n'y existait pas auparavant, peut se prendre rapidement aussi et présenter bientôt tous les signes d'une localisation tuberculeuse bien déterminée.

Dans quelques cas, et ce sont les plus rapidement mortels, les râles se disséminent dans toute la poitrine; dans les autres, les symptômes physiques demeurent, jusqu'à la fin, cantonnés à la partie supérieure des poumons.

A l'autopsie, on trouve les lésions classiques de la phthisie, des masses tuberculeuses, des cavernes exclusivement ou en plus grand nombre aux sommets, et, autour de ces altérations fondamentales, un certain nombre de granulations soit grises, soit passées à l'état jaune.

Les ganglions bronchiques sont fréquemment altérés aussi, et constituent parfois, par leur transformation tuberculeuse et leur hypertrophie, la lésion la plus considérable.

Telle est la phthisie aiguë, la phthisie galopante, quand elle survient chez un sujet déjà tuberculeux; mais cette affection peut, tout le monde le sait, frapper d'emblée et emporter en quelques semaines un individu sain; elle peut, chose moins connue, subir un temps d'arrêt et n'être pas immédiatement mortelle. Voici, par exemple, une observation où se trouvent réunies ces deux conditions : 1° développement d'emblée de la phthisie galopante ; 2° suspension de la marche aiguë de l'affection :

Bouchet, fusilier au 34e de ligne, entré le 15 avril 1862, salle 27, n° 45.

Ce malade, qui jamais n'avait éprouvé de rhume, de dyspnée. qui est d'une constitution remarquablement forte, et dont les ascendants n'offraient rien qui pût faire admettre d'hérédité spéciale, a été subitement pris d'hémoptysie deux jours avant son entrée ; il a rendu environ 2 litres de sang en 48 heures, et, pendant la première nuit de son séjour à l'hôpital, il a rempli trois crachoirs (contenant environ 200 grammes chacun) de sang spumeux, et finement aéré. L'expiration est un peu rude et prolongée au sommet gauche en arrière ; il existe aux deux bases de nombreux râles sous-crépitants; 36 respirations; peau chaude, pouls à 120, figure vultueuse, intelligence parfaitement nette.

Deux jours après l'entrée, l'hémoptysie cède sous l'influence du repos, des acides, de quelques révulsifs cutanés ; les râles humides de la base sont devenus beaucoup plus rares.

Le 18 avril, on perçoit, pour la première fois, quelques craquements secs au sommet gauche en avant ; en arrière le souffle persiste à l'expiration.

Le 25 avril, persistance du mouvement fébrile; la rudesse du bruit expiratoire, au sommet gauche, a gagné l'inspiration, et les craquements secs de ce sommet sont remplacés par un ronchus humide sous-crépitant, à timbre un peu métallique.

Le 30 avril, on constate l'envahissement progressif du poumon gauche, de haut en bas; tandis que le sommet présente les signes d'une tuberculisation avancée : submatité, râles muqueux, bronchophonie, la base offre des râles sous-crépitants secs, sans altération de la sonorité thoracique. Les crachats sont très-abondants, opaques, déchiquetés, nageant dans un liquide clair et visqueux. Le poumon droit ne présente absolument rien de notable à l'auscultation. (Depuis le 22 avril, digitale à la dose de 2 grammes de teinture.)

Vers le 5 mai, se manifeste une rémission notable du mouvement fébrile, et une grande diminution de la dyspnée. Le
malade, dont la face était jusqu'alors vivement colorée, est
pâle, notablement amaigri ; les bruits morbides sont de plus en
plus prononcés au sommet gauche, où les deux temps de la
respiration ont un caractère bronchique, presque caverneux,
et où la submatité devient chaque jour plus manifeste.

Cet individu demeure encore un mois dans mes salles, présentant dès lors tous les signes locaux et généraux de la phthisie
au deuxième degré; malgré le retour de l'appétit et de l'alimentation, l'amaigrissement persiste, le teint reste pâle comme chez
les phthisiques ; il y a chaque nuit d'abondantes sueurs, et le jour
de la sortie du malade, que nous envoyons en convalescence,
nous constatons encore la permanence, sans aggravation notable depuis un mois, des signes physiques de phthisie mentionnés au sommet gauche.

Chez un autre malade, couché au n° 2 de la même salle,
mais qui était antérieurement dans notre service, pour une
phthisie chronique, nous avons également vu se manifester
une explosion subite de fièvre, avec dyspnée, pendant laquelle les symptômes locaux se sont singulièrement aggravés; puis, au bout de dix jours, le mouvement fébrile a cédé, et l'individu a repris les allures de la phthisie classique.

Ici encore une hémoptysie assez abondante avait signalé le paroxysme ; et, dans ce cas, comme dans le premier, on comprend que, s'il y a eu rémission de l'acuité
des symptômes, la lésion locale, pendant leur durée, a
marché avec une rapidité telle, qu'au moment où tout rentre dans la voie de la phthisie chronique, cette lésion a fait
assez de progrès pour rapprocher singulièrement le terme
fatal.

Une altération, que nous avons trouvée dans la phthisie
aiguë beaucoup plus souvent que dans la phthisie chronique, est l'hypertrophie avec transformation tuberculeuse
des ganglions bronchiques : une fois même elle a été la
seule lésion tuberculeuse trouvée à l'autopsie, ainsi que

l'établit une observation mentionnée au chapitre de la pleurésie aiguë.

Cette tendance spéciale des ganglions bronchiques à subir la diathèse, alors même que la phthisie reste confinée au thorax, qu'il n'y a pas tuberculisation généralisée (voir le paragraphe suivant), a motivé mon diagnostic dans un autre cas où la sortie du malade m'a heureusement empêché de le confirmer par l'autopsie. C'était un homme, couché au n° 14 de la salle 26, offrant au sommet gauche les signes classiques d'une phthisie au premier degré ; cet individu est pris de fièvre, de dyspnée avec douleur assez obtuse dans le côté droit ; l'examen de ce côté permet de constater la conservation de la sonorité normale, avec absence presque absolue de tout bruit respiratoire ; au premier abord, je craignis un pneumo-thorax ; mais l'absence du bruit de flot, du bruit d'airain, de toute déviation du foie, du cœur, de toute respiration amphorique, de tintement métallique, etc., me fit admettre par exclusion l'existence de ganglions tuberculeux comprimant la bronche principale droite. Là aussi, le mouvement fébrile diminua peu à peu ; je prolongeai autant que possible le séjour du malade à l'hôpital, pensant qu'une modification à cet appareil symptomatique local était inévitable et prochaine ; mais je dus céder à ses instances, et le laisser partir en convalescence (voir l'article Pneumo-thorax).

ARTICLE III.

Tuberculisation aiguë.

Plusieurs fois déjà j'ai eu occasion d'insister sur l'intérêt clinique qui se rattache à l'étude de la tuberculisation aiguë; c'est un sujet auquel je tiens à revenir encore, au risque de me répéter en certains points. Ce qui m'entraîne vers cette étude, c'est la physionomie toute nouvelle que

prend la tuberculisation quand elle se développe sous cette
forme, c'est la variété des allures qu'elle revêt alors, et,
pour nous placer à un point de vue plus élevé, c'est la confirmation donnée par cette étude aux travaux de l'école de
Paris sur les questions d'anatomie et de physiologie pathologiques relatives au tubercule; si les micrographes ont
pu, en effet, soulever un coin du voile qui en cachait la
structure, ils ont eu le grand tort de vouloir baser, sur ce
commencement d'observation purement anatomique, une
nouvelle histoire clinique de la tuberculisation, en créant,
d'après le microscope, des formes imaginaires que ne peuvent admettre ceux qui déduisent la nature d'une maladie
non pas seulement de telle ou telle lésion, mais de l'ensemble des caractères qui en constituent la physionomie.

Chaque hiver j'ai eu dans mon service plusieurs cas
de tuberculisation aiguë; cette dernière année encore
(1862-63), ils ont été assez nombreux et assez variés pour
donner une idée des différentes formes de cette affection.

§ 1er. — Exposé des faits.

Voici d'abord l'exposé des faits dont quatre ont été des
types de tuberculisation aiguë spontanée, tandis que, chez
quatre autres malades, l'éruption tuberculeuse aiguë a été
secondaire, chacun de ces derniers sujets étant phthisique
depuis un temps plus ou moins long.

Les premiers de ces faits sont les plus intéressants, puisqu'ils semblent s'éloigner plus que les autres encore de la
forme classique de la tuberculose. Mais la comparaison
des deux séries aura l'avantage de démontrer que la tuberculisation aiguë, soit primitive, soit secondaire, est
toujours la même affection.

OBSERVATION 1, recueillie par M. Dumayne. — Jean Châ-
tel, âgé de 22 ans, fusilier au 60e de ligne, cultivateur avant

son incorporation, présent au corps depuis cinq mois seulement, entré à l'hôpital le 24 décembre 1862 (salle 27, lit 49).

Il se plaint de courbature, d'inappétence, de soif vive, de sueurs abondantes pendant la nuit. Ces symptômes ne datent que de cinq jours durant lesquels il est resté malade à sa caserne.

A son entrée, face pâle, à l'exception des pommettes qui sont très-colorées, yeux brillants, peau chaude, pouls fréquent, large et non dépressible (à 110).

Langue pâteuse, digestion difficile; pas de diarrhée ni de météorisme.

L'auscultation et la percussion ne révèlent rien vers la poitrine : jamais il n'y a eu d'hémoptysie.

Il y a de fréquentes épistaxis.

L'abattement des forces est assez marqué.

L'appareil fébrile céda un peu après l'administration d'un léger purgatif.

4 janvier 1863. — L'examen quotidien du malade depuis son entrée n'a rien offert d'appréciable du côté de la poitrine; mais il s'est manifesté graduellement un peu de ballonnement du ventre et de douleur à la pression de la région épigastrique. Un autre fait dominant, c'est l'état d'extrême dépression morale du malade; son intelligence est très-nette, mais d'une paresse excessive; il n'a de goût pour aucun aliment, refuse tout ce qu'on lui offre, et l'on ne parvient qu'à grand peine à lui faire prendre quelques médicaments (préparations de quinquina).

Le 10 janvier survient une amygdalite assez intense avec rougeur du voile du palais, mais sans aucune exsudation particulière (chlorate de potasse, gargarismes emollients).

Le 15 janvier, le ballonnement du ventre a notablement augmenté, ce qui fait ressortir davantage l'amaigrissement subi par le malade. De la diarrhée existe depuis deux jours; le mouvement fébrile, qui avait presque disparu depuis la première journée, s'est prononcé de nouveau : peau chaude, pouls à 100.

(Potion avec 10 grammes de sous-nitrate de bismuth).

L'amaigrissement se prononce de plus en plus; la diarrhée persiste, quoiqu'un peu modérée par le sous-nitrate de bismuth, la fièvre est toujours intense; l'auscultation ne révèle rien du côté de la poitrine.

COLIN. 2

Le 25 janvier, le ventre est plus ballonné, l'épigastre plus douloureux, et la respiration gênée par ces deux causes, car le murmure vésiculaire est parfaitement normal des deux côtés du thorax. La température est montée à 40°, 2, le pouls est à 116; l'intelligence toujours parfaitement lucide.

Le 1er février, le ventre a encore augmenté de volume; par la percussion des points les plus déclives, on reconnaît un commencement d'ascite. Depuis deux jours le malade est couvert de sudamina.

Le 7 février. Aux phénomènes précédents est venue se joindre une bronchite qui a fatigué beaucoup le malade depuis la veille; le nombre des respirations s'est accru (34 par minute); on trouve des râles sibilants très-fins disséminés dans toute la poitrine.

Le 10 février. Dyspnée très-marquée; 40 respirations par minute; la poitrine est remplie de râles sibilants et ronflants, avec crépitation aux bases en arrière : la température s'est élevée à 41°, le pouls à 130. Le 12, délire nocturne; intelligence très-nette à l'heure de la visite; pouls petit, intermittent, lèvres bleues, asphyxie commençante.

Mort le 13 février, à trois heures du soir.

AUTOPSIE.

Abdomen. La cavité péritonéale renferme un litre et demi environ de sérosité citrine; les anses intestinales étant écartées, on constate une tumeur marronnée, grosse comme les deux poings, constituée par l'agglomération de ganglions mésentériques; ceux-ci sont transformés en véritables coques remplies de matière tuberculeuse crue, et dont le centre n'offre pas encore de ramollissement.

La capsule de la rate présente quelques exsudations pseudo-membraneuses, sans trace de tubercule dans son parenchyme; cet organe semble doublé de volume, et pèse 260 grammes.

Foie un peu anémié (poids 1250 grammes).

Les anses intestinales sont presque toutes accollées entre elles par des tractus pseudo-membraneux, faciles à déchirer.

La surface externe de l'intestin est, de plus, remarquable par la présence de taches ecchymotiques, quelques-unes presque noires, sans altération de la séreuse qui les recouvre.

Le tube digestif étant alors ouvert et étalé dans toute sa longueur, on y découvre les altérations suivantes : A la fin de la
deuxième portion du duodénum existe une ulcération de forme
ovalaire dont le plus grand diamètre est de près de 6 centimètres,
le plus petit de 2 centimètres ; le grand diamètre est perpendi-
culaire à l'axe de l'intestin, de façon que, contrairement aux ulcérations typhoïdes, celle-ci est transversale. De cette première
ulcération à une dernière qui existe à 20 centimètres au-dessus
de la valvule iléo-cœcale, on en compte vingt autres, dont celles
du milieu sont les plus considérables et décrivent presque un
anneau complet autour du calibre de l'intestin. Leurs bords
sont épais, rouges, taillés à pic, leur fond occupé par un détritus
gangréneux. Ces ulcérations répondent toutes aux taches ecchymotiques qui apparaissaient à travers la tunique séreuse
avant l'ouverture du tube digestif, qui n'offre aucune altération
dans le reste de son étendue.

Reins. — Granulations tuberculeuses à la surface et dans la
substance corticale du rein gauche.

Poitrine. — Les deux poumons lourds, volumineux, sont criblés dans toute leur étendue de granulations grises, brillantes,
identiques entre elles aux sommets comme aux bases, tellement
nombreuses, qu'il n'existe pas un millimètre carré de parenchyme qui n'en renferme une.

Crâne. — Sur la partie convexe de l'hémisphère cérébral
gauche, à l'union de son tiers antérieur avec le moyen, et à
4 centimètres environ en dehors de la scissure longitudinale,
apparaît une plaque jaunâtre sous-arachnoïdienne ; cette plaque
irrégulièrement arrondie, de 5 centimètres de diamètre, est
la surface plane d'une masse tuberculeuse crue, de la forme et
de la grosseur d'un demi-marron, dont le côté convexe plonge
dans la substance cérébrale légèrement ramollie aux points
de contact de cette tumeur. Rien du reste à noter ni dans les
ventricules ni dans les méninges.

Réflexions. Ce malade m'avait vivement intéressé dès les
premières semaines de son séjour à l'hôpital ; à cette
époque, l'état de profonde dépression morale à laquelle il
semblait se laisser aller, son amaigrissement, son ano-

rexie, phénomènes généraux que ne motivait aucune localisation morbide apparente, m'avaient engagé à le prendre comme sujet de diagnostic dans une de mes conférences où je m'occupais de la valeur des signes prodromiques ; j'avais signalé sa ressemblance avec un de ses voisins, atteint d'hypochondrie, suite de nostalgie, et sur lequel la promesse d'un congé de convalescence avait eu la meilleure influence. Mais chez notre malade, les mouvements fébriles, l'amaigrissement, le refus de toute proposition de congé, annonçaient une imminence morbide bien différente, et me faisaient déjà redouter bien plutôt la tuberculisation qu'une fièvre typhoïde, autre maladie si propre au jeune soldat, mais à incubation moins longue et autrement caractérisée.

Remarquons, à ce propos, combien l'évolution de la maladie a ressemblé à celle de la fièvre typhoïde : épistaxis, ballonnement du ventre, diarrhée (un peu tardive, il est vrai), éruption sudorale, appareil fébrile, enfin la durée de l'affection.

Notons seulement l'intégrité de l'intelligence jusqu'à la fin, malgré l'intensité de la fièvre (1) ; ce fait est surtout remarquable en raison de la masse tuberculeuse qui déprimait l'hémisphère droit du cerveau, et dont le développement semble dès lors avoir été latent, passif, contrairement à l'évolution habituellement si bruyante de la méningite granuleuse.

Mais l'intérêt de l'observation repose principalement sur deux autres points :

1° L'ordre suivant lequel se sont enchaînées les manifestations tuberculeuses ; les ganglions mésentériques furent pris d'abord, d'où ballonnement du ventre, douleur à l'épigastre, constipation ; le tubercule cérébral dut

---

(1) On sait que, dans la fièvre typhoïde, le délire est en rapport habituel avec le mouvement fébrile.

se développer à peu près simultanément, vu son identité de structure avec ceux du mésentère ; tandis qu'aux derniers jours seulement, une bronchite, devenue rapidement mortelle, annonçait l'invasion du parenchyme pulmonaire où l'autopsie découvrait en effet des myriades de granulations offrant tous les caractères d'une éruption récente.

2° Les ulcérations annulaires de l'intestin grêle ; c'est la deuxième fois que je rencontre cette lésion, qui me semble assez intéressante pour que je rapporte la première observation où je l'ai mentionnée ; les réflexions dont je faisais suivre celle-ci (*Gazette des Hôpitaux*, 17 mai 1862), pourront s'appliquer parfaitement au cas actuel.

« X... entré à l'hôpital le 1er mars dernier, salle 27, n° 20. Ce malade présentait alors quelques symptômes typhoïdes ; il y avait du météorisme, sans diarrhée il est vrai ; les éruptions rosées, puis sudorales, s'accomplirent successivement ; mais la dyspnée croissant chaque jour, l'exagération de la température et aussi l'absence à cette époque d'autres cas de fièvre typhoïde grave dans le service, firent pencher bientôt vers l'opinion d'une tuberculisation aiguë.

Le malade succomba le 4 avril, trente-cinq jours après son entrée.

Pendant la dernière semaine, il accusait une douleur vive dans l'hypochondre droit, douleur s'irradiant dans l'abdomen, dont elle arrêtait ainsi l'exploration, mais où l'on pouvait néanmoins constater un léger épanchement ; dans ces derniers jours aussi se manifesta une diarrhée incoercible à laquelle le malade rapportait tout son épuisement, et qui dut en effet précipiter la terminaison fatale.

Voici ce que l'autopsie, faite le 5 avril, vingt-quatre heures après la mort, a fait reconnaître :

Rien de particulier dans le crâne.

L'état des organes thoraciques peut se résumer ainsi : poumons englobés dans une exsudation molle, épaisse, qui agglutine leurs lobes, parsemés dans toute leur hauteur de granulations blanches, pisiformes, très-faciles à écraser. Exsudation fibrineuse, linéaire, le long des vaisseaux du bord tranchant du cœur (fait commun dans la tuberculisation aiguë (1); mais sans aucune granulation tuberculeuse; 100 grammes de sérosité dans le péricarde.

Abdomen. — Le péritoine renferme environ deux litres de liquide séro-purulent, accumulé dans le petit bassin; absence de toute granulation sous-séreuse, de toute exsudation plastique sur les circonvolutions intestinales; le foie seul est enveloppé d'une fausse membrane identique, comme couleur et consistance, à celle des poumons, fausse membrane qui accole cette glande d'une part au diaphragme, de l'autre au bord supérieur du côlon transverse.

Son volume est notablement diminué, son poids réduit à 1,400 grammes; sa coloration jaune clair viendrait augmenter sa ressemblance avec un foie cirrhotique, si l'on ne constatait l'identité et la régularité parfaite de tous les lobules, et l'absence d'inégalités à la surface de l'organe dépouillé des fausses membranes qui l'emprisonnent, et semblent être la seule condition organique de son anémie et de son atrophie.

Le volume de la rate est normal.

Le mésentère renferme, comme appendue au pancréas, une tumeur à peu près sphérique, grosse comme une tête d'enfant, constituée par l'agrégation de marrons tuberculeux, environnée, dans le reste de ce repli péritonéal, d'une pléiade de ganglions également tuberculeux, très-durs, dont le volume varie d'un à trois centimètres de diamètre.

L'ouverture du tube digestif fait découvrir, au commencement du jéjunum, une ulcération annulaire comprenant toute la circonférence de cet intestin; les bords en sont rouges, tuméfiés, le fond vert foncé, rugueux, cassant en certains points, ressemblant assez comme aspect aux plaques typhoïdes, dites gangréneuses par M. Cruveilhier; la largeur de cet anneau ulcéreux est d'environ un centimètre et demi; à cinq centimètres plus bas, en existe un second complétement identique; puis, à des distances à peu près égales, on en rencontre encore sept autres, dont le dernier seul n'embrasse que les trois quarts de la circonférence de l'intestin, et se trouve au moins encore à deux mètres au-dessus de la valvule iléo-cœcale. Il n'existe ni à la

_____

(1) *De la tuberculisation aiguë.* 1861.

surface de ces ulcérations, ni dans le reste des parois du tube digestif, aucune trace de dépôt tuberculeux.

D'une manière générale, cette autopsie présente les lésions ordinaires de certaines formes de tuberculisation aiguë : d'une part, tubercules en granulations disséminées dans les poumons, en masses relativement énormes dans les ganglions; d'autre part, exsudations plastiques à la surface des séreuses, plèvre, péricarde et péritoine.

Ce qui constitue l'originalité du cas actuel, c'est :

1° L'atrophie du foie consécutive à la péritonite circonscrite autour de cet organe, qu'il y ait eu simplement compression du parenchyme, comme le dirait M. Cruveilhier, ou, suivant la doctrine de Frerichs, inflammation de la capsule de Glisson jusque dans ses prolongements les plus profonds, et oblitération consécutive des rameaux de la veine porte.

Aucune des divisions visibles à l'œil nu de ce tronc veineux ne présentait de trace soit d'obturation, soit d'inflammation.

2° La forme si remarquable des ulcérations intestinales; chacune d'elles, prise isolément, correspondait à la distribution périphérique d'une ramification de l'artère mésentérique. N'y a-t-il pas lieu de se demander si ce n'est pas à la compression de ces petites branches vasculaires par les masses tuberculeuses du mésentère que l'on doit rapporter les mortifications correspondantes de la muqueuse?

La perte de substance comme par emporte-pièce, l'absence sur les bords de l'ulcère de tout indice de travail actif de destruction par inflammation locale, semblent indiquer qu'il y a eu simplement élimination d'un séquestre, et cet effet de la compression a tenu sans doute à la rapidité de son développement sous l'influence d'une tuberculisation aussi aiguë des ganglions mésentériques.

M. Andral (1) dit, sans plus de détail, avoir rencontré chez un sujet une douzaine d'ulcérations annulaires de l'intestin grêle ; M. Louis en cite trois cas, observés par lui, dans son ouvrage sur la phthisie, et dans chacun il y avait dégénérescence tuberculeuse des ganglions.

Contrairement à la marche et à la succession des lésions dans la fièvre typhoïde et dans l'entérite tuberculeuse ordinaire, on voit donc ici les ganglions envahis avant la muqueuse intestinale ; et, en effet, la *diarrhée n'est survenue que dans les derniers jours*, alors qu'il y avait déjà symptômes de péritonite ; de plus, l'intestin n'était pas altéré aux lieux de prédilection des ulcérations qui s'y manifestent d'emblée, puisque les points les plus rapprochés de la valvule étaient complétement sains jusqu'à deux mètres au-dessus de celle-ci.

Quelle que soit la valeur de cette supposition, on voit une fois de plus combien la tuberculisation aiguë a ses symptômes, ses lésions à elle, relativement à la forme chronique de cette même affection. »

J'attache d'autant plus d'importance au rapprochement de ces deux faits, que mes conclusions sur la physiologie pathologique de ces altérations de la muqueuse intestinale étaient établies déjà à propos de l'un d'eux, lorsque le second est venu, par son identité, leur donner une si remarquable confirmation (2).

OBSERVATION II. — Brouillet, 23 ans, fusilier au 44ᵉ de ligne ; entré au Val-de-Grâce le 20 décembre 1862 (salle 27, n° 8).

D'une constitution primitivement bonne, d'un tempérament nerveux, ce malade est actuellement pâle, un peu amaigri ; ses

(1) *Anatomie pathologique*, t. II, p. 97.

(2) Dans la *Gazette Hebdomadaire de médecine* du 3 octobre 1862, se trouve relatée une observation de gangrène de l'intestin par embolie de l'artère mésentérique supérieure.

digestions sont difficiles, accompagnées d'éructations fréquentes ;
la langue est blanche ; l'épigastre est légèrement proéminent, et
la percussion de l'hypochondre gauche dénote une notable distension de l'estomac. Le reste du ventre est souple, indolore ; ni
diarrhée ni constipation ; l'appétit est même conservé.

L'examen de la poitrine est complétement négatif ; il n'y a, du
reste, ni toux ni expectoration ; le malade n'a jamais eu que
quelques rhumes légers.

L'intelligence est très-nette ; l'*apyrétie est complète*.

Il n'existe de douleur nulle part, et le malade n'est amené à
l'hôpital que par la diminution progressive de ses forces qui lui
rend impossible tout service actif.

Un régime substantiel est prescrit, avec addition d'eau de
Vichy, de préparations martiales et de bains alcalins.

Cet état se maintient sans changement notable jusqu'au 15 janvier suivant (1863) ; à cette date le malade n'accusait ni fièvre
ni douleur ; les digestions lui semblaient plus faciles, et il restait
levé la plus grande partie du jour. Le 17 janvier, un peu de tension et de douleur de l'abdomen ; la peau, fraîche la veille, est
devenue brûlante, le pouls fréquent (90), la nuit a été agitée
(diète, cataplasmes).

Ce mouvement fébrile augmente les jours suivants ; le 22 janvier, la température était montée à 39°,5, et la douleur abdominale était devenue tellement vive dans le flanc droit, que l'on
pouvait redouter une perforation, malgré l'absence de vomissements (10 sangsues, loc. dol., pot. opiacée).

Le 25 janvier : chaque matin le mouvement fébrile semble
avoir augmenté ; pouls à 120, température à 40° ; l'application de
sangsues a un peu diminué la douleur et permis l'exploration
de l'abdomen ; on peut alors distinguer une résistance particulière à la région sous-hépatique ; il y a là une tuméfaction diffuse
à travers laquelle on perçoit la sensation de corps durs, disséminés, que les souffrances du malade ne permettent de palper que
très-superficiellement (potion avec 1 gramme de teinture de digitale, onctions mercurielles).

La douleur diminue de plus en plus au niveau de la tumeur,
en même temps que celle-ci se prononce chaque jour davantage. Le 29 janvier, on peut la limiter assez exactement par la

palpation pour reconnaître qu'elle s'étend parallèlement à la
ligne blanche, un peu à droite de celle-ci, que sa surface est
bosselée, que son volume est à peu près celui d'une tête d'enfant
à terme ; la percussion dénote la présence d'anses intestinales à
la surface de cette tumeur.

Le 1er février, la température dépasse 40°, 2 ; l'amaigrissement
et la faiblesse du malade sont extrêmes (continuation de la teinture digitale à la dose de 1 gramme).

Pendant les jours suivants, des vésicatoires volants sont appli-
qués sur différentes parties de l'abdomen, pour combattre des
points douloureux ; le malade prend quelques potions d'iodure
de potassium à la dose de 15 centigrammes.

Le 6 février, augmentation du ballonnement de l'abdomen ;
diarrhée pour la première fois. A cette époque, la tumeur est
devenue presque indolore ; on sent manifestement qu'elle est
composée de noyaux durs, de consistance cartilagineuse, gros
comme des marrons et dont quelques-uns font à la surface une
saillie appréciable même à la vue.

Le 8 février, le malade se plaint de toux et de dyspnée ; expectoration muqueuse abondante pendant la nuit ; râles sonores
dans tout le thorax, surtout à la partie antérieure. Le mouvement fébrile, qui, depuis le 17 janvier, n'a pas offert la moindre
rémission, est devenu plus intense encore ; la température sous
l'aisselle atteint presque 41° ; la langue est étroite, un peu brunâtre, la soif intense. Persistance de la diarrhée.

Le 10 février, augmentation de la toux, de la dyspnée ; 40 respirations par minute ; râles sonores de tout volume des deux
côtés de la poitrine. Tous ces symptômes continuent les jours
suivants ; le malade est réduit à une émaciation extrême.

Le 16 février : délire nocturne ; respiration bruyante par l'accumulation des mucosités dans la trachée ; lèvres cyanosées, persistance des phénomènes fébriles.

Le 17 février, le malade a encore déliré pendant la nuit ; mais,
au moment de la visite, l'intelligence est très-nette ; il y a un
abaissement marqué de la température qui ne s'élève pas au-
dessus de 38°,5 ; le pouls, considérablement ralenti (90), est nettement dédoublé : mais il est aussi très-faible, et le nombre des
respirations a augmenté encore (42).

Le 18, pouls petit, presque insensible, râle trachéal à la visite du matin ; mort le soir à cinq heures.

Abdomen. — L'ouverture de cette cavité permet de constater l'intégrité parfaite du péritoine ; il n'existe ni épanchement liquide ni exsudation plastique dans sa cavité ; on ne découvre pas non plus la moindre granulation soit dans l'épaisseur des épiploons, soit à la surface externe des anses intestinales ; mais, en écartant celles-ci, on met à découvert une tumeur considérable qui siége dans le mésentère ; composée de masses tuberculeuses jaunes, dures, régulièrement arrondies, dont le diamètre est en moyenne de 3 centimètres, cette tumeur pèse 1,800 grammes après son énucléation, aussi complète que possible, des tissus qui l'entourent. Coloration rosée, sans ulcération, de tout le tube digestif, et en particulier de l'intestin grêle.

Foie normal. Rate volumineuse (350 grammes), ramollie, mais n'offrant aucune granulation.

Les poumons sont criblés de haut en bas de granulations grises, toutes identiques du sommet à la base, reposant sur un parenchyme splénisé dont la coupe fait suinter une grande quantité de liquide noirâtre, très-peu aéré ; il ne reste de crépitation qu'aux deux sommets.

Rien à noter dans le crâne.

Réflexions. Le fait saillant de cette observation est le développement rapide, au milieu d'un appareil fébrile intense (40° à 41°), de la tuberculisation mésentérique ; comme je l'ai déjà dit ailleurs (1) : « Dans les formes aiguës de la tuberculose, remarquables généralement par la dissémination et l'exiguïté des granulations, les ganglions lymphatiques semblent avoir seuls le privilége de subir la diathèse suivant leur mode habituel, et de s'infiltrer rapidement de masses tuberculeuses considérables. » Ici la palpation, exercée à l'entrée du malade, avec d'autant

(1) *Gazette des hôpitaux*, 17 mai 1862.

plus de soin qu'il avait servi aussi de sujet dans une de
mes conférences cliniques, n'accusait aucune lésion organique accessible dans l'abdomen ; et ce même moyen,
renouvelé chaque jour, a permis de suivre le développement graduel et rapide, accompli sous nos yeux, de cette
énorme masse tuberculeuse.

La température a été remarquablement élevée pendant
toute l'évolution de la maladie, et a présenté une recrudescence notable au moment de l'invasion du parenchyme
pulmonaire.

Ce fait ressemble beaucoup au précédent par son début
dans les ganglions mésentériques, sa terminaison par l'invasion du parenchyme pulmonaire dont les granulations
étaient aussi toutes égales, toutes en rapport évident de
date avec l'apparition de la toux et de la dyspnée. Ici encore
il y a eu peu de délire, et seulement pendant la nuit.

Chez ce second malade, notons comme particularité
assez rare en pareil cas l'absence de toute exsudation soit
liquide, soit fibrineuse dans le péritoine ; malgré le développement rapide des ganglions, malgré la douleur qui en
était résultée au début, l'autopsie n'indiquait donc aucune
trace soit d'inflammation péritonéale, soit de compression
vasculaire.

OBSERVATION III. — Le 10 novembre 1862 entrait, salle 27,
n° 11, le nommé P., zouave au 2me régiment, en congé à Paris
depuis un mois.

Il y a huit jours, ce malade a été pris de frissons qui, depuis,
se sont renouvelés chaque soir, avec céphalalgie, courbature
et perte de l'appétit. La peau présente une teinte sub-ictérique.

Ces symptômes se sont accompagnés, dès le début, d'une
toux fréquente surtout la nuit, et d'une dyspnée qui oblige parfois le malade à s'asseoir dans son lit ; l'expectoration est très-
abondante, rougeâtre, composée de mucus aéré combiné avec
du sang ; trois crachoirs ont été remplis durant la première
nuit qui a suivi l'entrée du malade à l'hôpital.

Les deux côtés du thorax rendent à la percussion un son à peu près identique et légèrement tympanique, mais à l'auscultation les résultats sont complétement différents : à gauche, dans toute la hauteur, respiration exagérée, du reste parfaitement normale ; à droite, également du sommet à la base, le murmure vésiculaire est couvert d'une masse de ronchus sous-crépitants, à timbre clair, un peu métallique.

Le pouls est fréquent (110), la peau brûlante (39° sous l'aisselle) ; il y a 36 respirations par minute ; anxiété précordiale très-prononcée, sans que l'examen du cœur y fasse reconnaître le moindre trouble morbide (1 gramme de teinture de digitale ; 4 grammes d'eau de Rabel ; synapismes). Mêmes signes et même médication jusqu'au 14 novembre ; à cette date l'expectoration est moins abondante, à peine colorée de quelques stries de sang ; mais le mouvement fébrile persiste ; une éruption de sudamina très-abondante recouvre la poitrine et l'abdomen ; les râles sont toujours limités au côté droit du thorax.

Le 18, augmentation de la dyspnée ; 40 respirations par minute, pouls plus rapide (124), température à 40° ; outre les signes sthétoscopiques mentionnés plus haut, on constate des râles sibilants à la partie antérieure des deux côtés, aussi nombreux à gauche qu'à droite ; il y a eu de l'agitation nocturne, les sudamina se sont étendus aux membres et en particulier aux avant-bras.

Le 20, le malade a poussé des gémissements une partie de la nuit ; intelligence très-nette au moment de la visite ; le ventre est le siége de douleurs lancinantes assez vives, il est légèrement ballonné (digitale ; lavement huileux).

Le 21, depuis la veille le volume de l'abdomen a singulièrement augmenté, et l'on constate un commencement d'ascite ; la peau aussi est plus chaude (plus de 40°) ; le pouls est à 140, mais il est devenu en même temps petit et irrégulier ; la dyspnée est extrême, et l'auscultation fait reconnaître un bruit de frottement péricardique. Le malade a conservé assez de force pour se lever encore pendant que l'on fait son lit, et pour la première fois, depuis son entrée, réclame quelques aliments.

Les jours suivants l'asphyxie se prononce de plus en plus, et la mort survient le 24 novembre dans la matinée.

Poitrine. Quelques adhérences molles entre les deux feuillets pleuraux de chaque côté; les plèvres renferment également à droite et à gauche 100 grammes environ de sérosité légèrement rosée. Les deux poumons sont durs, ont conservé l'empreinte des côtes, et ont un aspect violacé dans toute leur surface; à la coupe, écoulement de liquide sanguinolent et de mucus finement aéré. Tous deux sont tuberculeux, mais à un degré différent : à gauche granulations grisâtres, brillantes, très-petites et très-nombreuses, sans un seul point jaune, même au sommet ; à droite granulations jaunes, arrondies, sans ramollissement, de 2 à 3 millimètres de diamètre, toutes égales aussi, sans aucune trace non plus d'altération plus avancée au sommet.

Cœur. Le péricarde renferme environ 200 grammes de sérosité floconneuse, et présente des fausses membranes sur toute la face antérieure des deux ventricules; ces exsudations offrent l'aspect villeux qui leur est propre dans le péricarde.

Abdomen. La cavité péritonéale renferme aussi une certaine quantité de liquide, et les anses intestinales sont unies par des adhérences très-molles. Toute la séreuse, et en particulier les replis qui constituent le grand épiploon, est criblée d'une myriade de granulations grises, formant en certains points des agrégats qui ressemblent presque à des plaques continues, mais où l'on reconnaît par la palpation une quantité de nodules tuberculeux.

Les ganglions mésentériques examinés avec soin ne présentent aucune altération.

Le foie, dont l'enveloppe séreuse est elle-même envahie par les granulations tuberculeuses, est du reste normal comme volume, poids et coloration.

La rate, qui semble quadruplée de volume, pèse plus de 450 grammes; on y rencontre, à la coupe, 12 ou 15 granulations jaunes, identiques entre elles, un peu plus volumineuses que celles du poumon droit; plusieurs plaques d'exsudation blanchâtre à sa surface.

Crâne. Coloration opaline de la face convexe des hémisphères; pas de granulations à la base, ni d'épanchement dans les ventricules.

Réflexions. De cette observation il me semble ressortir que, malgré la rapidité de la maladie qui n'a duré que 25 jours, l'évolution tuberculeuse s'est produite en deux temps.

A l'entrée du malade, le 10 novembre, le poumon droit seul était envahi, ainsi que la rate, vu l'uniformité des lésions trouvées dans l'étendue de ces deux organes.

La recrudescence du mouvement fébrile qui s'est manifestée le 18 novembre, coïncidant avec l'extension de la bronchite à gauche, avec le ballonnement de l'abdomen, a signalé l'extension de la poussée tuberculeuse vers ce côté de la poitrine et vers le péritoine, régions dans lesquelles l'autopsie nous révèle des altérations beaucoup plus récentes, et entre elles complétement identiques. A cette seconde phase de la maladie correspond aussi la péricardite où nous ne trouvons que des traces d'inflammation sans granulations tuberculeuses.

Considéré d'une manière générale dans les poumons, le processus pathologique est remarquable en ce que ceux-ci ont été pris pour ainsi dire latéralement (de droite à gauche), contrairement à la marche classique de la tuberculose (des sommets aux bases).

Enfin ne pourrait-on pas se demander si le séjour récent de ce militaire en Algérie ne le prédisposait pas à une manifestation aussi aiguë de cette diathèse par le fait de son arrivée dans nos climats au commencement de l'hiver ?

OBSERVATION IV. — C., fusilier au 4e de ligne, entré le 25 septembre 1862, salle 26, n° 46.

Ce malade, âgé de 22 ans, d'une forte constitution, d'un tempérament sanguin, éprouve, depuis quelques jours et dans la soirée, des accès fébriles suivis de sueurs abondantes qui le fatiguent beaucoup ; il ne tousse que très-peu et se plaint surtout d'un point de côté dans le flanc droit ; cette douleur, continue et assez mal circonscrite, devient très-vive dans les grandes inspirations.

Les résultats de la percussion sont normaux dans toute l'étendue du thorax ; l'auscultation permet également de constater, sous les clavicules en particulier, la parfaite intégrité du bruit respiratoire ; mais au niveau des points les plus douloureux, vers le sixième espace intercostal droit et directement sous l'aisselle, on perçoit un bruit de frôlement pleurétique, continu à l'inspiration, franchement saccadé pendant l'expiration.

Rien du côté de l'abdomen ; appétit conservé, malgré l'existence d'une légère réaction fébrile au moment même de la visite (ventouses loc. dol.).

Le lendemain, 27 septembre, le point de côté a disparu ; mais, loin de diminuer, le frottement pleural a pris un caractère plus rude et en même temps s'est étendu dans la plus grande partie du côté droit ; on l'entend en avant, de la clavicule à la sixième côte, en arrière de la base à l'épine de l'omoplate (vésicatoire).

Le 28 septembre, on constate un léger épanchement à la base de ce même côté (matité, faiblesse du bruit respiratoire, égophonie).

Le 30, l'épanchement remonte jusqu'à l'épine de l'omoplate (deuxième vésicatoire).

Le 2 octobre, le malade accuse une recrudescence du paroxysme fébrile nocturne qui, du reste, s'est toujours périodiquement reproduit depuis son entrée. Les sueurs ont été tellement abondantes durant cette dernière nuit, que le matelas en a été presque entièrement mouillé. Les pommettes sont colorées, le pouls a 110, la température a 39°,5 ; mais un fait très-remarquable à côté de ces symptômes généraux, c'est l'extension du frottement pleural au côté gauche, où il existe déjà avec une extrême rudesse, surtout à la région antérieure. A l'exception des deux fosses sus-épineuses et de la base droite (où existe un épanchement), il n'est actuellement aucun point du thorax où ce frottement ne se produise par une inspiration suffisamment énergique. Il n'existe, du reste, aucun râle ; la toux est toujours très-rare et l'expectoration nulle (troisième vésicatoire du côté gauche, potion stibiée à 3 décigrammes).

Le 5 octobre, épistaxis abondante pendant la nuit, au moment où se terminait l'accès fébrile ; le pouls a pris une ampleur remarquable, quoique se maintenant encore à 110 ; la température s'est élevée de plus d'un degré (40°,6); on trouve quelques sudamina dans les creux sus et sous-claviculaires.

Le 6 octobre, l'éruption sudorale s'est étendue à l'abdomen; les sueurs sont tellement abondantes qu'il faut changer de lit deux fois par jour; la température et le pouls se maintiennent au même chiffre que la veille; une nouvelle épistaxis s'est produite; non-seulement il n'y a pas de diarrhée, mais les garde-robes ne se renouvellent qu'à plusieurs jours d'intervalle (lavement huileux).

Le 8, un peu d'agitation et de délire nocturnes; le malade a voulu plusieurs fois se lever; les réponses sont un peu lentes, mais, du reste, fort justes au moment de la visite; l'épistaxis s'est encore renouvelée à deux reprises; pour la première fois, on remarque un peu de ballonnement du ventre, sans aucune douleur dans cette région; persistance de la constipation et du mouvement fébrile. L'auscultation de la poitrine permet de constater une diminution des frottements pleuraux et l'absence de tout râle, même à la partie postérieure.

A cette date, le malade présente un amaigrissement extrême, ses joues sont excavées, le thorax et les membres presque décharnés, et cependant l'état des forces n'est pas relativement atteint; le malade peut s'asseoir fréquemment sur son lit et se maintenir quelques instants dans un fauteuil.

Le 10 octobre, la percussion dénote un léger épanchement à la base gauche; la matité, au contraire, a diminué du côté droit; le volume de l'abdomen est augmenté encore, et il existe une certaine quantité de liquide aux parties déclives; la palpation profonde de cette région éveille de la douleur, mais n'y fait percevoir aucune tuméfaction particulière.

Le 12, augmentation de la température (près de 41°), du pouls (124); constipation absolue depuis cinq jours; épistaxis pendant la nuit (1 gramme de teinture de digitale, lavements huileux).

Cet appareil fébrile si intense, ces rêvasseries nocturnes, les épistaxis persistent jusqu'au 20 octobre; la seule médication employée est la digitale, à dose maximum de 1gr,5 de teinture; le ballonnement du ventre ressort d'autant mieux que l'amaigrissement est devenu encore plus considérable; mais, d'après la percussion, la quantité d'eau épanchée dans le péritoine n'a pas augmenté;

il y a toujours absence complète de toux et d'expectoration.

Vers le 24 et le 25 octobre, alors que la position du malade semblait si désespérée, un amendement notable se manifeste, au contraire, dans tous les symptômes. La température a considérablement diminué (38°,5), le pouls est à 100 ; il n'y a pas eu de sueurs nocturnes ; enfin le malade réclame avec instance des aliments (régime lacté, continuation de la digitale).

Chaque jour est dès lors marqué par un progrès dans l'état général, et en même temps se manifeste la rétrocession des symptômes abdominaux et thoraciques ; le ventre surtout revint rapidement à son volume normal et la constipation disparut.

Le 6 novembre, le côté gauche du thorax présente encore un peu de matité à la base ; tout est normal, du reste, dans la poitrine. L'apyrétie est complète, l'appétit extrême, et le malade reste déjà levé chaque jour durant quelques heures (côtelette, vin, préparations de quinquina). ﹒

Cette amélioration ne se démentit pas, et, un mois après, le 5 décembre, le malade, encore un peu amaigri, mais jouissant d'une santé excellente, part en congé de convalescence.

Réflexions. Comment appréciera-t-on notre diagnostic, tuberculisation aiguë, devant cette singulière affection où heureusement nous manque l'autopsie pour pouvoir l'affirmer sans réplique ? Tous les symptômes généraux, constitués par l'état du pouls, de la température, les épistaxis, les sudamina, ne devaient-ils pas, avec ce fait extraordinaire de la guérison, nous entraîner à n'y voir qu'une fièvre typhoïde ? Ce qui nous a fait éloigner surtout ce dernier diagnostic, c'est la communauté morbide, pour ainsi dire, de trois grandes séreuses, les deux plèvres d'abord prises en quelques jours dans toute leur étendue (bruit de frottement), puis le péritoine dont l'envahissement donna au ventre les apparences du météorisme typhoïde ; l'ascite et la constipation nous préservèrent de cette dernière source d'erreur, en nous amenant à ne voir dans l'état de l'abdomen que le résultat de l'affection de cette membrane séreuse. Quel pouvait être entre le péritoine et les plèvres le trait d'union expliquant cette invasion commune, sinon la diathèse tuberculeuse, surtout quand nous avons des faits, et plus tard j'en reproduirai deux remarquables, où à l'autopsie on n'a trouvé de granulations que dans les tissus séreux, sans propagation aux parenchymes sous-jacents? Ici cette limitation des manifestations morbides aux membranes séreuses a été bien évidente, puisqu'il n'y a eu ni toux ni dyspnée, que les poumons ne nous ont pas offert un seul râle, nous donnant par leur intégrité même un signe (paradoxal pour ceux qui ignorent cette maladie) bien plus positif de tuberculisation aiguë, que de fièvre typhoïde.

La tuberculisation aiguë peut-elle donc s'arrêter et guérir? Quant aux temps d'arrêt, nous les voyons parfois d'une manière fort nette dans la phthisie chronique elle-même, après les différentes explosions de symptômes redoutables (fièvre, hémoptysie, dyspnée) qui viennent, à intervalles plus ou moins rapprochés, interrompre la marche continue de l'affection, et lui faire gravir en quelques jours un nouvel échelon vers la terminaison fatale, par l'extension du processus morbide aux régions du parenchyme préservées jusqu'alors. De même dans la tuberculisation aiguë, nous voyons parfois, et notre troisième observation en est un exemple, l'évolution ne pas s'accomplir d'une seule tenue, et se composer, en un temps très-court, de deux ou trois poussées successives.

Ces considérations restreignent notablement les chances de guérison définitive du malade dont nous venons de raconter l'histoire, et chez lequel le temps de repos, survenu après cette première atteinte, ne constitue peut-être pas encore, malgré sa durée, le criterium d'une immunité complète pour l'avenir.

Ce qu'il y a eu d'heureux au moins, dans la phase morbide qui s'est déroulée sous nos yeux, c'est que ni le péricarde, ni les méninges, n'ont été envahis à leur tour, ainsi qu'il advient dans la plupart des cas de tuberculisation s'attaquant spécialement aux séreuses.

Enfin peut-être aurons-nous occasion d'atténuer nous-même l'intérêt de cette guérison, en indiquant plus loin nos idées particulières sur les manifestations anatomiques de la diathèse tuberculeuse, manifestations multiples, suivant nous, surtout vers les séreuses, où l'on ne trouve pas nécessairement de granulation, mais parfois (comme dans le péricarde) de simples exsudations inflammatoires dont on comprend dès lors toutes les chances de résorption.

Le traitement interne a consisté dans l'administration de la teinture de digitale, que nous employons généralement contre la fièvre des tuberculeux, quelle que soit la forme de la maladie ; il nous semble en avoir retiré parfois des avantages ; mais tout le monde comprendra notre très-profonde hésitation à lui attribuer, dans le cas actuel, l'honneur d'un semblable succès.

Les quatre observations suivantes sont relatives à des sujets phthisiques depuis un temps plus ou moins long, et chez lesquels la mort, au lieu de succéder aux progrès parfois si lents de leur affection, a été rapidement entraînée par l'extension suraiguë de la tuberculisation.

OBSERVATION V. — G., Corse d'origine, âgé de 21 ans, envoyé au Val-de-Grâce par le bureau de recrutement de la Seine, entre le 28 octobre 1862, salle 27, n° 35.

Il présentait à cette date tous les signes classiques de la phthisie pulmonaire à sa deuxième période : submatité et souffle sous la clavicule gauche, avec râles muqueux à timbre métallique ; toux continue, plusieurs hémoptysies depuis six mois. Amaigrissement assez prononcé, sueurs nocturnes, mais l'appétit est conservé, le moral excellent, et le malade reste levé une partie de la journée. Apyrétie complète aux heures de la visite.

On donne au malade la demi-portion d'aliments et l'huile de foie de morue à la dose de 30 grammes ; comme chez la plupart des tuberculeux passant de la vie active du dehors au repos de l'hôpital, la toux et l'expectoration diminuent un peu pendant ces premiers jours.

Le 10 novembre, une hémoptysie peu abondante, mais survenue à la suite de quintes de toux très-pénibles, a fatigué considérablement le malade; les crachats sont encore actuellement (heure de la visite) mélangés de sang. Le malade se tient assis dans son lit en proie à une dyspnée considérable; les pommettes sont colorées, la peau chaude, le pouls à 110. A l'auscultation, on constate dans tout le thorax quelques râles sibilants disséminés qui rendent un peu moins nette la constatation des signes perçus les jours précédents au sommet gauche (teinture de digitale, 5 décigrammes, sinapismes).

Le 11 novembre, l'expectoration conserve les mêmes caractères; en vingt-quatre heures le malade a rempli six crachoirs (plus d'un litre) de crachats muqueux et sanglants; orthopnée plus marquée encore que la veille; 32 respirations par minute; la température prise sous l'aisselle est montée à près de 40°, le pouls est à 120; la nuit a été très-agitée, mais sans délire; respiration sibilante dans toute la poitrine (teinture de digitale, 1 gramme; eau de Rabel, ventouses sèches).

Le 13, des râles sous-crépitants se mêlent, des deux côtés, et en particulier aux bases, aux ronchus sibilants perçus jusqu'alors. L'expectoration n'est plus sanglante, mais toujours abondante et finement aérée. La température a encore augmenté (40°,3 environ), le pouls est à 124; 40 respirations par minute.

Le 16 : délire nocturne; le malade a voulu plusieurs fois quitter la salle; le pouls, jusque-là très-égal et très-régulier dans sa fréquence, offre des intermittences qui attirent l'attention vers le cœur, où l'on ne perçoit aucun bruit anomal: cette exploration est rendue très-difficile en raison du bruit résultant de tous les râles, secs et bulleux, qui remplissent la poitrine.

Le 18 : bruit de frottement péricardique manifeste au niveau du troisième cartilage costal gauche; pouls petit, très-fréquent, difficile à compter; il n'est pas un point du thorax où à chaque inspiration on ne perçoive une bouffée de râles sous-crépitants; la température se maintient au-dessus de 40° (vésicatoire sur le sternum).

Les notes prises les jours suivants indiquent une aggravation graduelle de la dyspnée; le 21 novembre, on comptait 56 respirations par minute, avec râles trachéaux abondants; mort le 22 dans la matinée.

Poitrine. — Il existe dans le poumon gauche deux cavernes dont l'une, située au sommet, tapissée d'une fausse membrane épaisse de 1 millimètre, pourrait renfermer un œuf de pigeon, tandis que la seconde, située à la base du lobe supérieur, près de la scissure, n'est guère que le quart de la précédente; au niveau de ces deux excavations, la surface pleurale est tapissée de fausses membranes épaisses qui constituent de solides adhérences, d'une part entre le sommet du poumon gauche et la plèvre costale, d'autre part entre les deux feuillets séreux contigus dans la scissure interlobaire.

Dans ce même lobe supérieur gauche existent aussi quatre masses tuberculeuses jaunes, crues, à peu près égales en volume, et de la grosseur d'un pois chacune; au sommet droit s'en trouve une cinquième identique comme volume, couleur et consistance.

Le reste du parenchyme, des deux côtés, et des sommets aux bases, est criblé de granulations grises, distantes au plus d'un demi-millimètre les unes des autres; les poumons en sont solidifiés, absolument comme après une injection de matière coagulable, et semblent avoir acquis un volume considérable qu'on réduit à peine par une pression énergique.

Le péricarde est distendu par une assez grande quantité de sérosité (environ 300 grammes); de plus, il existe des plaques d'exsudation villeuse à la surface des deux ventricules, envoyant de fins tractus en forme de cordages au péricarde pariétal; c'est le long du bord mousse du cœur que cette exsudation est à son maximum d'épaisseur, mais sans renfermer ni recouvrir aucune granulation tuberculeuse.

Abdomen. — L'intestin, le péritoine, le foie ne présentent absolument aucune lésion; la rate, plus que doublée de volume (un peu moins de 400 grammes), renferme une vingtaine de granulations jaunes, arrondies, de 5 à 6 millimètres de diamètre.

Crâne. — Un peu d'injection sous-arachnoïdienne; rien à noter, du reste, ni dans l'encéphale ni dans ses enveloppes.

Réflexions. En résumé : phthisie chronique, nettement accusée par la clinique (submatité, souffle, râles métalliques sous la clavicule) et par l'autopsie (cavernes à parois déjà anciennes); puis explosion brusque (le 10 novembre) de phénomènes fébriles intenses ; le pouls monte et se maintient à 120, la température à 40° et au delà, en même temps que se manifestent tous les signes de la bronchite capillaire. Qui nierait le rapport de ces derniers symptômes avec la généralisation tuberculeuse du poumon, marquée à l'autopsie par les granulations grises dont le nombre et le volume sont bien en rapport avec l'intensité de la dyspnée et l'époque récente de son apparition (12 jours avant la mort)?

Le péricarde offre les traces d'une inflammation franche, sans tubercules. Quant aux cinq noyaux tuberculeux, jaunes et non ramollis trouvés aux deux sommets, noyaux identiques à ceux de la rate comme volume et sans doute comme âge, ne résultaient-ils pas d'une première poussée tuberculeuse datant peut-être de quelques mois, et sur les symptômes de laquelle le malade n'avait pas fixé notre attention?

OBSERVATION. VI. — Barthélemy, cavalier de remonte, âgé de vingt-neuf ans, soldat depuis huit ans, entré le 11 janvier 1863 (salle 26, n° 48).

Ce malade, enrhumé depuis cinq mois, a déjà passé pour ce motif trois semaines au Val-de-Grâce pendant l'automne précédent; depuis, sa toux n'a pas discontinué, il a eu deux hémoptysies peu abondantes; il rentre cette seconde fois parce que depuis quelques jours le sang reparaît dans ses crachats, et qu'en même temps il éprouve des sueurs nocturnes très-abondantes. A la première visite, le 12 janvier, il présente un aspect typhoïde assez caractérisé au premier abord : peau chaude, pouls fréquent, langue sèche et pointue, ventre ballonné, agitation nocturne; prostration marquée; mais il n'y a pas de diarrhée, et l'auscultation ayant fait reconnaître au sommet gauche un souffle manifeste à l'expiration et de gros râles muqueux, le mouvement fébrile est attribué à une imminence d'acuité de la lésion pulmonaire, avec d'autant plus de raison que l'hémoptysie a continué pendant la nuit (digitale : eau de Rabel).

Le 14, l'expectoration ne renferme plus une seule strie de sang, mais la fièvre est encore plus marquée qu'à l'entrée ; la température est à 39,3, le pouls à 108 ; le ventre toujours ballonné, sans diarrhée, la langue noire et fendue : il y a de l'agitation nocturne, mais pas de stupeur, et les réponses sont parfaitement nettes.

Cet ensemble de symptômes se maintient ainsi jusqu'au 25 janvier ; mais, pendant cette période de huit jours, un nouveau phénomène s'est produit, ce sont des épistaxis qui deux fois ont été assez abondantes pour nécessiter le tamponnement des fosses nasales ; le pouls est devenu dicrote.

Le 27 janvier, on constate au niveau des hypochondres quelques taches rosées offrant tous les caractères de l'éruption typhoïde. L'auscultation fait reconnaître l'envahissement de toute l'étendue des poumons par des râles de bronchite ; le nombre des respirations est monté à trente-quatre par minute.

Le 30 janvier, l'éruption rosée parcourt son évolution régulière, quelques taches commençant à pâlir déjà, tandis qu'il s'en produit de nouvelles.

Une chose remarquable est la conservation de l'appétit que le malade a témoigné chaque jour depuis son entrée, malgré l'élévation croissante de la température (40°, 6 le 4 février) et des autres phénomènes fébriles.

Le 10 février, le thermomètre marque 41 degrés dans l'aisselle ; le ballonnement du ventre est devenu plus considérable, et l'on constate un commencement d'ascite ; le pouls, à 120, est toujours nettement dédoublé.

Le 15 février, un peu d'abaissement de la température (32°, 8 environ), mais augmentation de la dyspnée ; on constate un peu de matité aux deux bases en arrière. Une nouvelle épistaxis peu abondante, dans la nuit du 14 au 15.

Tous ces phénomènes, fièvre, dyspnée, insomnie, caractère dicrote du pouls, persistent à un degré peu variable jusque vers le 26 février; l'appétit dura jusqu'à la fin, le ventre resta dans les mêmes limites qu'à son exploration du 10 février, et après une période asphyxique qui dura deux jours, le malade succomba le 28 février dans un état d'amaigrissement extrême.

AUTOPSIE.

Thorax — Les deux cavités pleurales renferment chacune un litre environ de sérosité sanguinolente.

Les poumons sont revenus sur eux-mêmes, le gauche particulièrement qui est entouré d'une fausse membrane de consistance fibro-cartilagineuse. Il renferme à son sommet une grande caverne, entourée de plusieurs autres petites, et d'une zone d'infiltration tuberculeuse qui occupe presque tout le lobe supérieur de ce côté. Quant au lobe inférieur, il est crépitant, mais renferme un grand nombre de granulations jaunes grosses comme de petits pois, et s'écrasant facilement sous le doigt. Ces mêmes granulations se retrouvent dans les trois lobes du poumon droit, peut-être un peu plus nombreuses, mais non plus avancées au sommet qu'à la base.

La bifurcation de la trachée est entourée de ganglions tuberculeux jaunes dont l'un a le volume d'un gros marron et commence à se ramollir.

Le cœur semble normal ainsi que ses enveloppes.

Abdomen. — Le péritoine renferme trois à quatres litres d'un liquide sanguinolent, beaucoup plus foncé que celui des plèvres; exsudations molles unissant les anses intestinales; absence de toute granulation tuberculeuse.

Les ganglions mésentériques sont parfaitement sains.

Crâne. — Rien à noter du côté des centres nerveux.

Réflexions. Voilà encore un phthisique à accidents chroniques bien caractérisés (caverne et infiltration tuberculeuse du poumon gauche) qui, en six semaines, est enlevé au milieu d'un appareil fébrile d'une extrême intensité. Un point remarquable de son observation est la tendance aux hémorrhagies, nasale, bronchique, intrà-pleurale, intrà-péritonéale; n'est-ce pas de là que provenait le dicro-

tisme persistant du pouls (pouls hémorrhagique de Bordeu),
dicrotisme que les expérimentateurs modernes ont produit
à volonté par la déplétion du système vasculaire.

La température de ce malade est la plus élevée que j'aie
observée cet hiver dans mes salles, y compris toutes les affections aiguës (fièvres typhoïde, eruptive, érysipèle, etc.).

Il n'y avait certes pas lieu ici à erreur de diagnostic, vu
les signes fournis dès l'entrée par l'examen physique de la
poitrine ; mais malgré notre conviction d'avoir affaire à un
tuberculeux, nous ne pouvions nous empêcher de faire
ressortir chaque jour sa ressemblance avec ses voisins
atteints de fièvre typhoïde : pouls, température, epistaxis,
ballonnement du ventre, insomnie, et enfin l'éruption rosée
que nous voyions pour la première fois dans la tuberculisation aiguë, et qui, sans la lésion chronique du sommet gauche, nous aurait peut-être induit quelque temps en erreur.

Mentionnons bien ici la différence des manifestations
de la diathèse dans les poumons d'une part, de l'autre dans
les cavités séreuses : dans le parenchyme pulmonaire, granulations jaunes, datant, comme les tubercules des ganglions bronchiques, du début du mouvement fébrile (7 semaines avant la mort) ; dans les plèvres et dans le péritoine,
simples exsudations séro-fibrineuses et hémorrhagiques ,
sans la moindre granulation tuberculeuse. C'est là un fait
important sur lequel nous aurons du reste à revenir.

L'observation qui va suivre me semble très-remarquable, en ce que les premiers organes envahis par les granulations ont été les reins, c'est-à-dire les organes où généralement les tubercules ne se manifestent qu'après s'être
développés dans beaucoup d'autres points de l'économie.

Chez ce malade, l'affection rénale a pris une haute valeur, non-seulement comme marquant le premier pas de la
généralisation tuberculeuse, mais comme ayant, jusqu'à la
veille de la mort, dominé la scène par un ensemble de

symptômes d'une extrême acuité, fait rare dans la tuberculisation des reins dont l'évolution est presque toujours
latente et complétement secondaire (Rayer (1), Cruveilhier (2)), lorsqu'il n'y a pas altération simultanée des
calices, des bassinets, des uretères ou de la vessie.

Obs. VII. *Néphrite tuberculeuse aiguë.* — Warpot, fusilier au 45ᵉ
de ligne, âgé de vingt ans, entré le 22 novembre 1862, salle 27, nᵒ 28.

Ce malade offre tous les signes habituels d'une phthisie pulmonaire à la deuxième période : toux depuis plusieurs mois,
quelques hémoptysies, et, à l'exploration physique, submatité
avec craquements humides à timbre un peu métallique, limités
à la fosse sus-épineuse droite.

Du reste, peu d'amaigrissement, peu d'adynamie; le malade,
en convalescence à Paris, avait pu y exercer une profession assez
fatigante.

Son entrée au Val-de-Grâce a pour motif une violente douleur lombaire qui la veille a éclaté brusquement, accompagnée
d'un frisson intense.

Actuellement, 23 novembre, cette douleur arrache des cris
au malade; il ne peut ni s'asseoir dans son lit, ni fléchir les
cuisses sur le bassin, et tous les muscles postérieurs du dos sont
volontairement contracturés pour maintenir la région dorso-
lombaire dans la plus complète immobilité; au premier abord,
on croirait à un tétanos.

Cette douleur si vive spontanément devient intolérable si l'on
veut exercer la pression antéro-postérieure, conseillée pour déterminer le siége des affections rénales; il n'y a pas à penser à
la percussion, si généralement inutile, du reste, quoi qu'on en
ait dit en pareille matière, et, dans le cas actuel, incompara-
blement inférieure au moyen précédent.

Les testicules ne sont ni douloureux, ni rétractés. Le matin
même il y a eu des vomissements. L'urine est examinée avec
soin; elle est rare, dense, acide, colorée, offre, en un mot, tous
les caractères de l'urine fébrile au plus haut degré.

(1) *Traité des maladies des reins,* Paris, 1841, t. III, p. 619 et suivantes.
(2) *Traité d'anatomie pathologique générale,* Paris, 1862, t. IV, p. 816
et suivantes.

La peau est chaude, le pouls à 120; complète inappétence ; soif vive.

L'examen du thorax révèle les signes mentionnés plus haut.

Devant tous ces symptômes, il faut bien admettre une néphrite, et, en raison de l'état des poumons, on inscrit au diagnostic : néphrite tuberculeuse. (Ventouses scarifiées ; potion opiacée.)

Le 24, persistance de la douleur, de la fièvre; grande agitation la nuit, sans délire ; un peu d'orthopnée ; quelques râles sibilants des deux côtés, léger ballonnement du ventre ; constipation. (15 décigrammes de calomel; lavement huileux; potion opiacée.)

Le 25, délire nocturne; miction involontaire ; pouls ralenti (90); persistance de la température (40°, 5). (Vésicatoire aux cuisses.)

Le 26, somnolence, pupilles dilatées, réponses lentes, pouls à 58 seulement; on ne peut douter de l'invasion d'une méningite; la respiration est haute, couverte de râles sonores et muqueux à grosses bulles; le malade répond à peine et avec indifférence à toutes les questions.

Le 27, coma, trismus.

Mort le 29 après quelques alternatives de coma et de délire.

AUTOPSIE.

Autopsie. — *Thorax.* — Adhérences cellulo-fibreuses anciennes des lobes supérieurs des deux poumons.

Le sommet droit présente trois petites masses tuberculeuses du volume d'un pois, enkystées, ramollies; il en existe une autre un peu plus grosse au sommet gauche.

Le reste du parenchyme paraîtrait sain à la vue si le doigt n'y rencontrait à chaque coupe une myriade de granulations très-dures, que l'œil reconnaît alors, qui sont transparentes, d'un quart de millimètre environ de diamètre, et tellement confluentes en tout point, qu'il n'y a peut-être pas, en moyenne, de l'une à l'autre 1 millimètre d'intervalle.

Rien de notable dans le péricarde, ni dans le cœur, sauf la dilatation des cavités droites par des caillots récents.

Abdomen. — Le péritoine ne présente aucune trace d'inflammation.

Absence de toute granulation tuberculeuse, soit dans l'épaisseur, soit au niveau des surfaces internes ou externes de l'intestin.

Foie normal comme consistance, volume et coloration.

La rate, légèrement hypertrophiée, présente au doigt et à l'œil des granulations absolument identiques avec celles des poumons; très-petites, très-nombreuses, très-régulièrement disposées dans tout son parenchyme, elles s'énucléent très-facilement, ce qui, au premier abord, les distingue des corpuscules de Malpighi dont l'hypertrophie donnerait à la coupe de la rate un aspect tout à fait identique.

Voies génito-urinaires. — La vessie est distendue par une quantité considérable d'urine accumulée, sans doute, durant la période comateuse de l'affection. Cet organe, du reste, est parfaitement sain, ainsi que les uretères.

Les reins sont notablement augmentés de volume; ce développement porte sur l'ensemble des deux organes, qui ne sont nullement déformés; le gauche pèse 195 grammes, le droit 170.

Leur capsule fibreuse s'enlève facilement, et l'on découvre alors à la surface de chacun d'eux une trentaine de granulations jaunes, grosses comme des têtes d'épingle, s'énucléant facilement et régulièrement disséminées, sans faire aucune saillie sensible soit à l'œil, soit au doigt; chose remarquable, au bord convexe de chaque rein, à l'union du tiers supérieur avec le tiers moyen, existent, en parfaite symétrie, deux plaques blanchâtres du diamètre d'une pièce de 2 francs, constituées par l'agrégation d'un grand nombre de granulations identiques avec les précédentes, mais entre lesquelles la substance de l'organe est blanchâtre, anémiée.

De nombreuses coupes sont pratiquées du hile aux divers points de la périphérie, et chacune de ces coupes fait découvrir une vingtaine de granulations disséminées dans le parenchyme, la plupart dans la substance corticale, quelques-unes cependant dans les mamelons (1 sur 10 environ); toutes ces granulations aussi sont jaunes comme celles de la surface; les plus grosses atteignent 2 millimètres et demi de diamètre, les plus petites n'ont pas moins d'un millimètre.

En multipliant d'une manière approximative le nombre de ces granulations par celui de chacune des coupes qui peut les révéler, on peut en porter le nombre à trois ou quatre cents au moins pour chaque rein.

Rien absolument ni à la surface, ni dans l'épaisseur, ni au-dessous de la muqueuse du bassinet et des calices.

Testicules sains, ainsi que les canaux déférents, les vésicules et la prostate.

Crâne. — Distension considérable des ventricules par un liquide citrin ; léger ramollissement de la voûte.

Exsudation fibrino-séreuse, homogène, sans aucune granulation, au-dessous de l'arachnoïde de la base, entre les pédoncules cérébraux et le chiasma ; quelques traînées de cette même exsudation, sans aucune granulation non plus, le long des veines de Sylvius ; à la face supérieure du cervelet, l'exsudat est plus consistant, jaunâtre, sans renfermer de globules purulents, et forme une languette longue de 2 centimètres, large de 5 millimètres le long des veines cérébelleuses supérieures.

Le cervelet, la protubérance, la moelle et leurs méninges sont parfaitement sains.

En résumé, deux grandes périodes dans cette affection : 1° Phthisie pulmonaire chronique, assez étroitement limitée aux deux sommets ; 2° poussée tuberculeuse aiguë, débutant par les reins, envahissant en quelques jours les poumons, la rate, tuant par la méningite qui a fermé la scène. En effet, l'autopsie (cavernes des sommets), comme la clinique (craquements humides) a suffisamment établi l'existence de la première période.

Quant à la deuxième, le volume des granulations rénales, dix fois plus grosses que celles du poumon et de la rate, prouvait anatomiquement leur antériorité sur celles-ci, et, en effet, la bronchite généralisée n'était survenue qu'après les symptômes de néphrite. De même, la méningite, qui ne s'était manifestée que durant les trois derniers jours, n'offrait encore pas de granulations, mais la simple exsudation fibrineuse qui ne doit en rien lui faire refuser le titre de *méningite tuberculeuse;* ici, comme dans le péricarde, j'ai vu plusieurs fois la tuberculisation généralisée, ne pas produire d'autres lésions anatomiques quand l'affection a été fort rapide.

Ce sont donc les reins qui, les premiers, ont été envahis par les granulations, fait non-seulement remarquable, mais qui pouvait faire hésiter le diagnostic, en raison des symptômes si insolites et si graves qui ont signalé leur atteinte. Il est évident que la constatation de l'altération chronique des poumons devait être d'un grand poids dans la détermination du diagnostic : tuberculisation rénale; mais l'intensité de l'appareil fébrile, de la douleur, les qualités de l'urine purement inflammatoire pouvaient de leur côté, et suivant les observations connues, ramener l'esprit à l'idée d'une néphrite aiguë à forme maligne se terminant, comme l'a indiqué M. Rayer (1), par de graves accidents cérébraux (délire, coma, convulsions).

Il est remarquable aussi qu'aucun autre point des voies urinaires n'ait été envahi par la tuberculisation, malgré leur solidarité habituelle avec les reins, dans les diverses manifestations pathologiques de ces derniers organes.

OBSERVATION VIII. — Hueber, Joseph, âgé de 34 ans ; infirmier militaire, soldat depuis 1848, entré le 24 avril 1863, dans le service de clinique dont je suis momentanément chargé.

Cet homme est évacué d'une salle de chirurgie où il était entré pour une tumeur de la région parotidienne droite. Cette tumeur est actuellement aplatie, lobulée, indolente, non mobile, sans rougeur à la peau ; elle date de 15 mois.

Examen le 25 avril. Ce qui motive son entrée dans les salles de fiévreux, est une bronchite datant de deux jours ; la toux est très-fréquente, l'expectoration presque nulle, la dyspnée assez intense, et la poitrine remplie de râles sibilants que l'on entend à distance. Aucun signe particulier aux sommets dont la sonorité est normale; au rapport du malade, il n'a jamais éprouvé du reste que des rhumes très-légers et peu fréquents. Très-peu

(1) *Traité des maladies des reins*, Paris, 1839, t. Ier, p. 307.

d'amaigrissement. Le pouls est vif, plein, à 96 pulsations, la peau chaude, la langue blanche, l'appétit diminue depuis quelques jours ; quelques sueurs nocturnes ; ventre libre, selles normales et régulières (Looch avec 3 décigrammes d'ipéca).

Les jours suivants on note une légère diminution de l'appareil fébrile ; le malade réclame des aliments ; la bronchite persiste encore avec quelques râles muqueux aux bases, mais la dyspnée a sensiblement diminué.

Le 1er mai, après une journée assez calme, le malade a souffert beaucoup durant la nuit du retour de la fièvre avec augmentation de la toux ; la peau est redevenue chaude, les pommettes colorées, et l'on constate un peu de ballonnement de l'abdomen, sans diarrhée.

Le 3 mai, augmentation du mouvement fébrile, pouls à 116 : deux épistaxis pendant la nuit précédente ; soif vive, langue sèche, rouge sur les bords ; le malade n'accuse du reste aucune douleur ; les signes de bronchite persistent, et, à part la constipation, la maladie présente d'une manière remarquable la physionomie de la fièvre typhoïde.

Le 8 mai, aux signes sus-indiqués du côté de la poitrine se joignent des bruits de frottement sous la clavicule droite, avec un peu de submatité à ce niveau ; les râles sibilants ont disparu, excepté au niveau des gouttières vertébrales, mais partout le murmure vésiculaire est rude, avec quelques bulles disséminées de râles sous-crépitants ; le nombre des respirations est monté à 34 par minute ; expectoration abondante de crachats muqueux, aérés ; pouls toujours à 120, peau brûlante.

Le 12 mai, persistance du mouvement fébrile ; à cette date, le ballonnement du ventre a augmenté encore, mais par la palpation on perçoit, sur le côté droit de la ligne blanche, une tumeur assez facile à isoler par des pressions latérales, et irrégulièrement arrondie. L'amaigrissement est devenu considérable ; persistance de la constipation.

Le 15. Une nouvelle épistaxis pendant la nuit précédente ; il existe au niveau du sacrum un point gangréneux entouré d'une auréole violette ; matité dans les parties déclives de l'abdomen dont le volume a encore augmenté.

Le 20. La dyspnée a fait encore des progrès (40 respirations par minute), le pouls est monté à 136, avec de rares intermittences et des inégalités qui font ausculter le cœur dont les battements sont voilés par le bruit des râles nombreux qui couvrent le murmure vésiculaire de chaque côté. Bruit de souffle bronchique à la base du poumon gauche en arrière.

Le 24 mai, lèvres cyanosées, pouls filiforme, respiration à 50 par minute.

Mort le 26 mai à une heure du soir, dans un état de marasme prononcé.

AUTOPSIE.

Poitrine. — Adhérences épaisses du poumon droit en avant et en dehors; le poumon gauche ne présente à sa surface que quelques exsudations molles légèrement agglutinées à la plèvre costale; le lobe inférieur de ce dernier poumon est splénisé, plus lourd que l'eau, non crépitant, et la pression en fait suinter un liquide sanguinolent non aéré.

Les deux poumons sont farcis de granulations jaunes, de 3 millimètres environ de diamètre; des coupes nombreuses permettent de constater l'identité absolue de volume, de coloration, de consistance de ces granulations, soit à gauche, soit à droite, soit aux sommets, soit aux bases.

Le péricarde renferme environ 200 grammes de sérosité sanguinolente, floconneuse, mais sans exsudation adhérente à la surface de la séreuse; quelques légères suffusions sanguines au-dessous de cette membrane, principalement le long des vaisseaux du sillon inter-ventriculaire; pas de granulations tuberculeuses.

Abdomen. — Le péritoine renferme 4 litres au moins de sérosité trouble, avec exsudations assez épaisses mais très-molles, englobant en un seul paquet la plus grande partie de l'intestin grêle et le colon transverse; à la surface de ce dernier viscère, au-dessous des fausses-membranes, apparaissent une trentaine de granulations tuberculeuses, jaunes, faciles à écraser, du volume de celles du poumon.

L'intestin n'offre pas une seule ulcération.

Rate pesant 360 grammes, très-molle (boue splénique) renfermant un grand nombre de granulations tuberculeuses iden-

COLIN. 4

tiques aux précédentes, et uniformément distribuées dans son parenchyme.

Foie normal.

Les ganglions mésentériques sont convertis en masses tuberculeuses jaunes, cassantes, constituant, par leur agrégation, une tumeur considérable en arrière de l'intestin grêle.

Tumeur parotidienne. — De nombreux ganglions, renfermant de la matière tuberculeuse, et dont quelques-uns sont en suppuration, compriment la glande parotide droite dont la capsule est intacte, mais dont le tissu propre a presque entièrement disparu.

La glande sous-maxillaire droite est également comprimée par des ganglions tuberculeux dont la matière ramollie fait issue au dehors à la première incision.

Réflexions. — Le côté original de cette observation est le cantonnement particulier des manifestions diathésiques tant qu'elles ont été chroniques ; ce n'est plus la phthisie pulmonaire, ce n'est pas la tuberculisation des glandes mésentériques qui les ont, comme d'habitude, constituées dans ce cas particulier ; ce sont les ganglions de la région parotidienne qui seuls ont été primitivement atteints ; de là est partie la poussée tuberculeuse aiguë qui, en quelques semaines, parsemait de lésions identiques, les poumons, la rate, le péritoine : remarquons encore ici l'énorme volume acquis sous nos yeux par les ganglions mésentériques.

Ce qui domine dans le péritoine, c'est la sécrétion pseudo-membraneuse ; ce que l'on rencontre encore dans le péricarde, ce ne sont pas des granulations, mais un liquide sanguinolent et un exsudat fibrineux. Notons enfin le léger temps d'arrêt de tous les symptômes pendant les premiers jours qui ont suivi l'entrée du malade (du 25 avril au 2 mai).

Quelles que soient la longueur de ces observations, et les répétitions où elles m'entraînent peut-être, je crois devoir

y ajouter quelques faits publiés il y a déjà trois ans (1), et
dont les particularités auront l'avantage de compléter le tableau si variable de l'affection qui nous occupe.

OBSERVATION IXe (recueillie par M. Chauvin, médecin stagiaire). — Tuberculisation aiguë, primitive dans les ganglions
bronchiques et mésentériques, secondaire dans le parenchyme
pulmonaire.

Busca, fusilier au 45e de ligne, âgé de 22 ans, d'un tempérament lymphatique, entré le 8 novembre, salle 26, n° 7. Ce militaire, d'une bonne santé habituelle, est enrhumé depuis huit
jours seulement ; quelques râles sibilants disséminés dans tout
le thorax : expectoration nulle ; ni fièvre, ni anorexie ; état des
forces excellent. Cette légère bronchite cède au repos, à un régime lacté, aux opiacés à faible dose ; la guérison paraissait complète le 1er décembre ; le malade recevait les trois quarts d'aliments, et restait levé toute la journée. Le 10 décembre, un peu
d'anorexie ; langue pâle, sans enduit ; pouls calme, peau fraîche
(régime maigre). Le 12, il y a eu quelques rêvasseries nocturnes ; ni épistaxis, ni symptôme abdominal de fièvre typhoïde ;
absence totale de réaction fébrile (diète, eau de Sedlitz). Les
jours suivants, la température de la peau s'élève considérablement ; le thermomètre marque 39°,5 sous l'aisselle ; le pouls est
à 90°, assez large, sans redoublement ; mais l'état des forces permet encore au malade de se lever une heure ou deux chaque
jour. Au milieu de cet appareil indéterminé, se développe, du 10
au 15 décembre, une éruption sudorale, confluente sur l'abdomen, ce qui confirme dans l'hypothèse d'un état typhoïde léger ;
du reste, ni diarrhée, ni météorisme, ni taches lenticulaires.
Le 16 décembre seulement, cette date est importante, apparaissent des râles sonores dans tout le thorax, comme à l'époque
de la première bronchite ; la toux est également revenue. Le
20 décembre, surdité légère, appétit prononcé, langue rosée,
pouls à 80°, le thermomètre donne encore 39°,5 sous l'aisselle ;
bronchite persistante ; quelques râles muqueux en arrière à la
base ; expectoration muqueuse, facile (quart d'aliments, vin de

_____
(1) Mémoire cité.

quinquina, kermès à 0,3). Du 20 au 30 décembre, continuation
du bien-être général; le malade tousse encore, mais a repris ses
forces, son appétit et son sommeil ; la toux seule persiste au
même degré ; la température est descendue à 38°. Le 2 janvier,
dyspnée survenue pendant la nuit, toux fréquente, par quintes ;
râles muqueux dans toute la partie postérieure de la poitrine ;
pouls à 96, étroit, peu résistant, chaleur plus grande à la peau,
appétit conservé. Le 4 janvier, les râles muqueux ont gagné la
partie antérieure du thorax, pouls à 100, respiration à 24 ;
40° sous l'aisselle. Persistance de l'appétit. Le 6 janvier, pouls
étroit, dépressible, à 110, dyspnée plus marquée, 32 inspirations
par minute. Le 8, le malade a éprouvé une vive douleur à la
région précordiale, sensation d'anxiété extrême en ce point,
pouls petit, intermittent, inégal ; bruit de frottement, doux, superficiel, borné au premier temps et à la base du cœur (vésicatoire sur la région précordiale, digitale). Le 10, mêmes signes
stéthoscopiques, pouls à peine sensible, refroidissement des
extrémités, cyanose légère sous-unguéale. Le 12, impossibilité
d'ausculter le cœur, en raison du bruit causé par les râles vi-
brants et bullaires qui remplissent le thorax, la cyanose a augmenté. Le 14, mort à une heure après-midi.

Autopsie le 15 janvier, 24 heures après la mort.

Cœur et péricarde. — Toute la face antérieure du cœur, la pointe,
la face postérieure du ventricule gauche sont soudées au péricarde
pariétal par de fausses membranes grisâtres, encore molles et faciles à déchirer à la base, plus tenaces et résistantes à la pointe ;
les adhérences manquent à la base en arrière, au niveau des
oreillettes et du cul-de-sac supérieur du péricarde qui renferme
en ce point environ 150 grammes de sérosité trouble, floscon-
neuse. Pas de tubercule sous-séreux, cœur assez volumineux,
ventricule droit distendu par des caillots noirs diffluents.

Poumons et plèvres. — Adhérences du sommet gauche seulement ; les deux poumons sont criblés dans leur totalité de tubercules
miliaires, jaunâtres, identiques dans leur développement et leur
consistance, soit au sommet, soit à la base ; nombreuses granulations jaunâtres du même volume sous les plèvres viscérales.

Ganglions bronchiques. — Infiltrés de matière tuberculeuse.
Quelques-uns ont atteint le volume d'un marron; dans un

seul, et au centre, cette matière semble un peu ramollie.

Abdomen. — Ni liquide, ni exsudations fibrineuses dans le péritoine ; l'estomac est soulevé par une tumeur dure, bosselée, du volume d'une tête d'enfant, légèrement aplatie sur la colonne vertébrale, convexe en avant. Cette tumeur marronnée se compose de ganglions mésentériques tuberculeux, d'un volume à peu près uniforme, gros comme des œufs de pigeons, sans traces de ramollissement. Quelques granulations jaunâtres sur la face convexe du foie, rien dans son parenchyme, rate doublée de volume, friable ; rien de remarquable dans les reins et la vessie. La muqueuse intestinale est parfaitement saine.

Réflexions. — Dans quel ordre s'est accomplie l'évolution de ces manifestations multiples de la diathèse tuberculeuse ? Tout me porte à croire que la bronchite existant à l'entrée du malade tenait à la tuberculisation commençante des ganglions thoraciques, que l'appareil typhoïde si singulier, que nous retrouverons plus prononcé dans les deux dernières observations, et qui peut si facilement induire en erreur, a correspondu au développement ultérieur de cette première phase de l'affection et à l'atteinte des ganglions abdominaux (ceux-ci plus récents n'offraient pas encore de ramollissement) ; enfin, que la seconde bronchite, survenue au milieu de ce même appareil, et coïncidant avec une exagération si marquée de la température, a signalé l'invasion des poumons par la tuberculisation miliaire qui eût entraîné promptement la mort, si la terminaison funeste n'eût été encore hâtée par la péricardite, résultant, sans doute, autant de l'imminence morbide tuberculeuse vers le péricarde, que de l'obstacle physique au cours du sang subitement créé par l'invasion de tout le parenchyme pulmonaire. Notons, comme fait remarquable, l'absence de tout œdème des membres inférieurs malgré : 1° la compression de la veine cave inférieure par la tumeur abdominale ; 2° et, dans les derniers jours, l'existence de la péricardite.

OBSERVATION X^e. — Tuberculisation aiguë pulmonaire et sous-arachnoïdienne ; début par les poumons.

Mura, fusilier au 74e de ligne, âgé de 22 ans, d'un tempérament lymphatico-sanguin, entré le 1er décembre salle 26, n° 48. Ce malade tousse depuis un mois, se plaint chaque soir de frissons, puis d'une vive chaleur à la peau ; l'expectoration est presque nulle, la poitrine bien conformée, la sonorité normale, la respiration un peu rude au sommet gauche dans la fosse sus-épineuse. L'affaissement moral est extrême, hors de toute proportion avec l'état des forces, qui semble parfaitement intègre. Appétit médiocre, ni diarrhée, ni vomissements, ni céphalalgie. Sous l'influence du repos, de quelques opiacés, de la promesse d'un congé de convalescence, le malade semble reprendre quelque énergie, et ne se plaint plus que de la persistance des retours fébriles au commencement de chaque nuit. Dans les premiers jours de janvier, je suis frappé de la lenteur des réponses, de la légère stupeur de la physionomie ; le ventre est toujours souple, sans diarrhée ni éruption d'aucune sorte, le pouls lent, régulier, à 60 pulsations, la peau extrêmement chaude (40° sous l'aisselle), les pommettes colorées : la moindre pression détermine une rougeur assez durable (tache méningitique). Le malade est tout à fait retombé dans son état d'affaiblissement, et ne se lève plus à partir du 8 janvier. Le 10 janvier, somnolence, expression d'anxiété sans dyspnée ; comme la circulation, la respiration est calme ; en auscultant avec attention, je perçois dans la fosse sus-épineuse gauche quelques craquements très-rares n'apparaissant que dans les très-grandes respirations, nuls dans les mouvements d'expansion modérée. La langue est rose, large et humide. Le 15 janvier, somnolence profonde, pupilles dilatées, anorexie, céphalalgie légère, pouls toujours à 60°, température à 40°,5. Le 18, quelques cris pendant la nuit, coma complet à la visite, respiration calme, libre de tout bruit anormal (vésicatoire à la nuque, lavement purgatif). Le 20, léger opisthotonos, trismus, cris fréquents, selle involontaire (vésicatoires aux cuisses). Le 22, même état, pouls à 64, peau toujours très-chaude, quelques râles muqueux en avant. Le 23, râle trachéal ; quelques cris très-aigus pendant la nuit. Mort à 2 heures du soir.

Autopsie le 25 février, 40 heures après la mort.

Crâne. — Les corpuscules de Pacchioni s'étendent tout le long du sinus longitudinal supérieur, fixant la dure-mère aux hémisphères cérébraux dans une longueur de 8 centimètres de chaque côté. 200 grammes environ de sérosité trouble et floconneuse dans la grande cavité de l'arachnoïde. Une couche d'exsudation fibrineuse, grisâtre et opaline recouvre toutes les parties centrales de la base du centre nerveux, depuis le chiasma jusqu'à l'extrémité inférieure du bulbe ; de cette couche centrale, épaisse de $0^m,006$, émergent, le long des veines et en toute direction, des traînées opalines moins épaisses mais plus consistantes, au milieu desquelles apparaissent une multitude de granulations blanchâtres, visibles surtout dans la scissure de Sylvius et autour des veines satellites de l'artère basilaire. Très-peu de sérosité dans les ventricules, nulle altération de consistance ni de coloration de la pulpe nerveuse des divers centres.

Thorax. — Adhérences celluleuses générales du poumon droit ; aux deux sommets, granulations jaunâtres très-disséminées, de la grosseur d'une tête d'épingle ; lobes inférieurs parfaitement sains. Ces granulations des sommets sont dures ; le parenchyme qui les environne est parfaitement crépitant, laissant écouler quelques spumosités à la pression. Rien à noter dans le péricarde. Cœur d'un volume normal, renfermant quelques caillots noirs diffluents dans les deux ventricules.

Abdomen. — Séreuse péritonéale lisse sans granulations sous-jacentes ; le foie, la rate, l'intestin, les reins n'offrent rien de particulier.

Réflexions. — Chez ce malade, la manifestation tuberculeuse vers les poumons a précédé de bien peu l'invasion des méninges ; c'est en ce dernier point que le processus morbide semble s'être accompli avec la plus grande violence ; comme nous l'avons remarqué à l'autopsie, la granulation tuberculeuse était perdue, pour ainsi dire, au milieu d'une masse d'exsudation plastique, qui, certes, a joué à l'égard des phénomènes morbides le rôle étiologique le plus important. De là, rapidité d'une affection qui dure habituellement plus longtemps chez l'adulte, et dont

le terme n'est presque jamais abrégé, comme dans la plupart des affections hétéromorphes, que par la réaction
inflammatoire du tissu qui en est le siége. C'est ainsi que
s'accomplit souvent chez l'enfant l'évolution de la méningite granuleuse, identique alors dans sa symptomatologie
avec la méningite simple, au point que de grands cliniciens, entre autres M. Trousseau, déclinent la possibilité
d'un diagnostic.

OBSERVATION XIe (recueillie par M. Boisseau, médecin stagiaire). — Tuberculisation aiguë, primitive dans le poumon
droit, secondaire dans les tissus sous-séreux et dans les ganglions
mésentériques. Oblitération par compression du canal cholédoque ; péricardite.

Mourer, garde de Paris, âgé de 37 ans, d'une constitution forte,
entré le 27 novembre 1860, salle 27, n° 9. Visite du 28 novembre : à la suite d'un refroidissement, ce malade s'est enrhumé il
y a six semaines ; depuis, il éprouve de l'oppression, quelques
douleurs entre les épaules, des sueurs nocturnes ; il n'a pas eu
d'hémoptysie. Submatité légère au sommet droit ; râles muqueux
à grosses bulles dans tout le thorax ; en arrière, matité complète à la base droite, remontant jusqu'à l'angle inférieur de
l'omoplate ; décubitus forcé sur le côté gauche (régime lacté,
opiacé). Le 5 décembre, le malade accuse un bien-être marqué,
moins de toux, moins de sueurs nocturnes ; persistance des signes stéthoscopiques (1/4 de pain, régime maigre). Le 8, teinte
subictérique, sans douleur hépatique, sans anorexie ; les urines
sont foncées ; les crachats, visqueux et transparents, ont pris une
coloration jaune, identique presque à celle des crachats pneumoniques, bien qu'elle soit due à la matière colorante de la
bile. La percussion dénote une augmentation de volume du foie.
Le 12, ictère plus prononcé ; le foie descend au niveau de l'ombilic ; sous la clavicule droite, au lieu de la submatité du premier jour, sonorité exagérée, légèrement tympanique, avec
expiration bronchique et prolongée. Depuis deux jours, frissons
au milieu du jour, suivis de sueurs abondantes. Le 15, persistance
de cas paroxysmes fébriles ; expectoration abondante toujours
jaunâtre, mais n'offrant plus les caractères de viscosité et de

transparence des crachats pneumoniques. Le 20, le malade a éprouvé une syncope pendant la nuit ; anxiété, oppression précordiale, pouls fréquent, dépressible (110 pulsations), sans inégalité ; la pointe du cœur bat à deux travers de doigts en dehors du mamelon, déplacement déjà noté, du reste, à l'entrée du malade, et attribué à l'épanchement pleurétique droit (vésicatoire sur le sternum). Le 22, la matité de la base droite en arrière s'élève jusqu'à l'épine de l'omoplate, sans souffle, ni égophonie à ses limites ; le foie est remonté sous l'hypochondre, la pointe du cœur un peu plus déviée que la veille ; du reste les bruits sont superficiels, sans caractère anormal. La sonorité sous-claviculaire droite a pris un timbre hydraérique très-manifeste, et l'expiration présente au même point un souffle, non plus bronchique, mais caverneux. L'ictère persiste ; le pouls est misérable, l'oppression telle que le malade répond à peine. Les jours suivants, œdème aux extrémités, pouls imperceptible, à droite surtout ; le bruit skodique prend, sous la clavicule droite, une intensité remarquable, et l'expiration y conserve son timbre caverneux. Le malade languit quelques jours dans un état semiasphyxique, éprouve de fréquentes lipothymies et succombe le 1er janvier, à 5 heures du soir.

Autopsie le 3 janvier, 36 heures après la mort.

Thorax. — Environ 400 grammes de sérosité limpide dans la plèvre droite : de ce côté adhérence du sommet, poumon dur, comme lobulé par des masses tuberculeuses, jaunâtres, compactes, qui ont envahi la totalité du parenchyme, un peu ramollies au sommet, sans qu'il y existe toutefois la moindre caverne ; le calibre des bronches renferme une substance comme gélatineuse, jaunâtre, non aérée, analogue aux crachats. A gauche, quelques tubercules jaunes de la grosseur d'un pois, sous la plèvre, sans fausses membranes ; pas un seul dans le parenchyme même, qui est simplement un peu engoué à la base et en arrière. Le péricarde est distendu par environ 500 grammes de sérosité citrine, le cœur est petit ; le long du bord mousse 5 granulations jaunâtres sous-séreuses, d'une dureté presque cartilagineuse, confluentes sur les vaisseaux qui parcourent le même bord. Aucune adhérence ni fausse membrane à la surface séreuse.

Abdomen. — Le foie présente ses dimensions et sa couleur normales; à sa face convexe, font saillie, sous le péritoine, six masses tuberculeuses jaunâtres de la grosseur d'un haricot et isolées l'une de l'autre; nulle altération dans le parenchyme. Une masse de ganglions tuberculeux très-développés comprime les conduits biliaires; les parois de la vésicule sont considérablement épaissies, comme œdématiées, et renferment un liquide visqueux d'un jaune clair, en grande partie composé de mucus. La rate, doublée de volume, est ramollie, parsemée de granulations tuberculeuses d'un volume inégal, dont plusieurs font saillie sous la capsule d'enveloppe. Rien de particulier dans le tube intestinal, absence de tout liquide dans le péritoine et d'exsudation à la surface.

Réflexions. — Je note ici comme faits remarquables : 1° Au début, le décubitus sur le côté opposé à l'épanchement, décubitus motivé par la présence de masses tuberculeuses à côté de celui-ci ; 2° le bruit skodique et la respiration caverneuse obtenus d'un poumon complétement induré, imperméable, nouvelle preuve à l'appui de l'opinion de Skoda sur la cause physique de ces phénomènes ; 3° la coloration des crachats qui pouvait faire croire à une pneumonie intercurrente ; le changement de tissu subi par la vésicule biliaire oblitérée, la modification de son contenu ; l'hypérémie si considérable du foie, disparaissant sans doute au moment de la suspension de la sécrétion biliaire, suspension consécutive, suivant une loi d'anotomie pathologique, à l'oblitération du canal excréteur ; 4° les granulations sous le péricarde viscéral, la limpidité de l'épanchement contenu dans cette séreuse, ce qui porterait à l'attribuer avec quelque raison à la simple compression des veines du bord mousse par les granulations précédentes ; 5° enfin la tuberculisation générale dans le poumon droit, nulle dans le gauche, et n'affectant ailleurs, que la rate, le tissu sous-séreux et les ganglions, sans exsudation plastique à la surface des séreuses, ni propagation aux parenchymes autres que le parenchyme splénique.

OBSERVATIONS XIIe et XIIIe. — Enfin, nous extrayons de la *Gazette hebdomadaire* du 8 février 1861 le compte rendu des deux autres observations et des réflexions dont nous les faisons suivre. On y trouvera la preuve de la différence de la réaction générale suivant le tissu envahi par le tubercule ; le pouls va s'élever à une fréquence bien plus considérable chez ces deux autres sujets atteints de tuberculisation aiguë sous-séreuse, et la température suivra la même ascension. De plus, l'appareil typhoïde se caractérise dans cette nouvelle forme d'une manière bien plus nette et peut devenir beaucoup plus embarrassant pour le diagnostic.

Bloh, fusilier au 33e de ligne, âgé de 22 ans, d'une constitution moyenne, tempérament lymphatique, entré, le 27 novembre, salle 27, n° 17. Ce malade, d'une bonne santé habituelle, éprouve, depuis quelques jours, un peu d'anorexie et de courbature ; la langue est blanchâtre, il n'y a pas de fièvre ; l'examen physique du thorax et de l'abdomen ne donne aucun résultat appréciable, et l'administration d'un léger purgatif juge cette indisposition d'apparence si bénigne. Le 1er décembre, quatre jours après l'entrée à l'hôpital, le malade avait repris sommeil, appétit et forces ; nous l'avions remis à un régime réparateur, et pensions le renvoyer avant peu à son corps. Le 5 décembre, il nous raconte lui-même avoir éprouvé la nuit quelques frissons et même du délire ; l'infirmier de garde l'avait effectivement, à plusieurs reprises, vu causer et s'agiter ; mais, au moment même de notre visite, il n'y a ni stupeur, ni fièvre ; le pouls est calme, la peau fraîche, la langue nette, l'appétit parfait, et, sur l'insistance du malade, nous ne diminuons en rien son régime, et prescrivons toutefois 5 décigrammes de sulfate de quinine et un pédiluve sinapisé. Le 6, notre malade s'est promené la veille, comme d'habitude, toute la journée ; lui-même nous dit encore avoir déliré la nuit ; ses voisins se plaignent, en effet, des cris qu'il a poussés et de son agitation, dont lui-même nous parle avec un calme remarqua-

ble ; la peau est néanmoins un peu chaude, sèche; le pouls à
90 pulsations (bouillon, pruneaux, potion avec sulfate de quinine, 0,5). Le 7, température de la peau singulièrement augmentée : 41 degrés sous l'aisselle, pouls fort, un peu vibrant,
sans dicrotisme ; soif vive, quelques sudamina sur l'abdomen,
météorisme léger, intelligence parfaite, appétit conservé ; ni
gargouillement, ni diarrhée, ni enduit de la langue (pruneaux,
vin de quinquina). Nous faisons noter à l'observation : état
typhoïde, forme cérébrale. Le 8, éruption sudorale plus abondante ; quelques sudamina sur les avant-bras ; respiration nette.
Le 9, chaleur plus mordicante, 41°,5 sous l'aisselle, pouls à 120 ;
le délire nocturne a été violent, l'infirmier, obligé de maintenir
le malade dans son lit ; intelligence nette à la visite, mais
expression d'anxiété, anhélation, parole saccadée ; un peu de sibilance et de submatité à la base du poumon ; météorisme augmenté sans diarrhée (bouillon, lavement purgatif, fomentation
sur le ventre). Le 10 et le 11, ces phénomènes vont en s'aggravant. Le 12, coloration des pommettes; râles sibilants dans toute
la poitrine ; délire nocturne très-violent ; à la visite, pas même
de stupeur ; aucun signe d'adynamie, le malade se lève lui-
même pour aller à la garde-robe. Le 13, yeux injectés, langue
un peu sèche, étroite, sans enduit ; il y a eu un peu d'inappétence, la veille au soir ; pouls plus fort et plus fréquent, à 130,
sans dédoublement ; 41°,5 sous l'aisselle. La matité splénique
mesure en hauteur 0m,16. Le 14, pour la première fois, délire
bruyant dans la journée aussi; le malade cherche à chaque instant
à quitter son lit. Le 15, mort à six heures du matin, dans le coma,
à la suite du délire qui a duré toute la nuit.

Autopsie le 16 décembre, à 8 heures du matin, 26 heures
après la mort.

Abdomen. — Un demi-litre de sérosité citrine dans la cavité
péritonéale ; adhérence fibro-cellulaire opaline ancienne du
lobe gauche du foie au diaphragme ; pas d'exsudat récent. Dans
l'intestin grêle, hypérémie générale, arborescente, dans les
grosses veines, formant, dans les ramuscules, un réseau très-
serré qui donne à l'intestin une coloration écarlate ; au milieu
de ce fond se distinguent, par leur pâleur, leur transparence,
leur ténuité, cinq plaques de Peyer. En un mot, la lésion intes-

tinale est, pour ainsi dire, l'inverse des lésions de la fièvre
typhoïde, les plaques agminées ayant seules échappé à l'hypérémie et au gonflement de la muqueuse ; il n'existe non plus
aucune saillie des follicules isolés. Examinant alors l'intestin du
côté de la séreuse, nous découvrons sous celle-ci un semis tuberculeux très-fin, presque confluent, et, revenant aux autres viscères abdominaux, nous retrouvons cette même poussière grise
transparente sur l'estomac, le gros intestin, le foie, la rate et
dans les feuillets du grand épiploon. Les veines mésaraïques
sont turgides ; les ganglions parfaitement normaux ; rate quadruplée de volume, à tissu dur, cassant, non ramolli.

Poumons. — Un peu d'engouement hypostatique à la base
droite ; au sommet de ce côté, adhérences fibro-celluleuses anciennes comme celles du foie au diaphragme ; une vingtaine de
granulations grises disséminées sous les plèvres ; pas un tubercule dans le parenchyme.

Cœur. — Sain, une once de sérosité citrine dans le péricarde.

Cerveau. — D'une consistance marquée, veines très-dévelop-
pées ; nous les suivons dans les scissures sans constater la moindre
granulation sur les trajets ; une once de sérosité dans les ventricules latéraux, parois normales, sans ramollissement de la
voûte.

En résumé, cette affection a duré dix jours, du 5 au 15 décembre ; dès le début, délire bruyant, puis chaleur intense,
pouls fort et fréquent, météorisme, sudamina, tels ont été les
principaux symptômes, et à l'autopsie, nous trouvons deux classes de faits : 1° des vestiges d'inflammation adhésive ancienne
des séreuses au lobe droit du foie et au sommet du poumon
droit ; 2° une éruption tuberculeuse à son début, confluente
dans le tissu cellulaire sous-péritonéal, discrète sous les plèvres,
sans aucune propagation dans les parenchymes.

Réflexions. — A quel genre de tuberculisations aiguës
appartient cette observation ? Ce n'est pas la phthisie aiguë
de Laennec, de M. Louis : le poumon était sain ; ce n'est
pas la tuberculisation aiguë débutant parfois, comme

M. Fournet l'a signalé le premier par les fausses membranes consécutives à une inflammation des séreuses plus ou moins ancienne ; nous n'avons, en effet, chez ce sujet, pu trouver la moindre granulation au milieu précisément des adhérences du sommet du poumon droit et du petit lobe du foie. Notre malade a été enlevé par la forme la plus aiguë de la tuberculisation, la tuberculisation sous-séreuse : chez lui, les quelques granulations sous-pleurales d'une part ; d'autre part, la congestion des veines sous-arachnoïdiennes, et la sérosité ventriculaire, semblent indiquer que le semis tuberculeux sous-péritonéal n'eût pas tardé à envahir au même degré les séreuses thoraciques et cérébrales. Il y avait dès longtemps chez ce malade, si l'on peut ainsi dire, imminence morbide vers les séreuses ; les adhérences déjà signalées du poumon droit et du foie, adhérences d'aspect, de structure, de résistance et par conséquent d'âge identiques, témoignent qu'à une époque antérieure s'était également produite vers les plèvres et le péritoine une détermination morbide simultanée, jugée alors par un produit pseudo-membraneux, tandis que la détermination actuelle a été la granulation grise tuberculeuse, si analogue comme structure aux produits fibrineux amorphes.

Nous avons eu dans notre service un second sujet mort de la même affection après vingt jours de maladie ; chez lui les granulations avaient acquis déjà le volume d'une tête d'épingle, subi la transformation jaunâtre, et, comme une véritable éruption confluente, donnaient un aspect granulé remarquable à la surface des viscères recouverts par les plèvres et le péritoine. Chez ce même malade, la rate hypertrophiée était, seul de tous les parenchymes, envahie par une myriade de ces petits corps jaunâtres si réguliers et si régulièrement disposés que la coupe de l'organe ressemblait à une étoffe violette parsemée de points blancs par un procédé mécanique.

Le concours de ce second fait nous porterait à croire que chez notre sujet actuel l'hypertrophie de la rate pouvait être en rapport avec la tuberculisation générale, qui n'aurait pas tardé à se manifester dans le tissu splénique. Chez l'autre malade également, nous avions été frappé de l'intensité de la fièvre, de l'élévation de la température, de l'apparition des sudamina, du délire nocturne, du sentiment d'anxiété, du météorisme, et à l'autopsie de l'éruption tuberculeuse limitée au tissu cellulaire sous-séreux, sans exsudats plastiques à la surface, sans lésions des viscères sous-jacents, sauf la rate, comme si la terminaison funeste n'était l'effet que d'un trouble dynamique, d'une intoxication analogue aux fièvres graves.

N'est-ce pas la consécration d'une loi d'anatomie générale, que ces modifications d'évolution des produits morbides suivant les tissus qu'ils envahissent ? Alors que le tubercule pulmonaire classique croîtra sur place, réduisant aux plus étroites limites le champ de la respiration, qui suffira néanmoins aux malades pendant plusieurs années, la poussière tuberculeuse sous-séreuse, qui ne semble en rien compromettre le jeu d'aucun organe important, va se généraliser en quelques jours et entraîner la mort par la violence des troubles généraux.

Dans l'observation qui précède, nous faisons l'aveu de l'hésitation de notre diagnostic ; bien que nous fussions, à cette époque, en dehors de toute condition épidémique, nous supposions, avec réserve il est vrai, devoir trouver la forme anatomique la plus redoutable de la fièvre typhoïde, l'altération fongueuse des plaques elliptiques. Il y avait bien eu chez notre malade absence de diarrhée, d'anorexie, de stupeur au début, d'adynamie presque jusqu'à la mort ; le pouls n'avait en rien le caractère typhoïde, la température était remarquablement élevée ; de plus, chaque matin, cette intégrité de l'intelligence alternant avec le délire nocturne, constituait une de ces bizarres oscillations qui sont le propre de la tuberculisation (ainsi que M. Roger l'a constaté pour la température et pour le pouls dans la seule méningite tuberculeuse). Mais, en revanche, vu la rareté de la tuberculisation aiguë sous cette forme, vu la fréquence de la fièvre typhoïde chez nos jeunes soldats, dont la plupart acquittent leur noviciat dans l'armée par le même tribut morbide dont l'ouvrier paye son acclimatement à Paris, vu le météorisme, l'hypertrophie de la rate, les sudamina, l'absence de bronchite intense, signe aussi négatif au moins de la tuberculisation que la fièvre typhoïde, nous nous sommes laissé aller à l'idée de la seule fièvre continue admise par l'école sous le climat de Paris, et la rapidité de l'affection ne nous a pas permis à temps de reconnaître cette nouvelle infraction à la théorie classique.

§ 2. — Conclusions.

Je vais résumer, en les classant, les considérations à établir d'après les faits précédents. Mais un point capital à relever de suite est l'existence de deux formes principales de la tuberculisation aiguë : l'une primitive, survenant chez un sujet sain, à l'instar d'une pyrexie par exemple; l'autre secondaire, se manifestant chez un sujet préalablement tuberculeux. Cette distinction n'a guère été relevée par les auteurs classiques que pour la méningite granuleuse; or cette affection n'est pour nous qu'un des modes de la tuberculisation aiguë, dont toutes les variétés peuvent être primitives ou secondaires, que les manifestations se portent vers les plèvres, les poumons, la rate, les glandes lymphatiques, etc.; ou bien, comme dans la méningite, vers les enveloppes de l'encéphale.

Du reste, au point de vue pratique, la seule valeur de cette distinction repose sur le secours offert dans les cas douteux par la constatation d'une diathèse tuberculeuse antérieure bien établie; constatation qui rend bien moins obscur le diagnostic de la tuberculisation aiguë, quand elle est secondaire; sous les autres rapports, symptômes, marche, anatomie pathologique, l'évolution morbide est identique dans l'une et l'autre forme.

1° *Étiologie.* — Que la tuberculisation aiguë soit primitive, qu'elle soit secondaire, c'est principalement pendant l'hiver qu'elle se développe; il est donc très-rationnel de reconnaître comme influence étiologique l'action du froid, pernicieuse ici comme dans la phthisie chronique.

A côté de cette influence générale prédominante, il en est une sur laquelle je tiens à insister, que j'ai énoncée plusieurs fois déjà avec conviction (1), et qui rapproche encore davantage l'affection qui nous occupe de plusieurs autres maladies aiguës. Je veux parler de sa tendance à se manifester, à certaines époques, avec une fréquence qui la rapproche des petites épidémies.

J'appuie cette opinion sur les considérations suivantes :

1° D'après tous les faits que j'ai observés au Val-de-Grâce, et, en particulier, d'après ceux que je publie dans ce travail, il est facile de constater que les malades ne sont pas également répartis sur toute la saison froide, mais qu'ils sont entrés chaque fois à l'hôpital en groupe, et dans un intervalle de temps assez court (2). Je me rappelle qu'en 1860, pendant les deux mois où je recueillais les observations consignées plus haut sous les nos 9, 10, 11, 12, 13, mon savant et regretté collègue, Ludger Lallemand, perdait également dans ses salles, voisines des miennes, cinq ou six malades atteints de la même affection.

(1) Voir *Bulletin de la Société médicale des hôpitaux,* t. V, p. 364, et *Union Médicale* du 7 janvier 1863.

(2) Le sujet de l'observation 8 fait exception ; mais sa tuberculisation aiguë était secondaire; il portait donc le germe d'une imminence individuelle qui a pu se développer en dehors de l'influence commune.

2° Dans presque tous les cas où la tuberculisation aiguë
a été primitive, le malade était incorporé depuis très-peu
de temps; tels sont les sujets des observations 1, 2, 4, 9,
10, 11, 12, 13, dont aucun n'avait deux ans de service; or,
dans l'armée, la catégorie des jeunes soldats est celle qui
fournit matière aux affections endémiques et épidémiques, fièvres typhoïdes, éruptives, méningite cérébro-spinale, etc.

Je m'empresse d'ajouter que c'est également pendant
ces périodes épidémiques que se manifestent les tuberculisations aiguës secondaires, à de rares exceptions près.

3° Enfin, la preuve de l'existence réelle d'un génie épidémique, c'est la variété de la maladie aux différentes époques où elle nous est apparue; ainsi, après une série de
cas où la poussée se sera manifestée surtout vers les enveloppes du cerveau, et où les sujets seront morts de méningite granuleuse, on en verra l'année suivante (comme
nous en 1863) une autre série dans laquelle la localisation
ne s'adressera qu'à la poitrine et à l'abdomen, entraînant
dès lors une modification complète des symptômes de la
maladie.

De l'histoire antérieure de mes malades, en y comprenant même l'hérédité, de l'examen de leur constitution,
de leur tempérament, des causes occasionnelles apparen-
tes, je n'ai pu rien relever qui soit à mentionner au chapitre de l'étiologie.

2° *Symptômes.* — Les symptômes généraux les plus remarquables, et *propres à toutes les formes de la tuberculisation aiguë*, sont fournis : 1° par le pouls qui monte rapidement à 110, 120 pulsations; 2° par la température toujours
remarquable par son élévation (39 à 41°,5), et le niveau
thermométrique auquel elle demeure parfois pendant plus
d'un mois (ce qu'on ne voit dans aucune autre affection
aiguë); 3° par les épistaxis aussi communes ici que dans la
fièvre typhoïde; 4° par l'abondance des sueurs; 5° par l'ap-

parition très-commune de sudamina, tandis que les taches
rosées y sont excessivement rares.

L'appétit est fréquemment conservé, malgré la sécheresse
et les fuliginosités même de la langue ; règle générale, il
y a constipation.

Règle générale aussi, le délire n'existe que la nuit ; il
y a peu de céphalalgie ; l'amaigrissement marche vite, et
précède pour ainsi dire l'adynamie, qui n'est presque jamais assez marquée pour empêcher le malade de se mou-
voir librement ; aussi, très-rarement, des escharres au sacrum. Quant aux symptômes particuliers, ils sont tellement
différents, suivant la localisation morbide, que nous ren-
voyons forcément le lecteur aux réflexions qui accompagnent chacune de nos observations, dont la variété suffit à
un tableau aussi complet que possible de la maladie.

On peut y voir longuement détaillés tous les symptômes
qui viennent s'ajouter aux précédents, ou même les effa-
cer, suivant les tendances particulières de la poussée tuberculeuse vers tel ou tel organe : ainsi la dyspnée, qui se
manifeste à l'invasion du parenchyme pulmonaire ; les frottements et les épanchements doubles qui annoncent celle
des plèvres ; le ballonnement du ventre, lorsque le péritoine ou les ganglions mésentériques sont pris ; la diarrhée,
qui remplace la constipation, quand surviennent des ulcérations intestinales ; les symptômes cérébraux connus de
tous, succédant à un simple délire nocturne, quand les méninges sont envahies, etc., etc.

Pour prouver l'impossibilité de réunir dans un cadre
synoptique toutes les manifestations de cette affection pro-
téiforme, nous n'aurions qu'à rappeler en particulier le
sujet de notre septième observation, atteint de néphrite
tuberculeuse aiguë.

3° *Marche et durée.* — La marche de la maladie est plus
ou moins rapide, suivant les points envahis. Lorsque le
début a lieu par l'invasion, soit du parenchyme pulmonaire,

soit des membranes séreuses, l'explosion est brusque, s'annonçant par la subite apparition d'un mouvement fébrile d'une intensité remarquable.

Lorsque le point de départ est dans les ganglions, et en particulier dans les ganglions mésentériques (Obs. I et II), il se manifeste tout d'abord une période de malaise, avec fièvre beaucoup moins intense; période qu'on appellerait à tort prodromique, car le tubercule existe déjà.

La durée peut varier depuis huit jours jusqu'à deux mois; une terminaison brusque vient parfois en interrompre le cours, lorsque, par exemple, les granulations envahissent tout à coup le parenchyme pulmonaire (Obs. I, II, V); mais surtout lorsque le processus morbide s'adresse, soit aux méninges (Obs. VII, X), soit au péricarde (Obs. III, V, VIII, IX); dans les cas, au contraire, où la poussée tuberculeuse se maintient dans ses premières limites, l'appareil symptomatique se développe d'une manière plus régulière et plus égale, prenant souvent les allures de la fièvre typhoïde.

De plusieurs de nos observations, il ressort que la tuberculisation aiguë d'une séreuse a de la tendance à s'étendre surtout aux autres séreuses (Obs. IV, VI, XII et XIII), de tous les parenchymes n'envahissant souvent alors que la rate; on voit, par ce mode de procéder, combien la marche de cette affection, considérée au simple point de vue de l'ordre de succession des faits, diffère de celle de la tuberculisation chronique.

Cette dissemblance est au reste bien catégoriquement établie par ce seul fait de l'irrégularité des manifestations pulmonaire chez tous nos malades; chez les uns, c'est par les poumons que les granulations ont commencé leur apparition (Obs. III, V, VIII); chez les autres, l'extension du processus morbide aux poumons a été secondaire (Obs. I, II, IX); chez d'autres enfin, le poumon n'a pas même été pris

(Obs. XII et XIII) (1). Enfin l'évolution de la maladie est parfois scindée en plusieurs temps, l'extension de la poussée tuberculeuse à de nouveaux organes venant ajouter à l'appareil fébrile un surcroît d'intensité (Obs. VII, VIII, IX).

(1) Des exemples de tuberculisation aiguë recueillis sur des malades du Gros-Caillou ont été présentés avec un grand talent d'observation par MM. Worms et Blachez à la Société de médecine du département de la Seine ; dans le compte rendu de la séance du 2 janvier 1863 de cette société (*Gazette hebdomadaire de médecine*, 20 mars 1863), je lis l'objection suivante soulevée à cet égard par un de ses membres très-distingué : « M. Briquet dit que ces phénomènes ne sont guère observés dans les hôpitaux civils, où l'on voit les malades dès le début de la maladie, tandis que dans les hôpitaux militaires on ne reçoit que des malades entrant à une période déjà avancée de la maladie. Une phthisie avec des tubercules semant le poumon ne se produit pas en huit jours ! Il faut que l'économie soit saturée depuis longtemps déjà pour en arriver là. M. Blachez voit la fin de la maladie ; mais, dans les hôpitaux civils, nous en voyons le commencement. »

Si ces termes, empruntés textuellement au procès-verbal, sont bien l'expression de la pensée de M. Briquet, il est évident que jusqu'ici l'observation de la tuberculisation aiguë a échappé à sa vaste expérience. M. Briquet a raison de dire que ces malades ne se rencontrent guère dans les hôpitaux civils ; de ces établissements en effet, il n'y a que les hôpitaux d'enfants où les manifestations tuberculeuses aiguës (je ne parle pas de la phthisie galopante) soient communes, nouveau trait d'union entre la pathologie infantile et celle de nos soldats disposés comme les enfants aux fièvres éruptives, aux oreillons, à la diphthérite, aux méningites, etc. M. Briquet a tort de dire que les malades militaires entrent à l'hôpital à une période avancée de la maladie ; sans invoquer ici l'influence même de la discipline militaire qui signale immédiatement aux soins médicaux tout homme incapable de service, je me bornerai à rappeler que de tous mes malades, aucun, ceux exceptés dont la tuberculisation aiguë était secondaire, n'accusait plus de quelques jours de malaise (qu'est-ce que quelques jours pour un tuberculeux !). Enfin M. Briquet a tort de dire : « Une phthisie avec des tubercules semant le poumon ne se produit pas en huit jours. » Ce qui prouve combien ces granulations sont récentes, c'est l'accord parfait entre les symptômes et les lésions : bronchite et dyspnée huit jours avant la mort, granulations grises (obs. I, II, V, VII); bronchite et dyspnée quinze jours, trois semaines avant la mort, granulations jaunes (obs. III, VI, VIII, IX) plus ou moins volumineuses; ni bronchite, ni dyspnée, pas de granulations. Donc l'âge de la granulation est bien le même que celui de

4° *Diagnostic*. — D'après tout ce que nous avons dit déjà,
on a pu voir que l'affection cliniquement la plus voisine de
celle qui nous occupe est la fièvre typhoïde. C'est précisément, comme nous l'avons exprimé ailleurs (1), cette allure
typhoïde de la tuberculisation aiguë qui la distingue de la
phthisie galopante dont le caractère est tout simplement
de déployer en un temps très-court tous les symptômes
classiques de la phthisie pulmonaire ; quand celle-ci devient
galopante, le processus continue à se faire sur place pour
ainsi dire, sans être accompagné de ces poussées de granulations ou d'inflammations lointaines, indices d'une maladie générale, et qui caractérisent la tuberculisation aiguë.

Analysons donc rapidement les points de contact qui dans
chaque appareil de l'économie peuvent rapprocher cette
affection de la fièvre typhoïde. Les symptômes thoraciques
ont une grande valeur à cet égard ; lorsque la tuberculisation aiguë envahit le parenchyme pulmonaire, le fait le plus
frappant est une dyspnée que jamais on ne rencontre dans
la fièvre typhoïde ; aux râles sibilants et ronflants, succèdent bientôt des bouffées de râles sous-crépitants de tout
volume, éclatant dans tous les points du thorax, non limités
aux parties déclives comme ceux de la fièvre typhoïde ; le
nombre des respirations augmente rapidement jusqu'à la
mort. Voilà donc un fait diagnostique d'une haute valeur :
différence de la bronchite dans l'une et l'autre maladie.

Mais je suppose que, chez un malade douteux, la bronchite n'existe pas ; cela se voit aussi dans l'une et l'autre
maladie ; faudra-t-il céder à cette pensée instinctive d'affi-

la bronchite et de la dyspnée. Ne sait-on pas du reste avec quelle rapidité·
se produisent ainsi les granulations méningiennes ? Le malade de l'observation III est très-remarquable, l'autopsie ayant permis de constater une
différence d'âge entre les granulations de chaque poumon, différence en
rapport évident, d'après l'histoire clinique du sujet, avec les dates de l'apparition de la bronchite à droite, puis à gauche.

(1) *De la tuberculisation aiguë.* Paris, 1861.

nité qui nous fait toujours unir les deux mots Tubercule et
Poumon, et conclure de l'absence de la bronchite à l'absence
de la tuberculisation ? Ce serait une grosse erreur ; si les
granulations n'ont pas envahi les poumons, la circulation
pulmonaire subira moins de modifications dans la tuberculisation aiguë que dans la fièvre typhoïde dont la bronchite
est un signe si habituel (voir nos observations).

Comme symptômes abdominaux, un des plus fréquents
dans la tuberculisation aiguë est le ballonnement du ventre,
bien fait pour nous induire en erreur; souvent, il est vrai,
la constipation existe, mais la constipation n'exclut pas la
fièvre typhoïde d'une manière absolue ; et d'autre part des
ulcérations intestinales peuvent motiver de la diarrhée chez
nos tuberculeux (Obs. I). Il est très-important, en pareille occurrence, d'examiner le ventre avec le plus grand soin; au
moyen de la palpation dans le premier cas, de la percussion
dans le second, on pourra bientôt arriver à s'assurer que le
développement de l'abdomen tient, dans la tuberculisation
aiguë, à l'une des deux conditions suivantes : 1° engorgement des ganglions mésentériques, d'où tuméfaction diffuse d'abord, puis tumeur marronnée assez nette (Obs. I,
II, VIII) le long de la ligne blanche ou un peu à droite ;
2° épanchement dans le péritoine, d'où matité aux parties
déclives, etc., etc.

La température est généralement plus élevée que dans la
fièvre typhoïde ; elle arrive d'emblée à son maximum auquel elle se maintient, sans présenter les trois stades d'augment, d'état, de déclin propres à cette dernière affection.

Le pouls, toujours fréquent, offre un rapport absolu avec
l'élévation de la température, contrairement à ce que l'on
observe quelquefois dans la fièvre typhoïde ; hâtons-nous
d'ajouter que si la tuberculisation envahit les enveloppes du
cerveau, cette règle se modifie, et la circulation subit, à
certaine période de la maladie, le ralentissement qui forme
un des caractères de la méningite.

Les épistaxis, les sudamina sont des signes communs, presque à titre égal, aux deux affections ; il n'en est pas de même de l'éruption rosée que nous n'avons rencontrée qu'une seule fois dans la tuberculisation aiguë (obs. VI).

L'état des forces, dont bien des médecins aujourd'hui négligent de s'enquérir, est peut-être la source des meilleurs signes diagnostiques entre ces deux affections ; l'adynamie est loin d'être aussi marquée dans la tuberculisation aiguë que dans la fièvre typhoïde ; le malade s'assied toujours, et presque jusqu'à la fin, avec assez de facilité sur son lit ; il varie son décubitus, d'où sans doute la rareté des escharres et des pneumonies hypostatiques ; et cependant son amaigrissement est extrême ; il semble que la fièvre typhoïde atteigne plus directement le système nerveux.

Pour cette dernière raison sans doute, le délire est beaucoup plus fugace dans la tuberculisation ; il n'existe que la nuit, et l'individu succombe habituellement avec toute la lucidité de son intelligence ; il est inutile, je pense, de répéter encore que cette règle s'applique aux cas où les méninges ne sont pas envahies.

On comprend combien la constatation d'une phthisie préexistante doit faciliter le diagnostic, combien par conséquent une tuberculisation aiguë secondaire doit être plus rapidement reconnue qu'une tuberculisation aiguë primitive ; quand, au sommet d'un poumon, on trouve une lésion chronique évidente, il n'y a pas à hésiter, et cependant c'est souvent dans ces cas que l'évolution morbide aiguë ressemble le plus à la fièvre typhoïde (obs. VI et réflexions).

Quant aux symptômes particuliers éveillés par l'invasion de certains organes importants comme le péricarde, les reins, les méninges, il serait fastidieux de répéter ici tout ce que j'en ai dit en détail à chaque observation (III, VII, VIII, X, etc.), et de refaire un tableau diagnostique entre la tuberculisation aiguë de ces organes et leurs autres affections.

En résumé, la pensée qui doit dominer l'esprit du praticien, c'est que la tuberculisation aiguë est une maladie générale, à manifestations multiples et souvent lointaines, manifestations qu'il faut savoir coordonner pour arriver au diagnostic.

5° *Pronostic.* — Le pronostic est de la plus haute gravité ; on le comprend en se rappelant l'imminence morbide du péricarde, des méninges ; quant aux granulations pulmonaires, tuent-elles par elles-mêmes ? J'avoue avoir lu avec étonnement des doutes émis à cet égard ; quand on voit combien ces granulations sont confluentes, criblant et étreignant pour ainsi dire tout le parenchyme pulmonaire ; quand, sur des autopsies multiples, on les voit croître sur place avec une rapidité telle qu'en quelques jours elles triplent, quadruplent de volume ; quand enfin on se rappelle que leur invasion s'annonce par des symptômes asphyxiques, croissant jusqu'à la mort, peut-on révoquer en doute toute la gravité qu'elles comportent en elles seules ? Dans la plupart de nos observations, ce sont elles qui ont tué les malades. Le sujet de l'observation IV, le seul qui ait échappé, ne nous avait pas offert le moindre signe de granulations pulmonaires.

Enfin, il est des cas où l'on ne peut, ni mécaniquement, ni physiologiquement, expliquer la mort qui semble entraînée par la violence des troubles généraux.

6° *Traitement.* — Nous avons exprimé, à la suite de l'observation IV, tous nos doutes sur la part à attribuer à la digitale dans la guérison du malade ; nous les maintenons ici, n'osant pas nous lancer en pleine hypothèse sur les chances de guérison d'une si terrible maladie.

La plus grande fréquence de la tuberculisation aiguë dans l'armée, surtout parmi les jeunes soldats, et surtout peut-être dans la garnison de Paris, pourrait-elle conduire à la découverte d'une cause spéciale attaquable par certaines mesures hygiéniques ou administratives ? C'est là

une question très-importante, mais plus obscure encore
pour l'affection qui nous occupe que pour toutes les autres
maladies mieux connues, fièvre typhoïde, fièvres éruptives, etc., qui constituent l'apanage morbide propre à l'armée, et qui sont mieux dégagées de toute prédisposition
individuelle que la tuberculisation aiguë.

7° *Anatomie pathologique.* — Il n'est pas une de nos observations peut-être qui n'établisse l'existence, dans les organes
envahis, de lésions plus ou moins complexes parmi lesquelles
se trouve d'habitude, mais non constamment, le tubercule
soit à l'état de granulation grise, soit en masses jaunes caséeuses.

Les séreuses sont, de tous les organes, ceux qui sont le
plus fréquemment atteints ; comme nous venons de le dire,
les altérations qu'elles présentent ne sont pas toujours uni-
voques ; parfois ce sont des granulations soit grises, soit
jaunes déjà, remarquables ordinairement par leur confluence ; parfois on n'y trouve que des exsudations soit
séreuses, soit séro-fibrineuses, soit enfin sanguines ; le plus
souvent ces deux ordres de lésions sont réunis.

Ainsi nous avons trouvé un liquide sanguinolent dans le
péritoine et les plèvres, sans tubercule, chez le sujet de
l'observation VI, dans le péricarde chez celui de l'observation VIII (ces deux malades avaient eu plusieurs épistaxis).

Ainsi le péricarde, si fréquemment atteint, présente rarement d'autre lésion qu'une exsudation séro-fibrineuse
d'apparence inflammatoire ; de même, quand la méningite
n'a duré que quelques heures, on peut ne trouver qu'une
exsudation séreuse (Obs. VII).

Les exsudations, sans granulations, sont plus rares dans
les plèvres, mais surtout dans le péritoine où l'éruption tuberculeuse est habituellement si remarquable (1).

_____

(1) Je lis dans la *Clinique médicale de l'Hôtel-Dieu*, de M. le professeur
Trousseau (t. I, p. 638) :

« Quelques-uns d'entre vous ont sans doute présent encore à l'esprit le

La rate partage la p~ disposition morbide des séreuses
dans la tuberculisatio aiguë; la manifestation n'y est pas
simple non plus et s= compose de deux faits habituellement réunis.

1° Hypertrophie plus ou moins considérable, généralement analogue à celle de la fièvre typhoïde; 2° granulations
plus ou moins volumineuses, très-nombreuses souvent, mais
sans être jamais confluentes, et remarquables surtout par
la symétrie de leur disposition; chez le malade de la trei-
zième observation, cette symétrie était si frappante que
nous comparâmes la coupe de la rate « à une étoffe violette
parsemée de points blancs par un procédé mécanique ».
Quelques observateurs avaient, pour cette même raison,
placé dans les corpuscules de Malpighi le siége de ces gra-

fait de ce malade qui nous fut envoyé par M. le professeur Rostan, et qui
succomba dans notre service à une double pleurésie compliquée de péritonite.

« Cet homme était entré dans les salles de mon honorable collègue pour
un épanchement pleurétique considérable qui nécessita la paracentèse. A
la demande de M. Rostan, ce fut moi qui la pratiquai, et nous retirâmes
un liquide séreux parfaitement transparent. L'épanchement s'étant reproduit, une seconde opération fut faite, et cette fois encore nous obtinmes
de la sérosité pure. L'épanchement se reproduisit de nouveau, et le malade passa dans mon service. Il avait alors une pleurésie double et, de
plus, une péritonite subaiguë ayant donné lieu à un épanchement ascitique considérable. Il y avait donc évidemment chez cet individu une
singulière disposition aux phlegmasies des membranes séreuses.

« A l'autopsie, nous trouvions la surface du péritoine couverte de petites granulations qui donnaient à la membrane l'aspect de chair d'oiseau,
et ces petites granulations n'avaient aucun des caractères des productions
tuberculeuses dont nous ne trouvions d'ailleurs aucune trace dans les
autres organes. »

Je n'ai vu ni le malade ni l'autopsie, et il me faut une bien grande conviction pour que, devant l'autorité si imposante du savant professeur, je
me permette d'affirmer que ce sujet était un fort beau type de tuberculisation des séreuses; la forme des granulations péritonéales est admirablement exprimée par sa comparaison avec la chair d'oiseau; ce terme,
que je n'avais pas eu l'heureuse chance de trouver à l'occasion, me rappelle plusieurs de mes autopsies.

nulations tuberculeuses de la rate; effectivement, quand celles-ci sont grises et très-petites, on les prendrait volontiers pour ces corpuscules hypertrophiés. Cette hypothèse paraît d'autant plus admissible, que la structure des corpuscules de Malpighi ressemble exactement à celle des follicules des ganglions lymphatiques, si aptes à la tuberculisation.

Outre les lésions anciennes, cavernes, masses, infiltrations tuberculeuses, qu'ils peuvent présenter lorsque l'affection aiguë a été secondaire à une phthisie, les poumons offrent, comme premier caractère de leurs lésions aiguës, l'identité absolue de volume, de couleur, de résistance des granulations, à quelque lobe qu'elles appartiennent. Il n'y a plus cette échelle de gravité, de la base au sommet, qui caractérise la phthisie chronique. Une exception seule existe, qui confirme cette règle de la tuberculisation aiguë : quand l'éruption tuberculeuse se fait en deux temps, comme chez notre sujet de l'observation III, et qu'un poumon a été pris avant l'autre, la différence d'âge de la maladie dans chacun des côtés se révèle à l'autopsie par la différence évidente d'âge de leurs granulations respectives.

En même temps les poumons sont d'ordinaire gorgés de sang, semblent hypertrophiés à l'ouverture du thorax, sans que la solidification atteigné plus particulièrement les parties postérieures et déclives, en raison du caractère actif de leur congestion.

Les reins diffèrent des poumons et de la rate par l'irrégularité de la distribution des tubercules qui existent surtout dans la substance corticale, s'y agrégeant parfois en masse d'apparence opaline, granitées de points blancs, tandis que les parties voisines ne sont pas envahies (obs. VII); ces masses sont constituées par une exsudation fibrineuse interstitielle, englobant les granulations tuberculeuses.

Le foie n'est généralement ni gras, ni tuberculeux, et l'on ne voit de granulations qu'à sa surface péritonéale.

Les ganglions lymphatiques sont, comme nous l'avons dit déjà, comme nos observations le prouvent, les seuls organes où, dans la tuberculisation aiguë, le produit morbide puisse acquérir un volume énorme; on les sent souvent croître sur place dans l'abdomen (Obs. II), et c'est précisément à cette rapidité de développement qu'il faut savoir rapporter ces accidents de compression parfois si mal interprétés : compression des bronches et asphyxies, compression des artères mésentériques et gangrène intestinale (Obs. I), compression du canal cholédoque et ictère permanent (Obs. II).

Nous avons toujours trouvé ces tubercules jaunes, cassants, sans trace de ramollissement central.

L'intestin ne nous a guère offert à l'autopsie qu'une congestion assez vive dans la plupart des cas; nous ne reviendrons pas sur l'altération remarquable dont nous avons rapporté deux observations au début de cette étude.

En résumé, de la comparaison des divers organes au point de vue de la rapidité de l'évolution morbide, rapidité qui se révèle par les dimensions acquises en un temps donné par le produit tuberculeux, il résulte que les ganglions lymphatiques tiennent le premier rang; puis vient la rate dont les granulations grossissent aussi très-vite; enfin, et à peu près *ex œquo*, les poumons, les reins et les membranes séreuses, dont les nodules tuberculeux, généralement englobés dans une exsudation séro-fibrineuse ou hémorrhagique, sont d'habitude bien plus confluents, mais aussi beaucoup moins volumineux que dans les organes précédents.

8° *Nature de la tuberculisation aiguë ; ses rapports avec la phthisie pulmonaire classique.* — Ce qui ressort avant tout de cette étude, c'est le caractère de maladie générale de la tuberculisation aiguë. Qu'elle éclate chez un phthisique, ou chez un sujet indemne jusque-là de toute manifestation diathésique, les symptômes locaux s'effacent sous un appareil de réaction générale dont l'intensité n'est comparable qu'à celle des pyrexies les plus aiguës. Ce qu'elle présente anatomiquement de plus spécial, ce sont les granulations tuberculeuses, celles des séreuses en particulier, granulations que parfois on est entraîné, vu leur nombre et leur confluence, à comparer aux éruptions cutanées de certaines fièvres.

Si cette granulation doit être étudiée quelque part avec fruit, non-seulement au point de vue d'une simple inquisition micrographique, mais au point de vue bien autrement élevé de sa valeur clinique, c'est bien dans la tuberculisation aiguë, car ici cette granulation domine, et l'on peut en suivre l'évolution non-seulement sur une série de sujets succombant à des époques différentes du processus morbide, mais parfois sur un sujet unique dont les organes, successivement atteints, présentent les phases diverses de cette évolution. En outre, c'est ici qu'il est le plus facile de déterminer anatomiquement le produit morbide, sur les séreuses dont la simplicité de structure ne vient pas en compliquer l'étude. Aussi est-ce sur ce terrain, et avec la plus grande raison que s'est placé Virchow pour fixer le caractère anatomique propre au tubercule, et en déduire les critiques qu'il adresse aux travaux de l'école française.

A la granulation grise correspond en effet le stade de constatation facile de la prolifération cellulaire qui signale le début du nodule tuberculeux : « Quand, dit Virchow, cette néoplasie est arrivée à un certain stade de son développement, elle constitue, au milieu du tissu normal qu'elle occupe, une petite nodosité saillante composée de cellules à un ou plusieurs noyaux (cellules de tissu conjonctif) (1). »

Ce fait anatomique, d'une incontestable réalité, apporte son contingent d'autorité à la fameuse doctrine cellulaire :

_____

(1) *Pathologie cellulaire*, traduction P. Picard, p. 399. Paris, 1861.

« Omnis cellula è cellulâ. » Virchow ajoute plus loin : « Il
est impossible d'étudier l'essence du tubercule quand il est
devenu caséeux ; car, à partir de ce moment, son histoire
est celle du pus devenu caséeux ; il faut l'observer à l'époque où la prolifération véritable se fait (1). »

Tout cela est parfaitement vrai, parfaitement rationnel,
mais Virchow dit encore : « Presque tout ce qui se produit
dans le cours de la tuberculisation, et qui n'a pas la forme
d'un nodule, est, suivant moi, un produit inflammatoire
épaissi, et n'a aucun rapport direct avec le tubercule (2). »

Cette phrase de Virchow est susceptible d'entraîner à
de singulières erreurs cliniques ceux qui n'étudient la tuberculisation qu'à un point de vue exclusivement micrographique, et qui ne veulent lui accorder, pour criterium
de son existence, que le nodule développé dans le tissu
conjonctif.

Pour eux, dès lors, l'histoire de la phthisie pulmonaire
serait toute à refaire, parce qu'ici l'altération ne leur paraît
plus bornée au tissu conjonctif, ne consiste plus exclusivement en une prolifération de cellules plasmatiques ; dans
les masses dites Tubercules crus, par Laennec, dans l'infiltration tuberculeuse du même auteur, on trouve des traces
de sécrétions purulentes, des altérations épithéliales qui
constituent, suivant l'école de Virchow, tout autre chose
que du tubercule, et qui doivent éloigner de semblables
lésions de celle que nous venons d'étudier.

Sur quoi repose une semblable doctrine ? Quand Virchow
lui-même commence par dire que la structure complexe
du poumon rend très-difficile l'étude du tubercule dans
cet organe, ne fait-il pas allusion aux altérations de tout
ordre subies par les divers éléments de la glande pulmonaire, dès que la diathèse tuberculeuse y fait invasion ?

(1) *Pathologie cellulaire*, traduction P. Picard, p. 402. Paris, 1861.
(2) *Id.*, *ib.*, p. 398.

Quand on voit les séreuses elles-mêmes, dont la tuberculisation est la plus légitime d'après les micrographes, présenter non-seulement des granulations, telles que l'exige l'école de Berlin, mais des exsudations séro-fibrineuses, et même hémorrhagiques, ne doit-on pas admettre que le processus morbide sera également complexe dans le poumon, qu'il s'y manifestera nécessairement par des lésions multiples ? Si le tissu conjonctif interlobulaire (identique à celui des séreuses) est envahi, les tissus qui l'avoisinent d'une manière si immédiate, fibres élastiques, revêtement épithélial des cellules pulmonaires, le seront nécessairement aussi (1). N'en résultera-t-il pas également, inévitablement, des troubles de sécrétion à la surface de la muqueuse bronchique, troubles de sécrétion analogues à ceux que nous avons mentionnés dans les séreuses, et qui feront concourir de nouveaux éléments (mucus, pus, pigment) à la constitution de la masse tuberculeuse (2) ?

(1) L'opinion de M. Küss, professeur à la Faculté de médecine de Strasbourg, relative à l'élimination, par altération graisseuse, des cellules épithéliales dans la phthisie pulmonaire, doit être maintenue avec la plus grande considération; si ce n'est pas là le fait anatomique fondamental de cette affection, ce n'en est pas moins une des plus constantes lésions.

(2) M. Virchow dit (Pathologie cellulaire, p. 149 et 150. Paris, 1861) : « Les cellules de pus contiennent beaucoup d'eau; quand la résorption a lieu, le liquide intercellulaire disparaît d'abord ; les cellules se rapprochent les unes des autres ; bientôt une partie du liquide contenu dans les cellules disparaît; elles deviennent plus petites, plus anguleuses, plus rugueuses; serrées les unes contre les autres, elles prennent les formes les plus étranges et réfléchissent mieux la lumière parce qu'elles contiennent une plus grande partie de substances solides. C'est ce processus qui forme ces productions caséeuses résumées dans ces derniers temps sous le nom de Tubercules... ; cet acte morbide joue un grand rôle dans l'histoire de la phthisie pulmonaire. » L'illustre professeur de Berlin conclut naturellement que ce sont là de faux tubercules, puisqu'il ne veut que de la granulation grise ou de sa métamorphose régressive comme lésions proprement dites tuberculeuses. Une semblable opinion n'est pas en rapport avec les lois de physiologie et d'anatomie pathologique propres à la tuberculisation, dont les manifestations pulmonaires

Ce sont ces lésions multiples qui constituent le tubercule cru de Laënnec ; au milieu d'elles vient se perdre la granulation interlobulaire vouée du reste, elle aussi, à une métamorphose régressive qui lui enlève tout caractère particulier de structure, et la confond avec les altérations morbides des tissus qui l'englobent.

La meilleure preuve que la phthisie pulmonaire, prise dans la large acception que lui a donnée Laënnec, déterminée d'après ses caractères anatomiques grossiers, comme disent les partisans de Virchow, est bien de la même famille morbide que le nodule tuberculeux de l'école de Berlin, c'est que cette phthisie, à l'exclusion de toute autre affection chronique, est le point de départ le plus habituel de la tuberculisation aiguë, par conséquent du nodule de cellules plasmatiques qui constitue la principale lésion de cette dernière maladie (1) ; c'est que dans les cas où la

doivent nécessairement être toujours complexes, et comprendre, comme dans les séreuses, des altérations non-seulement d'organes, mais de sécrétions.

(1) Dans un travail remarquable sur l'identité des granulations grises et du tubercule cru, M. Vulpian dit en note : « Je n'ai pas employé, à l'appui de l'opinion exposée dans ce travail, un argument mis en avant par les auteurs qui ont soutenu l'identité de nature des granulations grises et du tubercule ; je veux parler de l'existence presque constante des lésions tuberculeuses les plus manifestes, telles que les tubercules crus, tubercules ramollis ou même cavernes tuberculeuses, chez les individus qui meurent de tuberculisation générale aiguë. C'est que cet argument, qui est loin d'être dénué de valeur, n'est pas cependant irréfutable. Il suffit qu'on ait observé, ainsi que cela a été fait, des cas de tuberculisation générale aiguë, dans lesquels on n'a pas trouvé un seul tubercule cru, pour que l'on soit en droit de nier qu'il y ait dans les autres cas, quelque nombreux qu'ils soient, autre chose qu'une simple coïncidence. »

Cette conclusion de M. Vulpian contre sa propre thèse me paraît trop rigoureuse, et je crois que les cas de tuberculisation aiguë secondaire sont bien faits, vu leur identité d'évolution anatomique et clinique avec ceux de tuberculisation aiguë primitive, pour ramener ceux-ci dans la catégorie des affections tuberculeuses telles que les entend l'école de Paris.

COLIN.   6

phthisie pulmonaire devient aiguë sans se généraliser
(phthisie galopante), on trouve toujours autour des cavernes et des masses tuberculeuses, un semis de granulations
grises identiques à celles de la tuberculisation générale
aiguë ; c'est que, dans cette dernière affection, on voit certains organes, comme les ganglions lymphatiques, la rate,
devenir en quelques jours le siége de masses tuberculeuses
crues aussi grosses que les tubercules chroniques les plus
volumineux (1).

Il est évident que l'école allemande cherche trop à
déprécier la valeur de l'état caséeux comme indice de tuberculisation; nous-même, qui, dans ce travail cependant,
venons d'étudier une maladie où la granulation grise joue
son rôle le plus considérable, nous nous laisserions plutôt
aller, relativement à sa valeur, à un excès opposé à celui
de l'école de Berlin ; constitue-t-elle en effet, même dans
les séreuses, là où l'on prétend que la tuberculisation se
développe suivant son mode le plus normal, constitue-

(1) Et notons bien ici que cette transformation caséeuse des ganglions
ne résulte en rien d'une irritation consécutive à une altération périphérique, soit muqueuse, soit cutanée ; toutes nos observations en font foi ;
l'ulcération intestinale est extrêmement rare dans la tuberculisation aiguë
et, d'après notre observation n° 1, est plutôt secondaire à l'affection ganglionnaire que primitive. Du reste, en parlant de l'analogie de forme entre
les tissus normaux et les néoplasies pathologiques, Virchow nous dit lui-
même : « Comparez les cellules que je considère comme constituant le
grain tuberculeux avec un tissu normal du corps humain, vous verrez
que ces cellules ont la plus grande analogie avec les éléments des ganglions lymphatiques, analogie qui n'est pas accidentelle ou indifférente,
car depuis longtemps la disposition du ganglion lymphatique à la transformation caséeuse est connue (*). » Pourquoi dès lors tant hésiter à
voir dans les masses caséeuses des ganglions lymphatiques un stade, ré-
gressif, si l'on veut, de la tuberculisation la plus légitime, puisqu'elle a
ici le point de départ anatomique fondamental d'après la pathologie
cellulaire ?

(*) Pathologie cellulaire basée sur l'étude physiologique et pathologique des tissus, p. 403, Paris, 1861.

t-elle la manifestation nécessaire, univoque de cette diathèse? Quelquefois il n'y a pas autre chose que des exsudations soit séreuses, soit fibrineuses, soit hémorrhagiques,
dans les cas même où le diagnostic, contrôlé par l'autopsie,
a été incontestablement : tuberculisation généralisée (*voir
plus haut anatomie pathologique*) (1).

Somme toute, que le mot tubercule soit vicieux, c'est possible; la critique de Virchow (2) est assez juste à cet égard;
mais ce que nous contestons à son école, c'est le droit de
rayer ainsi d'emblée, d'après une investigation purement
micrographique, limitée à un point restreint de la tuberculisation, le nom d'une maladie, la phthisie pulmonaire,
si nettement établie par la clinique, éclairée par l'auscultation d'une lumière telle, que d'après les signes physiques
on peut en prédire presque anatomiquement les lésions.

Que les micrographes nous disent : nous avons trouvé
la composition initiale de la granulation grise; mais qu'ils
n'aillent pas de suite, dans un véritable délire de progrès,
inventer des noms nouveaux pour toutes les lésions qui sont
incontestablement de la phthisie, et dans lesquelles cette
granulation a cessé d'exister, ou n'a peut-être pas apparu;
ils arriveraient à construire ainsi une nomenclature hypo-

---

(1) L'engouement pour la nécessité de la multiplication des cellules de
tissu conjonctif, comme criterium de la tuberculisation des séreuses, est
tel, qu'à la suite d'autopsies de sujets morts de prétendues méningites
tuberculeuses, et dont les méninges semblaient normales à l'œil nu, des
cliniciens allemands ont trouvé commode de dire que la lésion était
microscopique, qu'il existait une hypertrophie, avec multiplication de
noyaux, des cellules plasmatiques dans certains points de la pie-mère ou
de l'arachnoïde, altération encore trop récente pour constituer un nodule
visible à l'œil nu.

Voilà donc une lésion microscopique qui peut constituer une méningite mortelle; qu'en pensent ceux qui refusent aux granulations grises,
confluentes, visibles et palpables, la puissance de tuer par asphyxie quand
elles criblent le parenchyme pulmonaire ?

(2) *Loc. cit.*, p. 307.

thétique que le clinicien chercherait, probablement en vain, à appliquer dans ses salles.

Le célèbre réformateur de Berlin est peut-être, et c'est l'origine de sa gloire si méritée, trop exclusivement anatomiste; par lui l'anatomie sera arrivée à éclairer mieux que jamais, en les décomposant peut-être, les lésions qui constituent la phthisie pulmonaire et la tuberculisation en général; mais elle ne doit pas nous faire oublier que chaque jour la clinique n'en vient pas moins confirmer la doctrine de Laënnec, et la confirmer sur un immense terrain; la plupart des affections jadis appelées pneumonie chronique, catarrhes, bronchites chroniques, ne viennent-elles pas, grâce au perfectionnement des investigations physiques, grossir le contingent de la phthisie pulmonaire, formant avec elle un faisceau que resserre encore l'anatomie pathologique, et que chercheraient en vain à disjoindre ceux pour qui, en dehors du nodule tuberculeux interlobulaire, il n'y a pas de phthisie.

La marche suivie dans cette question par l'école de Paris a été complétement opposée à celle de l'école de Berlin; pour nous le tubercule était avant tout la masse jaune, caséeuse, non celluleuse (période de métamorphose régressive de Virchow); aussi les premières applications du microscope en France firent-elles revenir aux idées de Bayle relativement à la granulation grise, et séparer celle-ci du vrai tubercule parce qu'elle renferme des cellules; on s'appuyait donc précisément sur ce qui est le caractère même du tubercule pour l'école de Berlin, à savoir la multiplication cellulaire, pour refuser à cette granulation le nom de tubercule, ce que Virchow reproche un peu ironiquement à nos micrographes (1).

Ce n'est que lorsque, à Paris aussi, on eut constaté bien nettement la transition de la granulation grise à la granulation

---

(1) *Loc. cit.*, p. 398.

jaune (1), qu'on revint à l'opinion de Laënnec sur l'identité
de nature des deux formes, mais sans se laisser aller à donner à la première l'importance exagérée et presque exclusive que de prime abord lui ont attribuée les Allemands.
Faire reposer toute la tuberculisation sur l'évolution de la
cellule, c'est donner à cette nouvelle théorie un caractère
absolu qui la conduira vers une chute, moins méritée
il est vrai, mais aussi inévitable que celle des corpuscules
tuberculeux de Lebert. Tant il est vrai que ce n'est pas à
l'àmphithéâtre, pas au laboratoire, pas en isolant une
molécule ou un liquide de l'organisme, que l'on peut
édifier l'histoire des maladies ; il faut avant tout l'observation clinique, l'appréciation non-seulement du détail que
la physique ou la chimie analysera, mais du consensus
symptomatique que l'on ne supprimera jamais, sans erreur
ni péril, du tableau de l'organisme souffrant; celui qui
voudra pénétrer dans la science de l'homme par une autre
porte que celle de la maladie, peut d'avance être sûr de se
tromper.

(1) Voir en particulier : Luys, *Thèse inaugurale*, et Vulpian, *Bulletin
de la Société médicale des hôpitaux* (8 mai 1861).

CHAPITRE II

ARTICLE Ier.

Bronchite.

De toutes les maladies aiguës, la bronchite a de beaucoup été la plus commune; j'en ai reçu près de cinq cents cas. Les moments de sa plus grande fréquence ont exactement correspondu aux époques des abaissements de température les plus considérables; il en résulte que ce sont les mois de janvier qui en ont fourni le plus grand nombre; la moyenne, pour ces mois, durant les quatre années, a été de 27.

Dans tous ces cas, la maladie s'est manifestée aux degrés les plus divers : depuis le rhume le plus léger, inappréciable à l'auscultation, sans retentissement sur l'économie, jusqu'à la bronchite la plus profonde dont l'ensemble symptomatique se traduisait par une réaction générale assez vive, fièvre, céphalalgie, sueurs abondantes, et par des signes physiques analogues à ceux de l'accès d'asthme (orthopnée, râles sibilants, ronflants, et bulleux, de volume variable). Et cependant, dans cette nombreuse catégorie de malades, si intimement liée, au point de vue étiologique, à l'action du froid, je n'ai pas eu un seul décès. Cela tient à ce que, chez un adulte qui n'est atteint ni de tubercules, ni d'affection du cœur, ni de cachexie d'au-

cune sorte, la bronchite ne présente de gravité qu'autant
que son développement se rattache à des conditions épidémiques, c'est-à-dire à des conditions exceptionnelles.

En un mot, on peut regarder comme une loi de pathologie générale que la bronchite, lorsqu'elle devient grave
chez l'adulte, lorsqu'en un temps donné elle occasionne
un certain nombre de décès, se rattache toujours, au point
de vue pathogénique, à une étiologie toute spéciale.

C'est dans des conditions épidémiques particulières que
se développe la bronchite pseudo-membraneuse si fréquemment mortelle.

C'est dans des conditions complexes, mais toujours les
mêmes, que M. Périer a vu se développer chez les soldats
le catarrhe suffocant épidémique, dont le pronostic est plus
grave que celui du choléra épidémique ! Dans son intéressant mémoire sur cette question (1), l'auteur résume ainsi
l'étiologie : « Exposition au froid humide ou excessif, appli-
« cation non interrompue des mêmes vêtements à la sur-
« face du corps, manque d'espace dans les habitations,
« insuffisance de l'alimentation, préoccupations morales,
« chagrins, fatigues du corps ; l'état militaire y prédis-
« pose singulièrement ; le catarrhe frappe de préférence les
« jeunes soldats ; les sous-officiers, les officiers surtout qui,
« par leur hygiène, se rapprochent le plus des habitudes
« de la vie civile, jouissent, par rapport à lui, d'une im-
« munité, partage de ceux qui vivent en dehors des habi-
« tudes militaires. »

Les premières de ces considérations indiquent déjà qu'il
y a autre chose que le froid comme cause de cette épidémie ;
les dernières, l'immunité relative des officiers et des sous-
officiers, établissent, aussi nettement que possible, la spé-

(1) Voir *Recueil de mémoires de médecine militaire*, t. XVIII, 2e série,
et *Observations sur les maladies des armées*, par Pringle, précédées d'une
étude complémentaire et critique, par Jules Périer, médecin principal de
1re classe.

cificité de l'étiologie. Devant la bronchite simple, en effet, remarque-t-on, dans les prédispositions des diverses classes de la société qu'elle atteint généralement toutes, d'autre différence que celle qui résulte de la protection plus ou moins grande, inhérente à chacune de ces classes, suivant sa fortune ou ses occupations, contre l'action des agents météorologiques ?

De ces variétés épidémiques, et dès lors si spéciales, de bronchite, je rapprocherai ici une catégorie de malades, dont j'ai eu grand soin de faire le relevé à part de celui des bronchites simples; ce sont les sujets convalescents de la rougeole qui régnait pendant le premier semestre 1860, et sur lesquels la bronchite a eu une bien plus pernicieuse influence; j'en ai perdu deux, et je ne puis mieux faire que de renvoyer le lecteur à l'histoire tracée de cette épidémie par M. le professeur Laveran (1).

Quant à la bronchite chronique, je n'en dirai que quelques mots; l'âge des sujets admis dans les hôpitaux militaires implique la rareté de cette affection sur le terrain où j'ai surtout observé, et où la maladie chronique habituelle du système respiratoire est la phthisie pulmonaire.

Je me bornerai donc à appuyer par une considération pratique la réalité d'une idée que j'émettais plus haut déjà (2), à savoir que chez les adultes, quand il n'y a ni emphysème, ni affection du cœur, ni tuberculisation soit actuelle, soit imminente, la bronchite chronique est presque un être de raison, destiné à disparaître par les progrès de l'observation, et surtout de la séméiologie de plus en plus précise des affections thoraciques.

Cette considération pratique est la suivante : dans les divers cas où j'ai appliqué la formule *bronchite chronique* à des malades chez lesquels l'auscultation ne me fournis-

_____

(1) *Gazette hebdomadaire*, 1861, p. 20 et 51.
(2) Voir le chapitre des tubercules, p. 84.

sait que des signes obscurs d'une des trois affections précédentes, j'ai pu, au bout d'un certain temps, soit que ces
individus restassent dans mes salles, soit qu'ils y revins-
sent, voir se manifester chez eux des symptômes physiques ou rationnels beaucoup plus nets de phthisie pulmonaire. Jamais, en un mot, je n'ai vu se prolonger, sous
forme chronique, chez nos soldats, l'existence du râle sous-
crépitant aux deux bases en arrière (signe de ce qu'on appelle bronchite chronique), à moins que ce ne fût, soit dans
des maladies du cœur, soit chez des emphysémateux, soit
enfin chez des phthisiques dont les poumons offraient alors
au sommet d'autres signes d'une valeur diagnostique et
d'une gravité bien différentes.

ARTICLE II.

Pleurésie simple.

La pleurésie est, dans nos climats, une affection très-
commune; il me suffit, comme preuve, d'indiquer le
nombre des entrées motivées par cette maladie, dans mon
seul service, durant une période de moins de quatre ans;
ce nombre s'est élevé à 229 dont 81 pleurésies gauches et
148 droites; il est bien entendu que, parmi ces malades, ne
comptent pas ceux chez lesquels soit une affection du cœur
ou du péricarde, soit un état général (scorbut, albuminurie)
avait entraîné un hydrothorax; de même sont éliminés tous
ceux qui présentaient des signes certains de phthisie pulmonaire, et que, dans mes relevés, malgré la présence de
pleurésies secondaires, j'ai réunis à l'ensemble des autres
tuberculeux.

Ces chiffres, s'appliquant ainsi uniquement à la pleurésie
survenue soit au milieu d'une santé parfaite, soit à la suite
d'une autre affection aiguë (rhumatisme, pneumonie), sont

donc assez homogènes et assez nombreux pour avoir une certaine valeur statistique que nous invoquerons à l'article du traitement ; nous nous bornerons à faire remarquer ici que : 1° contrairement aux relevés de la plupart des auteurs, le nombre des pleurésies droites a été notablement plus élevé que celui des pleurésies gauches, la proportion des premières aux secondes étant presque, dans notre série de malades, :: 2 : 1 ; 2° qu'en général, au lieu d'occuper dans notre service le cinquième rang pour la fréquence parmi les maladies aiguës, la pleurésie vient pour nous au troisième, après la bronchite et la fièvre typhoïde, par conséquent avant les angines (1) et la pneumonie (2).

Étiologie. On sait que la pleurésie est une maladie rare dans les pays chauds ; pendant plus de deux ans de séjour en Algérie, je n'en ai rencontré que quelques cas. Il ne semble pas cependant que, dans nos climats, elle soit en rapport bien exact de fréquence avec les abaissements les plus marqués de température ; ainsi les époques où j'en ai observé le plus grand nombre sont les mois d'avril et de septembre 1862 (18 cas dans chacun de ces mois), ceux de septembre 1861, d'octobre et juin 1860 (10 cas dans chacun) ; le développement de la maladie semble ainsi tenir plus aux variations brusques de température, comme celles des équinoxes, qu'au refroidissement progressif de l'atmosphère dans la marche des saisons, refroidissement dont l'influence est pourtant notable, la moyenne des entrées en

_____

(1) Il est vrai que la plupart des angines, vu leur peu de gravité, sont traitées dans les infirmeries régimentaires, ce qui diminue de beaucoup les éléments qu'elles fourniraient, comme nombre, à la statistique nosocomiale.

(2) Il est également facile de donner les raisons de cette rareté relative de la pneumonie. On sait, en effet, que la pleurésie, commune dans l'âge adulte, se manifeste bien moins souvent aux périodes extrêmes de l'existence pendant lesquelles, au contraire, la pneumonie est infiniment plus fréquente. Notre relevé, portant sur des hommes de dix-huit à quarante-cinq ans, n'est que la confirmation de cette loi générale.

janvier pendant trois ans étant de six, celle des mois de juillet n'étant que de deux.

Les fonctions spéciales aux soldats, gardes nocturnes, manœuvres, en sont les causes occasionnelles les plus fréquentes dans nos grandes villes militaires; le service particulier à la garde de Paris et aux sapeurs-pompiers vient en augmenter les chances pour la garnison de la capitale.

Cette prédominance de la pleurésie dans nos stations du nord, aux époques de variations et d'abaissement de température, semble bien établir son affinité avec les manifestations de la diathèse tuberculeuse. Mais le nombre des hommes à constitution forte a été si considérable parmi mes malades atteints de pleurésie, que cette affinité, certaine au point de vue de causes extérieures, me semble presque nulle au point de vue des prédispositions individuelles. Et chez moi, cette opinion n'est pas exprimée de parti pris, car dans mon premier chapitre (tuberculisation aiguë), j'indique, au contraire, les phlegmasies des séreuses comme une des formes les plus habituelles du processus tuberculeux.

Toutes les autres influences sont tellement secondaires relativement à celle de la température, que je ne crois pas devoir même les énumérer; on en trouvera la description dans chacun de nos livres classiques.

Symptômes. — Il en est de même des symptômes si bien décrits partout, et à propos desquels je me bornerai à quelques considérations cliniques.

Disons de suite que, chaque jour et dans la plupart des cas, la pratique repousse la réalité de l'appareil fébrile imposé par les auteurs à la pleurésie, imposé en raison de deux points de doctrine, hypothétiques l'un et l'autre, bien qu'enseignés par les écoles, et que voici : 1° La plèvre, en tant que membrane séreuse étendue, ne doit s'enflammer qu'à condition d'une vive réaction générale; 2° il y a une pleurésie aiguë et une pleurésie chronique; donc la pre-

mière de ces formes se présentera sous les attributs des
maladies aiguës ou fébriles.

Voici ce que répond la clinique : dans les cas appelés
par Laënnec pleurésies latentes, par quelques-uns de ses
successeurs hydrothorax (parce que, l'appareil fébrile
ayant manqué, ceux-ci n'admettent dans la plèvre que sérosité sans fibrine ni autre produit d'inflammation), les
bruits de frottement de retour sont aussi communs et aussi
rudes que dans les cas où il y a eu explosion fébrile au
début; et, si ces cas sont par hasard malheureux, on
trouve à l'amphithéâtre les pseudo-membranes caractéristiques de l'inflammation; dans les uns comme dans les autres, il y a eu anatomiquement pleurésie, et pourtant la
fièvre a manqué; 2° la distinction entre la pleurésie aiguë
et la pleurésie chronique est tout à fait arbitraire, inappli-
cable chez la majorité des malades, ne pouvant se résou-
dre que par une simple question de temps, par l'établissement d'une limite factice, un mois, six semaines, par
exemple, au delà de laquelle la maladie, d'aiguë deviendrait
chronique.

Ne nous laissons donc pas induire en erreur par l'épithète aiguë accolée au terme pleurésie; sachons au contraire que, le plus souvent, le calme général qui accompagne et l'apparition et l'évolution de cette maladie, est le
meilleur signe diagnostique rationnel qui la distingue de la
pneumonie; celle-ci, au moins chez nos adultes, manque
bien rarement d'un appareil intense de réaction dont le
début est un frisson initial constant, sur lequel j'insiste
toujours au lit du malade, car je le considère comme le
plus important des signes anamnestiques qu'on puisse faire
concourir au diagnostic entre ces deux affections.

Ce que je viens de dire de la fièvre, je le répéterai presque de la douleur; il y en a certainement, mais moins
souvent, et moins longtemps qu'on ne l'écrit; le point pleurétique n'offre le degré de violence de la névralgie inter-

costale, et même de la pleurodynie seulement, qu'à une
époque très-limitée de la maladie, à la période qui précède l'épanchement; d'où ces deux conséquences :
1° quand le malade entre à l'hôpital, sa douleur a d'habitude beaucoup diminué, ce qui pourrait un instant faire
hésiter dans l'investigation physique; 2° quand la douleur
est violente au moment de l'examen, la percussion et l'auscultation ne donnent souvent que des signes négatifs; le
lendemain le malade se dira mieux, et si l'on néglige un
nouvel examen, on ignore l'épanchement qui s'est produit, et qui, bornant mécaniquement les mouvements
d'expansion pulmonaire, a procuré le soulagement dont
malade et parfois médecin se félicitent.

De tous les signes rationnels, le plus constant est la
dyspnée dont les réponses saccadées du malade établissent
souvent l'existence, alors qu'il affirme avoir la respiration
libre même dans les plus violents exercices; la pression
des hypochondres produit une sensation d'étouffement sur
laquelle avait insisté Bichat; je ne comprends pas que
certains observateurs aient révoqué en doute ce fait qui
peut-être n'existe pas toujours, mais qui m'a semblé constant dans les épanchements considérables.

Les symptômes physiques de la pleurésie ont été surtout
étudiés avec grand soin, et les efforts des successeurs de
Laënnec ont été récompensés par les additions ou modifications notables qu'ils ont pu apporter à cette partie de
son œuvre.

Au point de vue de la percussion, je tiens à bien établir
que les lignes obliques (de haut en bas et de dehors en
dedans) indiquées par M. Damoiseau comme la limite supérieure des épanchements peu considérables, me semblent
d'une exactitude inattaquable quand on percute en arrière; ainsi j'ai toujours constaté, et fait constater (et ces
expériences ont peut-être eu lieu plus de deux cents fois
dans mes conférences), que la sonorité existait presque

jusqu'en bas le long de la gouttière vertébrale, alors que plus latéralement la matité remontait à l'angle de l'omoplate et même au-dessus; il est évident que les épanchements thoraciques sont soumis, au point de vue de la répartition du liquide, à des lois qui ne sont pas uniquement celles de la pesanteur, et qui ont été très-bien étudiées par MM. Damoiseau (1), Valleix et Gallard (2).

Quant aux autres signes, je reproduis une note que j'ai publiée, il y a deux ans (3), et dans laquelle, à propos du frottement pleurétique, j'exprime mon opinion sur la plupart d'entre eux.

« J'ai eu si souvent occasion, depuis deux ans, d'observer le bruit de frottement pleurétique, qu'il m'a semblé intéressant d'établir par des chiffres, sur une série quelconque de malades, son degré de fréquence relativement aux autres signes physiques des épanchements de la plèvre.

On sait que la séméiologie de ces affections, généralement si faciles à reconnaître, ne repose cependant sur aucun caractère univoque, pathognomonique, tel que le râle crépitant pour la pneumonie, le bruit de flot pour l'hydropneumo-thorax. Les deux signes les plus réels, les plus constants, les plus anciennement reconnus de ces épanchements, sont encore aujourd'hui la matité et en même temps la diminution du bruit respiratoire, signes négatifs pour ainsi dire, l'un du son pulmonal, l'autre du murmure vésiculaire, et dont la coïncidence à partir d'une des bases suffit, presque sans restriction, pour formuler le diagnostic. En vain a-t-on voulu élever à la hauteur de ces deux phénomènes :

1° Le bruit de souffle pleurétique, qui manque si fréquemment ;

2° L'égophonie qui n'appartient qu'à certains épanche-

---

(1) *Archives de médecine*. 1843, 4e sér., t. III, p. 129.
(2) *Recueil des travaux de la Société médicale d'observation*, t. I, p. 90.
(3) *Gazette des hôpitaux*. (27 février 1862.)

ments, et dont la condition de production semble même ne pas résider dans le fait du liquide intra-pleural (1);

3° L'absence de vibrations thoraciques, difficiles à constater dans les épanchements légers, sans valeur chez les individus aphones.

Je ne prétends pas vouloir faire du bruit de frottement un signe beaucoup plus important, et j'avoue même de suite son infériorité à ce point de vue, qu'il n'est pas, sauf de bien rares exceptions, un signe de début; ce que je tiens à établir, c'est sa fréquence, beaucoup plus grande qu'on ne l'admet généralement, beaucoup plus grande surtout qu'on ne pourrait le supposer d'après l'opinion si autorisée de M. Trousseau, qui, en quatre ans, ne l'aurait observé qu'une seule fois; c'est sa valeur sinon comme signe initial, du moins comme signe d'évolution et d'heureux pronostic de la pleurésie; aucun autre signe du déclin de l'affection n'a certainement une plus grande importance; et, en dernier lieu, s'il n'est pas signe pathognomonique, puisqu'il manque souvent, il l'est en ce sens restreint que lorsqu'il existe, il signifie toujours et exclusivement pleurésie.

Du 1er octobre 1861 au 1er février 1862, j'ai reçu dans mon service 23 sujets atteints de pleurésie aiguë ou subaiguë; chez aucun l'affection n'avait plus de cinq semaines de date.

De ce cadre sont exclues toutes les pleurésies tuberculeuses ou présumées telles (2) qui se sont offertes dans mes

(1) Voir le mémoire de M. Landouzy sur *la valeur de l'égophonie dans la pleurésie* (Arch. gén. de méd. Déc. 1861.)

(2) « Il existe entre la tuberculisation et la maladie qui nous occupe une telle connexité, que ce chiffre de 23 pleurésies simples en aussi peu de temps pourrait sembler étrange; je tiens à établir que je ne nie en rien l'imminence de la tuberculisation, que j'admets même par induction l'existence de granulations chez la grande majorité de ces 23 malades. Mais jusqu'à l'explosion de la pleurésie, aucun d'eux n'avait présenté ni toux particulière, ni hémoptysie, ni amaigrissement, ni aucun autre signe de phthisie commençante. Chez la plupart, cette pleu-

salles durant la même période, en sorte que l'observation quotidienne de ces 23 malades se trouvait autant que possible dégagée de tout appareil symptomatique étranger à l'affection de la plèvre.

Or 13 d'entre eux m'ont offert d'une manière bien nette, à ses divers degrés, le bruit de frottement pleural. Voici leur histoire aussi concise que possible :

OBSERVATION XIV. — T..., fusilier au 60e de ligne, âgé de 25 ans, entré le 9 octobre, salle 27, no 34 ; d'une constitution remarquablement forte, cet homme éprouve depuis quinze jours une douleur sourde du côté gauche ; dyspnée très-grande depuis l'avant-veille ; épanchement gauche complet, matité jusqu'à la clavicule ; ni souffle ni égophonie ; cœur à droite du sternum.

Traitement. — Deux applications de ventouses, et pendant cinq jours potions stibiées à 2 décigrammes ; le sixième jour (16 octobre), apparition d'un frottement doux sous la clavicule ; ce bruit devient de plus en plus rude, perceptible à la main, et est très-sensible au malade ; il diminua sous l'influence des vésicatoires.

Le 30, on entendait le murmure vésiculaire jusqu'à la base. Sortie de l'hôpital le 15 novembre.

OBSERVATION XV. — G..., caporal au 33e de ligne, âgé de 30 ans, d'une forte constitution, entré le 18 septembre, salle 27, n° 37. Depuis trois semaines, point de côté droit, avec dyspnée croissante ; matité complète en arrière, remontant en avant jusqu'à la deuxième côte ; au-dessus, son tympanique creux ; ni souffle ni égophonie. — Tartre stibié pendant huit jours.

Le 27, neuf jours après l'entrée, bruit de frottement sous-claviculaire, devenant un type de raclement et se généralisant à toute la partie latérale ; diminution par les vésicatoires. Sortie le 25 octobre.

résie tenait à un refroidissement, et l'évolution franche de la maladie achevait de nous enlever, au moins comme préoccupation immédiate dans notre thérapeutique, toute crainte de diathèse tuberculeuse actuellement en action. »

Observation XVI. — M..., fusilier au 78ᵉ de ligne, âgé de 25 ans, d'une constitution forte, entré le 20 septembre, salle 27, nº 47. Point de côté à gauche depuis huit jours; épanchement complet refoulant le cœur à droite; pouls dépressible, sans cyanose. — Une saignée; tartre stibié pendant cinq jours.

Le 1ᵉʳ octobre, frottement sous-claviculaire humide, pouvant faire croire à des craquements; ce bruit devient sec et rude en se généralisant; respiration jusqu'à la base le 15. Sortie le 19.

Observation XVIIᵉ. — P..., garde de Paris, âgé de 35 ans, est sorti il y a huit jours de l'hôpital du Val-de-Grâce, où il était entré pour une pleurésie gauche. Aujourd'hui, 25 octobre, il rentre, se plaignant de craquements qu'il éprouve dans tout le côté gauche et qui l'empêchent de dormir. La main appliquée en ce point y perçoit des saccades très-dures, qui à l'oreille sont presque insupportables par la sensation de raclement intense qu'elles produisent. — Des douches, quelques vésicatoires, n'amènent qu'une légère diminution de ce bruit, et le malade est envoyé en convalescence.

Observation XVIII. — B..., fusilier au 78ᵉ de ligne, âgé de 25 ans, entré le 18 octobre, salle 27, nº 11. Depuis quinze jours point de côté à droite, dyspnée; matité en arrière jusqu'à l'épine de l'omoplate; en avant, respiration et sonorité normales; égophonie, mais pas de souffle.

Dès le lendemain, frottement latéral qui persiste pendant un mois et devient très-intense; il diminue un peu par les vésicatoires, et le malade sort le 27 novembre.

Observation XIX. — G..., garde de Paris, âgé de 32 ans, entré le 9 octobre, salle 27, nº 22 : dyspnée depuis quelques jours, sans point de côté; à droite, épanchement moyen, remontant en avant jusqu'à la troisième côte; en arrière, souffle et égophonie. — Traitement par le tartre stibié.

Le 20 octobre, râle muqueux au sommet gauche, devenant sec et prenant les caractères de frôlement; disparition de ce frôlement le 1ᵉʳ novembre; sortie le 10.

Observation XX. — C..., fusilier au 78ᵉ de ligne, enrhumé depuis quinze jours, éprouve le 2 novembre un violent point de

côté à droite ; frisson initial ; réaction fébrile marquée ; entré à l'hôpital le 4 novembre, salle 27, n° 49 : épanchement moyen droit, avec égophonie sans souffle. Tartre stibié pendant huit jours.

Le 15, frottement à deux ou trois saccades très-nettes dans toute la partie antérieure.

Les jours suivants, ces saccades deviennent plus rudes, et le malade s'en inquiète beaucoup.

Le 20, la respiration est revenue jusqu'à la base.

Sortie le 9 décembre.

OBSERVATION XXI. — M..., fusilier au 78ᵉ de ligne, 27 ans, entré le 11 décembre, salle 27, n° 49. Épanchement droit moyen ; tartre stibié. Dès le second jour, frottement sous-claviculaire très-sensible au malade, et qui les jours suivants se généralise en devenant très-rude.

OBSERVATION XXII. — A..., fusilier au 39ᵉ de ligne, entré le 28 novembre, salle 27, n° 29. Depuis dix jours cet homme est convalescent d'une pleurésie droite, laissant comme traces un frôlement nettement saccadé dans toute la région antéro-latérale.

OBSERVATION XXIII. — B..., fusilier au 37ᵉ de ligne, entré le 25 décembre, salle 27, n° 29. Constitution faible, tempérament nerveux ; légère cyanose de la face ; il affirme n'être malade que depuis quinze jours, époque à laquelle il a ressenti un violent point de côté à droite et une grande dyspnée qui s'est encore augmentée chaque jour. L'examen physique donne des résultats remarquables : matité complète en arrière (côté droit), avec souffle et égophonie au niveau de l'épine de l'omoplate ; en avant, matité absolue jusque sous la clavicule, sauf dans le deuxième espace intercostal, où l'on obtient un son tympanique creux très-remarquable. A ce même niveau, respiration caverneuse entremêlée de véritables bulles de gargouillement.

Des symptômes aussi graves sur un sujet d'aussi chétive apparence, pouvaient facilement faire conclure à la présence d'une caverne ; et cependant il était bien établi que cet individu n'avait jamais eu d'hémoptysie, que son expectoration se bornait à quelques crachats muqueux ; enfin, malgré son air débile, qu'il n'était malade que depuis quinze jours. On inscrivit au diagnostic : *pleurésie aiguë*. Le tartre stibié fut administré.

Le 1er janvier, la respiration caverneuse était descendue au timbre de souffle doux, et le 7, apparaissait au sommet un bruit de frottement à saccades très-nettes, qui devint chaque jour plus intense et complétement dégagé de tout bruit anormal intrapulmonaire.

Le 24 janvier, respiration jusqu'à la base, très-pure aux deux sommets.

Sortie le 25.

OBSERVATION XXIV. — P..., fusilier au 89° de ligne, entré le 11 janvier, salle 27, n° 31 : épanchement pleurétique droit complet, datant de onze jours ; tartre stibié ; frottement doux le 14 janvier ; le 20, saccades rudes très-sensibles au malade et à la main. Le 25, respiration jusqu'à la base.

OBSERVATION XXV. — B..., garde de Paris, constitution athlétique, entré le 20 janvier, salle 27, n° 47 ; sorti depuis huit jours de mon service, où il avait été traité d'une pleurésie droite par le tartre stibié, il rentre cette fois incommodé par la sensation de craquements qu'il éprouve dans tout le côté droit ; frottement extrêmement rude dans toute la région postérieure de ce côté. Légère amélioration par les douches ; la respiration est très-nette jusqu'aux bases.

OBSERVATION XXVI. — S..., fusilier au 37° de ligne, entré le 12 janvier, salle 26, n° 38 : épanchement droit remontant en arrière à l'épine de l'omoplate, en avant à la quatrième côte ; souffle et égophonie ; tartre stibié ; abaissement notable de la ligne de matité ; mais le 20, réaction fébrile intense, dyspnée excessive ; la matité remonte jusqu'à la clavicule. — Deux saignées, puis tartre stibié.

Le 26, apparition du frottement de retour, d'abord doux et sous-claviculaire, aujourd'hui rude et généralisé à tout le côté droit.

Réflexions. — Sur ces 23 malades, dont 13 présentèrent ainsi les diverses formes de frottement, je n'observai que 8 fois l'égophonie (dont 4 fois chez les précédents) et cinq fois le souffle (trois fois chez ces derniers); il est vrai que les malades des observations XVII, XXII et XXV entraient à une époque trop avancée de leur affection pour qu'il y eût grande chance de rencontrer chez eux aucun de ces derniers bruits.

La fréquence de ce symptôme tient-elle à la grande activité de mon service durant ces quatre mois, au grand nombre de pleurésies qu'on observe dans l'armée? Ces deux raisons devraient également rendre plus commune l'apparition du souffle pleurétique et de l'égophonie. Mais j'admets de plein gré qu'en général ces deux derniers signes se manifestent plus souvent, beaucoup plus souvent que le frottement; que si celui-ci s'est montré coup sur coup chez tant de nos pleurétiques, c'est par une veine de singulière coïncidence en un si court espace de temps. Ce qui n'en reste pas moins, c'est, d'une part, la haute valeur d'heureux pronostic qu'il a eue chez tous ceux qui l'ont offert, et d'autre part, comme tous avaient été soumis à la médication stibiée, la conclusion bien légitime des avantages de ce traitement, avantages déjà signalés dans un autre travail (1), et surtout évidents dans nos cas d'épanchement complet, qui eussent pu soulever chez bien des praticiens la pensée d'une thoracentèse immédiate.

Comme autres conclusions ressortant des faits précédents, je noterai :

1° L'intensité à laquelle s'est manifesté ce bruit dans les observations XIV, XV, XVI, XVIII, XX, XXI, XXIII, XXV, et en particulier dans l'observation XVII; dans toutes, il est arrivé à sa limite presque maximum, prouvant qu'on a bien à tort prétendu que cette forme extrême du bruit de frottement était en rapport avec l'ancienneté de l'affection, et en particulier avec une inflammation aiguë entée sur une pleurésie chronique.

---

(1) *Mémoire sur la valeur de la respiration saccadée.* (Paris, 1861.)

2° Dans les épanchements abondants, il débute généralement par le sommet, ainsi qu'il ressort des observations XIV, XV, XVI, XIX, XX, XXI, XXVI; ce fait est d'autant plus nécessaire à connaître que, chez quelques-uns de ces malades, j'ai vu prendre le bruit de frottement pour des craquements secs, et diagnostiquer une phthisie confirmée chez des individus malades depuis quinze jours, sortant convalescents quinze jours plus tard, et qui du reste n'offraient aucun signe rationnel de diathèse tuberculeuse. Les observations XVI et XIX sont surtout remarquables sous ce rapport.

Dans l'observation XXIII, l'apparition du bruit de frottement a eu une importance diagnostique d'un autre genre; chez ce malade, qui a offert un de ces singuliers exemples de gargouillement avec respiration caverneuse dans une pleurésie aiguë, et dont l'apparence chétive pouvait seconder l'erreur produite par ces deux symptômes, le frottement de retour a été le premier signe physique contraire à l'hypothèse d'une tuberculisation avancée.

3° L'observation XXVI indique la supériorité du frottement sur les résultats de la percussion comme valeur pronostique; en effet, le niveau du liquide s'était notablement abaissé une première fois, lorsqu'en quelques heures l'épanchement redevint complet; mais peu de jours après, l'apparition du frottement sous-claviculaire signalait d'une manière certaine le déclin définitif de la pleurésie. »

Dans ces observations, on voit mentionnés ces phénomènes, connus depuis quelques années seulement, de son tympanique, de voix amphorique, de gargouillement même dans la pleurésie. Ce sont là des faits que l'on observe chaque jour de plus en plus, car, les connaissant, on n'en néglige pas la recherche; je ne veux pas m'étendre ici sur les théories qu'on a voulu établir pour expliquer ces modifications singulières de la résonnance vocale et respiratoire au sommet du thorax dans les épanchements considérables :

je tiens seulement à donner le résumé d'un fait qui prouve avec combien de raison les premiers observateurs de la respiration amphorique dans la pleurésie ont cherché à l'expliquer par une induration autour des bronches principales :

OBSERVATION XXVII. — X..., garde de Paris, d'une constitution assez forte, âgé de 35 ans, entré le 20 janvier 1862, salle 26, n° 31.

Ce malade éprouve depuis quinze jours du malaise, de l'agitation et des sueurs nocturnes ; mais doué d'une grande énergie, il a persisté aussi longtemps que possible à faire son service ; la veille, il a éprouvé une syncope étant au corps de garde, et a été de suite envoyé à l'hôpital.

Respiration puérile, et sonorité exagérée dans tout le côté droit. A gauche, matité en arrière dans les deux tiers inférieurs, avec résonnance tympanique sous la clavicule ; à l'auscultation, souffle et égophonie dans toute la hauteur des gouttières vertébrales.

Pas d'expectoration, pas d'hémoptysie antérieure ; la dyspnée est considérable, la température élevée, le pouls à 120°.

Malgré les moyens employés, tous ces symptômes s'accroissent les jours suivants ; et une respiration amphorique manifeste apparaît sous la clavicule gauche, avec persistance du son tympanique.

Le malade succombait douze jours après son entrée ; tous les signes locaux, y compris la respiration amphorique, nous semblaient tenir simplement à l'épanchement pleurétique ; mais l'intensité de la réaction fébrile, qui avait été croissant jusqu'à la mort, nous avait fait diagnostiquer un épanchement purulent ; il n'en était rien.

Le liquide intra pleural était limpide, présentant à peine quelques flocons fibrineux ; les poumons étaient sains, mais les ganglions bronchiques convertis en énormes masses tuberculeuses, jaunes, cassantes ; le pus volumineux siégeait au niveau de la bifurcation trachéale ; on eût dit, vu sa limpidité, que l'épanchement résultait simplement de la compression vasculaire entraînée par ces masses considérables si rapidement développées.

C'est là un fait de plus qu'on pourrait ajouter à ceux que nous avons rapportés déjà dans l'histoire de la phthisie aiguë ; nous ne parlerons ici que de la valeur qu'il pourrait avoir pour l'interprétation de la respiration amphorique dans la pleurésie simple ; n'y a-t-il pas dans celle-ci une condensation du poumon autour des bronches, condensation facile à expliquer par l'abondance de l'épanchement dans tous les cas où l'on perçoit ce symptôme ? Les masses tuberculeuses trouvées à l'autopsie de notre sujet auraient donné lieu à une modification du bruit respiratoire identique à celle qui résulte, dans la pleurésie simple à vaste épanchement, d'une autre induration péribronchique, la splénisation du tissu pulmonaire par refoulement.

A cette esquisse rapide des signes les plus importants de la pleurésie, il me reste à joindre ceux que l'on peut tirer de la mensuration, et sur lesquels nous devons à M. Woillez d'importants travaux (1) ; je commence par dire que, suivant moi, les études de ce clinicien si distingué ont eu comme principal résultat, et ce résultat est énorme, de détruire les erreurs où conduisait avant lui l'application des divers modes de mensuration ; dans ses expériences au moyen du cyrtomètre en particulier, il a su prouver d'une manière irréfutable qu'un épanchement pleurétique entraînait la dilatation, non-seulement du côté malade, mais aussi du côté sain, de façon que la mensuration relative des deux côtés du thorax doit être bannie de la pratique où elle a dû jusque-là donner à peu près autant d'erreurs que de faits ; il a indiqué d'une manière précise dans quelle direction avait surtout lieu l'agrandissement du thorax (lignes vertébro-sternale et vertébro-mammaires) dans la pleurésie ; il a fait ressortir cette tendance remarquable de la poitrine à prendre, dans sa section horizontale, une forme

---

(1) *Recherches cliniques sur l'emploi d'un nouveau procédé de mensuration dans la pleurésie* (Recueil de la Société médicale d'observation. Paris, 1857).

circulaire avec laquelle, tant d'après les observations de
cet auteur que d'après les plus simples lois de géométrie,
le thorax peut réellement s'élargir sans augmentation de
son périmètre, ce qui implique la supériorité de l'étude des
diamètres sur celle des circonférences.

C'est un très-grand mérite d'avoir ainsi fondé des lois de
physiologie pathologique, en détruisant des préjugés qui
reposaient sur leur ignorance.

Mais nous ne pensons pas pour cela que la mensuration
de la poitrine au moyen du cyrtomètre doive être appelée à
jouer un très-grand rôle dans la pratique de chaque jour ;
le malade entre habituellement avec son épanchement tout
formé, de façon que l'on ne peut établir tout d'abord le
rapport des dimensions pathologiques de son thorax, à ses
dimensions normales que l'on n'a pas préalablement constatées ; de plus, l'augmentation, comme le retrait de la capacité thoracique, s'accomplissent non-seulement suivant
la largeur de cette cavité, mais encore de haut en bas par
les changements de forme imprimés à la voûte diaphragmatique. Au reste, d'après son auteur même, le cyrtomètre
a plutôt l'avantage de permettre de suivre la maladie, les
progrès ou la diminution de l'épanchement, que de constituer un moyen de diagnostic proprement dit, comparable à ceux que fournissent la percussion, l'auscultation, etc.

Variétés. — Chez 5 de nos malades seulement, la pleurésie a été sèche, et ne s'est manifestée physiquement que
par un bruit de frottement, sans aucune modification du
son ni du murmure vésiculaire ; chez trois d'entre eux le
frottement était limité entre les cinquième et septième
côtes à leur tiers moyen, chez les deux autres il occupait la
plus grande partie de la région antéro-latérale. Chez ces
deux derniers par conséquent, comme dans les 224 autres
cas où il y a eu épanchement liquide, les signes physiques
de la phlegmasie pleurale ont occupé une partie plus ou

moins étendue du côté atteint ; j'indique ce fait qui me semble résulter de la tendance à la généralisation de la pleurésie inflammatoire, différente en cela de la pleurésie des tuberculeux.

Chez 33 malades l'épanchement a été complet, c'est-à-dire qu'il a remonté jusqu'au niveau de la clavicule ; et, chose remarquable, sur ces 33 cas, 20 étaient des pleurésies du côté gauche, ce qui semble indiquer la prédisposition de ce côté aux grands épanchements ; sur 148 pleurésies droites en effet, il n'en est que 13 (ou moins de 1 sur 11), dans lesquelles l'épanchement a été complet, tandis que sur 81 gauches, il y en a 20 ou 1 sur 4. Chez tous ces derniers malades, la pointe du cœur venait battre sous les cartilages costaux droits, chez quelques-uns près du mamelon de ce côté. Il est très-facile de se rendre compte du mode suivant lequel s'exécute le changement de position du cœur dans la pleurésie gauche ; il suffit d'examiner une série de maladie à épanchements de volumes différents, ou de noter exactement chez le même sujet, les points occupés par cet organe aux diverses périodes d'augment et de retrait de son épanchement. Il y a deux temps pour ainsi dire dans ce déplacement ; dans le premier, tout l'organe se porte sous le sternum, la pointe battant au-dessous de l'appendice xiphoïde ; dans le deuxième, la base restant sur la ligne médiane, la pointe seule se porte sous les cartilages costaux droits, ce n'est plus un déplacement total, c'est une torsion du cœur sur ses attaches aux gros vaisseaux. Jamais cependant, quel qu'ait été le degré de cette torsion chez mes malades, je n'ai constaté de souffle soit à la base, soit à la pointe du cœur, bien que la petitesse et parfois l'irrégularité du pouls aient accusé la gêne de la circulation à travers les orifices de cet organe.

Durée. — Nous avons contesté plus haut la possibilité d'une distinction bien précise entre la pleurésie aiguë et la pleurésie chronique ; c'était dire d'avance combien il est

difficile d'assigner une limite de temps à cette affection.
Ce n'est plus ici une évolution morbide composée de 3 stades bien nets d'augment, d'état, de déclin, comme telle ou
telle pyrexie, la fièvre typhoïde par exemple, comme telle
ou telle inflammation, le phlegmon, la pneumonie, etc. ;
c'est une affection essentiellement variable suivant l'é-
tendue de la phlegmasie, de l'épanchement, suivant les
susceptibilités individuelles, suivant les conditions hygiéniques ou thérapeutiques subies par le malade. Le début,
par son obscurité, est difficile, dans bien des cas, à déterminer ; l'autre terme de la maladie, la convalescence, l'est
souvent aussi en raison de la persistance de certains signes
physiques morbides, matité, éloignement du bruit respiratoire, lorsqu'après la résorption de la partie liquide de
l'exsudat, il reste encore d'épaisses pseudo-membranes aux
régions déclives du thorax.

Tout ce que je puis dire, c'est qu'en général, il y avait diminution marquée de l'épanchement chez tous les malades
dix ou quinze jours après leur entrée dans mes salles, que
chez quelques-uns le bruit de frottement apparaissait au
troisième ou quatrième jour : j'en ai envoyé un grand
nombre en convalescence qui présentaient encore de la
matité au tiers inférieur et postérieur du côté malade, mais
chez lesquels la diminution de la dyspnée, de la douleur, indiquait une guérison, soit actuelle, soit prochaine ; de tous
ceux qui m'ont offert un épanchement complet, il n'en est
pas un seul, à une exception près cependant, dont la lésion
n'ait été réduite d'une manière très-marquée ; en règle générale, ces grands épanchements me paraissent disparaître
avec une plus grande rapidité que les épanchements
moyens ; dans 5 cas où la matité remontait jusqu'à la clavicule, cette rétrocession a été si rapide qu'en moins d'une
semaine (une fois en 3 jours) la respiration avait reparu
jusqu'à la base.

Pronostic et complications. — Des considérations précédentes sur la durée de la maladie on peut déjà conclure, que pour nous le pronostic de la pleurésie est loin d'être grave, au moins d'une manière immédiate ; comme preuves nouvelles, j'en ajouterai deux qui, sans avoir rien d'absolu, ne manquent pas cependant de valeur : 1° il ne m'est arrivé que cinq fois de noter la rentrée dans mes salles de malades précédemment admis pour cette affection ; c'est là un fait qui ne manque pas d'importance, quand on le compare aux rentrées si fréquentes des individus atteints d'affections chroniques ; 2° il ne m'est pas arrivé une seule fois de proposer pour la réforme des malades atteints de pleurésie, soit aiguë, soit chronique, à moins que ces pleurésies ne fussent l'œuvre évidente d'une diathèse tuberculeuse se manifestant aussi en d'autres points de l'économie, ce qui constitue toute autre chose que l'affection qui nous occupe.

Il me semble donc que la guérison de la pleurésie primitive se maintient plus qu'on ne le croit habituellement, et qu'il y a trop de tendance aujourd'hui à se laisser aller à voir dans la phlegmasie de la plèvre une menace ou même un premier pas de la tuberculisation.

La bronchite n'a existé que passagèrement chez quelques-uns de mes malades ; chez un très-petit nombre il y a eu un peu de pneumonie au début ; mais jamais la maladie n'en fut ni plus grave, ni même plus inquiétante.

Je n'ai observé qu'un seul cas de complication de péricardite, et cette complication a été mortelle ; chose remarquable, sur un aussi grand nombre de malades atteints de pleurésies gauches, pas un seul ne nous a offert de signe appréciable d'inflammation du péricarde ; le cas malheureux dont je parle était une pleurésie droite, et il constitue tout le bilan de la mortalité de nos pleurétiques, 1 sur 229 ; le sujet de cette observation (n° 7, salle 26, janvier 1860), n'offrait qu'un épanchement moyen, sans réaction fébrile ; il fut enlevé au troisième jour de la péricardite.

Il me semble que les auteurs ont attribué trop facilement

à la pleurésie simple le point de départ de la péricardite : elle est bien autrement commune chez les tuberculeux, et dans la partie de ce travail consacrée à la tuberculisation aiguë, nos observations la montrent si fréquente qu'on pourrait presque en déduire une loi de coexistence.

Chez les cinq individus rentrés dans mes salles, l'épanchement persistait sans être très-considérable, ainsi que l'essoufflement ; tous sortirent après quelques semaines de traitement et purent reprendre leur service, bien que deux d'entre eux offrissent un rétrécissement notable du côté malade.

Somme toute, 1 mort par péricardite sur 229 malades atteints de pleurésie primitive ; chez tous les autres, sinon guérison rapide et évidente, au moins amendement de tous les symptômes et retour à la vie active.

Chez aucun, rien n'a indiqué la transformation purulente de l'épanchement ; ainsi que nous le dirons plus loin, le pyothorax est bien plus en rapport, comme condition de développement, avec la diathèse tuberculeuse, avec les traumatismes de la plèvre (pénétration d'air, de pus, etc., provenant des organes voisins) qu'avec la simple inflammation de cette membrane.

Chez deux malades, nous avons ouvert de volumineux abcès qui s'étaient formés, l'un au niveau du tiers antérieur des troisième et quatrième côtes, l'autre à la région lombaire, dans chaque cas du côté de l'épanchement, mais sans aucune communication avec celui-ci, comme le prouvaient, avant l'évacuation du pus, l'impossibilité de refouler la tumeur par la compression, d'y percevoir une tension plus marquée dans les secousses de toux, etc., etc.

Traitement. — Nous n'avons employé que des méthodes très-vulgaires de traitement, méthodes qui ont donné lieu, suivant les auteurs, aux appréciations les plus diverses : d'une part le tartre stibié à dose Rasorienne pendant cinq ou six jours chez chaque malade, quand l'affection était encore à son début, de l'autre les évacuations séreuses, provoquées par les drastiques, les diurétiques, les vésicatoires.

Malgré les doutes élevés par des praticiens d'une haute valeur, ces moyens ont, suivant nous, une puissance incontestable contre la pleurésie. Dans les observations que j'ai résumées plus haut, on peut voir en particulier combien efficace a été l'administration du tartre stibié; quant aux vésicatoires, que nous appliquons toujours successivement en assez grand nombre, il en résulte constamment diminution de la douleur, presque toujours retrait de l'épanchement, et résorption des exsudats pseudo-membraneux, dernier fait important et bien réel, car le frottement pleurétique se produit moins souvent, et disparaît beaucoup plus vite quand on a recours à cette médication.

Deux fois seulement, dans des cas d'épanchement gauche considérable, j'ai fait pratiquer une légère saignée (300 grammes) que me semblait indiquer l'urgence des symptômes, dyspnée, petitesse du pouls ; une grande amélioration en est résultée dans chaque cas; mais une seule émission sanguine m'a paru suffisante dans l'un et dans l'autre. M. Bouillaud dit pourtant : « Je puis affirmer qu'en appliquant convenablement la formule des saignées coup sur coup au traitement de la pleurésie grave, on ne perdra presque aucun des malades qui, avant d'en être atteints, jouissaient d'une bonne santé.. J'ose affirmer en même temps que, traitée par la méthode ordinaire des saignées, la pleurésie aiguë grave se terminera, dans un assez grand nombre de cas, par la mort, ou du moins passera à l'état chronique, ce qui souvent est à peu près la même chose que de se terminer par la mort (1). » M. Bouillaud a perdu un malade sur 21, ce qui est énorme pour la pleurésie; donc, si la méthode ordinaire des saignées n'est pas avantageuse, celle des saignées coup sur coup nous paraît aussi bien peu recommandable.

(1) *Clinique médicale,* p. 331, t. II. Paris, 1837.

Ainsi je n'ai pas une seule fois pratiqué la thoracentèse dans la pleurésie aiguë, abstinence qui, à l'époque actuelle, pourrait sembler se rattacher à un parti pris fort aveugle contre une opération incontestablement utile. Une seule fois j'ai failli la faire chez le sujet mentionné plus haut et dont l'épanchement gauche complet persistait malgré l'emploi de nos moyens habituels ; la dyspnée me parut moins forte au moment où j'allais agir ; j'attendis, et les jours suivants la résorption s'opérait spontanément avec une rapidité dont le résultat eût fait honneur à la plus heureuse opération de thoracentèse.

Ce que je tiens à constater, c'est que, dans aucun cas, même dans ceux où l'épanchement a été complet, et il y en a eu trente-trois, dans aucun je n'ai eu à me repentir de m'être abstenu d'un moyen chirurgical si prodigué aujourd'hui ; la seule terminaison funeste que j'aie enregistrée, est, comme je l'ai dit plus haut, celle d'un malade dont la pleurésie droite, à épanchement moyen, s'était compliquée d'une péricardite ; à aucune époque il n'y avait eu à penser chez lui à la thoracentèse ; quant aux deux cent vingt-huit autres, tous guéris ou notablement soulagés, les plus malades sortant de mon service au moins avec le degré d'amélioration où les eût placés l'opération *si elle avait réussi chez tous*, ne peuvent-ils me fournir un argument sérieux contre l'abus que l'on en fait aujourd'hui ? Que de cliniciens, partisans outrés de la thoracentèse, se feraient forts de résultats bien inférieurs à ceux que nous avons obtenus !

Pour qu'on ne se méprenne pas sur la portée de cette critique, je dirai que j'ai pratiqué la thoracentèse chez des individus évidemment phthisiques, dont l'affection pulmonaire était compliquée d'épanchements purulents de la plèvre, que je l'ai pratiquée chez des individus atteints de pneumo-thorax, double catégorie de malades dont cette opération, je le savais bien, ne devait prolonger la vie que durant quelques mois ou quelques semaines.

La conclusion évidente de ma pratique dans ces cas dés-
espérés n'est-elle pas que devant un épanchement séreux
considérable, asphyxiant un malade, résistant aux moyens
vulgaires, je m'empresserai d'agir, la thoracentèse devant
ici donner un résultat beaucoup plus durable et beaucoup
plus important que chez les sujets précédents; mais cette
imminence d'asphyxie, on la voit se prononcer par la
dyspnée, la faiblesse du pouls, la cyanose, l'œdème du
cou, etc.; si une saignée ne suffit pas, l'indication est formelle, il faut ponctionner la plèvre (1).

On me répondra par des exemples de mort subite, dans
lesquels aucun symptôme alarmant n'est venu faire redouter à temps la terminaison fatale; on me taxera d'im-
prudence de n'y avoir pas songé chez tous ces malades à
épanchements complets avec torsion du cœur, et l'on con-
clura peut-être que cette série de cas graves sans issue funeste constitue une veine exceptionnelle.

Ce raisonnement semble très-juste, mais il est contredit
par les faits, d'après lesquels la mort subite ne semble
nullement tenir au volume de l'épanchement; elle constitue, sous tous les rapports, une terminaison complétement
distincte de l'asphyxie progressive, mécanique pour ainsi
dire, qui résulte du volume même du liquide intrapleural.
Ce sont là deux accidents complétement différents que la
raison voudrait rapprocher, car il semble y avoir grande
affinité de l'un à l'autre, mais que les observations les
mieux faites défendent de confondre.

Dans un travail intéressant, lu par M. Blachez à la Société
médicale des hôpitaux sur la mort subite dans la pleurésie(2),
l'auteur résume en ces termes les accidents de ce genre :
« A part quelques détails accessoires, les faits présentent

(1) Voir les considérations consignées à cet égard dans le *Recueil
de médecine militaire*, t. II, 2ᵉ série, par M. le professeur Laveran.

(2) *Bulletin de la société médicale des hôpitaux*, t. V, p. 173.

tous une similitude frappante ; la mort arrive tout à coup,
à une époque où l'état du malade était loin de la faire prévoir, alors que les lésions pleurales semblaient être en
voie de résolution ;...... sauf dans un cas (M. Blachez en
cite cinq dont un lui est personnel), l'épanchement est médiocre, la pleurésie chronique ; l'état du malade n'inspire
aucune inquiétude ; la mort est foudroyante. »

Quelle est la conclusion à tirer de ces faits ? C'est que si
vous pratiquez la thoracentèse (opération encore une fois
très-rationnelle suivant moi, dès qu'il y a menace d'asphyxie)
vous ne mettez pas pour cela votre malade à l'abri de la
mort subite, par cela même que vous lui laissez toujours
une certaine quantité d'épanchement. Et cette conclusion
n'est pas une simple vue de l'esprit : M. Trousseau (1) raconte
l'histoire d'une syncope mortelle survenue chez un malade
auquel il avait pratiqué avec succès la thoracentèse, et
chez lequel *l'épanchement ne s'était pas reproduit.* Pas plus
que le savant professeur, je n'imputerai à l'opération ce
fatal accident : je ne cite ce fait que comme une preuve
de l'absence de tout rapport entre la mort subite et le
volume de l'épanchement.

Une fois bien établie cette distinction entre les deux genres
de mort qui peuvent survenir dans la pleurésie, d'une
part mort subite, imprévue, sans rapport avec la gravité
apparente de la maladie, et par conséquent impossible à
conjurer, d'autre part asphyxie plus ou moins rapide, facile
à prévoir par l'aggravation des symptômes soit locaux,
soit généraux, il est bien clair pour tous que c'est à cette
seconde chance seulement de terminaison fatale que la
thoracentèse pourra obvier. Opérez donc dès que des me-
naces de suffocation se manifestent chez un malade atteint
d'un épanchement considérable ; mais, là encore, ne préci-
pitez rien, et n'opérez que si, aux symptômes physiques de

_____

(1) *Clinique médicale de l'Hôtel-Dieu.* 1864, t. I, p. 684, 2ᵉ édit.

cet épanchement, viennent se joindre des signes généraux
qui vous fassent redouter l'imminence de l'asphyxie; de
toutes les indications qu'on a cherché à formuler de la thoracentèse, cette dernière est la seule qui me semble absolue; et en effet ce sont en général, suivant moi, les épanchements les plus abondants qui, sous l'influence d'un traitement ordinaire, rétrocèdent avec la plus grande rapidité,
sans offrir, après cette rétrocession, les recrudescences si
fréquentes à la suite des évacuations par la thoracentèse;
donc ce n'est pas d'après le volume seul de l'épanchement,
mais d'après l'exagération de la dyspnée, qu'il faut prendre
parti pour l'opération.

Ceux qui se déterminent à ponctionner la plèvre, uniquement d'après la quantité de liquide que leur révèlent
les signes physiques, me paraissent faire de la pleurésie
une question trop exclusivement mécanique; en effet,
après ces ponctions prématurées, l'épanchement reparaît
d'habitude aussi prononcé qu'auparavant, et cela parce que
le poumon comme la plèvre ne sont pas encore revenus
aux conditions vitales nécessaires à l'expansion de l'un, au
fonctionnement normal de sécrétion et d'absorption de
l'autre; ces conditions sont sans doute bien obscures à déterminer, aujourd'hui surtout qu'on veut expliquer physiquement et chimiquement tous les phénomènes vitaux,
mais elles n'en sont pas moins réelles; ce qui le prouve,
c'est que, dans les cas où la thoracentèse n'a pas été pratiquée, si la moindre diminution de l'épanchement se manifeste, elle est bientôt suivie de sa disparition presque
absolue, comme si la sécrétion morbide était chassée par
le retour spontané des organes à leur position et à leurs
fonctions normales, dont elle accusait symptomatique-
ment le désordre, sans constituer en rien le fond de la
maladie. C'est vrai surtout dans la forme de la maladie
qu'on appelle pleurésie aiguë.

On a été jusqu'à baser l'indication de la thoracentèse

sur la probabilité d'un rétrécissement du thorax après la disparition d'un épanchement, si l'on n'évacuait pas promptement celui-ci. Il suffit de se rappeler qu'en général ces rétrécissements sont peu redoutables, qu'ils sont suivis habituellement d'un mouvement de réexpansion du côté malade, que d'autre part il n'est pas prouvé que la thoracentèse en mette à l'abri, pour enlever toute valeur à une manière de voir si hypothétique.

On a prévu de même la prochaine tuberculisation des sujets qu'on n'opérerait pas ; puisse-t-on nous prouver un jour que la thoracentèse est la vaccine de la tuberculisation, et nous l'appliquerons à la masse de nos pleurétiques !

En dernier lieu, faisons entrer en ligne de compte les accidents, comme pénétration de l'air, transformation purulente du liquide intrapleural, etc., etc., qui peuvent compliquer une opération dont cependant nous aussi proclamons le peu de gravité en général, et nous verrons qu'à part les cas d'asphyxie par épanchement considérable, la thoracentèse ne doit pas être placée au nombre des moyens vulgaires à opposer à la pleurésie.

ARTICLE III.

Pleurésie purulente.

J'ai résumé plus haut (page 102) l'histoire d'un malade dont l'affection, en raison de l'intensité de l'appareil fébrile, avait été diagnostiquée pleurésie purulente ; l'autopsie révéla une phthisie aiguë des ganglions bronchiques.

Cette erreur de diagnostic s'appuyait donc sur les phénomènes de réaction générale attribués aux épanchements purulents de la plèvre, opinion très-fondée au reste et que plusieurs fois il m'a été donné de vérifier.

Si, en effet, chez aucun des malades mentionnés à

l'article précédent comme atteints de pleurésie simple, il
ne m'a été possible de constater par l'autopsie la composition du liquide pleural, la résorption totale ou partielle de
ce liquide semble bien en indiquer la nature séro-fibrineuse ; or le calme des symptômes généraux me l'avait
fait diagnostiquer, soit à l'entrée des malades, soit quelques
jours après cette entrée, lorsque, par exception, le début
de l'affection avait été fébrile. Au contraire, chez les
phthisiques, quand survient une pleurésie, fréquemment
elle se manifeste avec les signes d'une violente inflammation : les paroxysmes, les sueurs nocturnes redoublent
d'intensité ; et, à l'autopsie, on rencontre alors presque
toujours du pus dans les plèvres, soit presque pur, soit
mélangé à une certaine quantité de sérosité. Dans les cas
en revanche où la pleurésie des phthisiques s'est développée avec ce calme qui l'a fait appeler latente, on trouve
rarement du pus à l'autopsie.

Comme condition pathogénique, le pyothorax est donc
lié surtout à un état morbide antérieur, et en particulier à
la phthisie pulmonaire ; on pourrait dire que la cause première de son développement est presque toujours étran-
gère à la plèvre elle-même : ainsi les tubercules du
poumon, les abcès vertébraux, péri-œsophagiens, hépatiques, néphrétiques (voir plus loin), les affections sep-
ticémiques (morve, infection purulente) constituent les
points de départ de ces épanchements, et les produisent soit
directement (pénétration d'abcès voisin dans la cavité pleurale), soit par l'intermédiaire d'une influence générale
plus difficile à apprécier (pyoémie, fièvres éruptives).

De ces causes, et en particulier de celles qui agissent
directement, ne pourrait-on rapprocher la thoracentèse,
ainsi que l'établissent maintes observations d'après lesquelles, à l'écoulement séreux de la première ponction
succède, aux ponctions suivantes, un écoulement purulent?
Quant à nier la transformation spontanée en pus de l'é-

panchement séreux propre à la pleurésie simple, je ne
vais certes pas jusque-là ; j'en révoque simplement en doute
la fréquence chez les individus non tuberculeux ; ainsi rien
ne m'a porté à supposer cette transformation chez aucun
des nombreux malades dont j'ai parlé dans l'article précédent.

La ténacité des épanchements purulents de la plèvre, l'impossibilité probable de leur retrait, indique ici la thoracentèse d'une manière beaucoup plus formelle que dans la
pleurésie simple ; mais la différence de gravité des deux affections fait comprendre de prime abord combien l'opération, quoique plus rationnelle contre le pyothorax, y sera
moins souvent suivie de guérison que dans les épanchements
séro-fibrineux.

D'après un relevé publié par un médecin américain,
le D. Bowditch (1), il y eut 7 guérisons sur 24 malades
traités de pyothorax par la thoracentèse ; cette proportion me semble, sauf vérification, la moyenne applicable
aux résultats obtenus en France de la ponction secondée
par des injections iodées auxquelles revient une bonne part
des succès (2).

ARTICLE IV.

Pneumo-thorax.

Cet accident a motivé l'entrée dans mes salles de six malades tuberculeux à divers degrés, mais dont l'état général
indiquait des chances de vie encore assez longue au moment où était survenue cette triste complication. Telles
sont, du reste, les conditions habituelles du développement des fistules broncho-pleurales des phthisiques, fistules survenant à une époque où la séreuse pulmonaire n'a

(1) *Gazette hebdomadaire*, 20 février 1863.
(2) Voir *Bulletins de la Société médicale des hôpitaux*, t. I et II.

pas encore été suffisamment renforcée de fausses membranes, dont le double effet est de rendre sa perforation moins facile, en même temps que, par les adhérences qu'elles provoquent entre le poumon et les parois costales, elles limitent ou annihilent le champ des épanchements soit liquides, soit gazeux de la plèvre.

Je dirai quelques mots des symptômes, du traitement et de l'anatomie pathologique de cette affection.

Tout le monde connaît la violence du début du pneumothorax par perforation : de même que, dans la fièvre typhoïde, une atroce douleur abdominale annonce que l'ulcération de l'intestin vient de détruire son dernier obstacle, le péritoine, de même un point de côté intense signale habituellement la perforation de la plèvre.

La dyspnée est ensuite le signe rationnel le plus constant de l'affection. Cette dyspnée est bien plus marquée que celle qui résulte de l'épanchement pleurétique le plus complet; au contraire de ce qui a lieu dans la pleurésie, elle est toujours en rapport avec l'étendue de l'épanchement morbide qui, lorsqu'il est gazeux, atteint d'énormes proportions. S'il siége à gauche, le cœur est refoulé au delà du mamelon droit, la sonorité morbide descend jusque près de la crête iliaque.; s'il est à droite, la pointe du cœur vient battre à $0^m,05$ ou $0^m,06$ en dehors du mamelon gauche, en même temps que la matité hépatique va prendre place dans le flanc et la fosse iliaque du côté droit.

Par cette puissance d'expansion du gaz morbide, on peut juger de la compression qui en résulte, non-seulement sur le poumon correspondant, mais sur celui du côté opposé. Aussi, dans le pneumo-thorax, les deux côtés se dilatent-ils, inégalement il est vrai, mais en somme se dilatent tous deux. La moyenne des circonférences inférieures (au niveau de l'articulation sterno-xyphoïdienne) mesurées chez nos six malades, nous a donné $0^m,94$; $0^m,10$ à $0^m,12$ par conséquent de plus que la moyenne normale. La plus grande différence que nous ayons observée d'un côté à l'autre par la mensuration unilatérale, à ce même niveau, a été de 0ᵐ,05, et, dans ce cas, le pneumo-thorax siégeait à droite ; peut-être n'y avait-il donc que 0ᵐ,02 d'augmentation relative du côté droit, vu la prédominance naturelle de ses dimensions ; quoi qu'il en soit, on peut, par ces chiffres, juger de la supériorité incontestable de la mensuration totale sur les mensurations relatives dans le pneumo-thorax ; c'est absolument comme dans la pleurésie.

Malgré cette réduction si considérable du champ respiratoire, il y a cependant des périodes de la maladie où à une longue imminence d'asphyxie succèdent un bien-être réel, une diminution de la dyspnée ; on peut alors, et par la mensuration et par la percussion, constater un certain retrait de l'épanchement gazeux, absorbé sans doute en partie dans le liquide qui toujours existe en même temps(1). Je me demande même s'il n'est pas favorable, en certains cas de pneumo-thorax, de voir augmenter la quantité de liquide chargé, pour ainsi dire, de cette absorption ; le fait suivant semble le prouver :

« En septembre 1861, je recevais, salle 26, numéro 19, un garde de Paris, entrant dans un état d'extrême suffocation avec douleur vive au côté gauche. Le pouls est petit, la figure cyanosée ; le point de côté est survenu brusquement la nuit précédente ; auparavant le malade toussait un peu, mais avait pu continuer son service. Son tympanique, respiration amphorique, bruit d'airain, bruit de flot, déviation considérable du cœur vers le mamelon droit, rien ne manquait à la confirmation du diagnostic présumé d'après le début.

Deux mois après, sans que le résultat pût être en appa-

_____

(1) Malgré cette constance de l'épanchement liquide, nous disons simplement pneumo-thorax, le mot hydro-pneumo-thorax nous semblant trop long et surtout peu exact, vu que la portion liquide de l'épanchement se compose non d'eau ou de sérosité, mais presque toujours de pus.

rence attribué à aucune médication particulière, le malade
quittait l'hôpital, notablement soulagé, offrant cependant
encore, à l'exploration physique, tous les signes d'un
épanchement liquide et gazeux dans la plèvre gauche, mais
la matité remontait très-haut, et le gaz était confiné dans
le tiers supérieur du côté malade.

Un mois plus tard, à la fin de décembre 1861, ce malade
rentrait dans la même salle (n° 37), éprouvant trop de
dyspnée pour continuer son service ; à cette époque, le
côté gauche était complétement mat, la respiration abolie,
sans aucun signe, même par la succussion, de pneumo-
thorax. Sûr que la cavité pleurale ne renfermait que du
pus, je pratiquai, le 10 janvier suivant, la thoracentèse
avec toutes les précautions voulues pour empêcher l'accès
de l'air dans la plèvre ; je retirai 3 litres de pus, j'aurais
pu en retirer davantage. Le soulagement immédiat fut notable ; mais, dès le lendemain, nous constations tous les
signes de réapparition du pneumo-thorax.

La mort eut lieu deux mois plus tard, quinze jours après
une autre ponction que le malade m'avait réclamée et qui
avait un peu reculé le terme fatal. »

Je me demande donc si, chez ce sujet, la disparition apparente du gaz intrapleural ne tenait pas à sa dissolution
progressive dans le liquide qui graduellement avait envahi
la totalité de la cavité pleurale. Le retour du pneumo-thorax, après une ponction entourée de toutes les précautions
d'usage, n'en est-il pas une preuve ? Sans doute la diminution de la pression intrathoracique a entraîné le dégage-
ment des gaz dissous dans la partie liquide de l'épanchement.

Chez quatre autres malades, la dyspnée au contraire a
été croissant chaque jour jusqu'à la mort. Dans aucune
autre affection, on n'observe d'une manière aussi frappante les phases progressives d'une asphyxie par diminution graduelle du champ respiratoire. La terminaison est

lente relativement à celle qui résulte des obstacles situés
aux parties supérieures de l'arbre bronchique (croup,
œdème de la glotte, etc.). C'est une longue agonie qui
dure parfois plusieurs semaines, durant lesquelles le malade, incurvé sur lui-même, concentre tous ses efforts vers
des mouvements chaque jour plus difficiles, puis enfin impossibles de dilatation du thorax ; le pouls, à la radiale,
cesse d'être perceptible souvent cinq, six jours avant la
mort ; les extrémités se refroidissent, et enfin survient l'insensibilité caractéristique de la dernière phase de toutes
les asphyxies.

Mais revenons à l'analyse des différents symptômes. Sans
insister sur certains signes physiques, comme le soulève-
ment des espaces intercostaux du côté malade, de l'hypochondre correspondant, la cessation des mouvements respiratoires dans ces mêmes régions, cessation attribuée à
tort, je crois, à une paralysie du diaphragme (Duchenne
de Boulogne), et qui me semble tenir simplement à l'état
d'expansion forcée dont ces parties ne peuvent revenir, en
raison même de l'obstacle purement matériel qui les dis-
tend, je passerai aux symptômes plus importants qui ont
été proclamés pathognomoniques de l'hydro-pneumo-
thorax.

Les trois faits les plus saillants, les plus caractéristiques,
suivant les livres, de cet état morbide, sont l'*exagération* de
la *sonorité*, la *respiration amphorique*, le *tintement métallique*. Il est permis de critiquer la valeur attribuée à chacun
de ces signes : ainsi 1° aucun d'eux n'est constant dans
l'hydro-pneumo-thorax ; le son exagéré manque souvent ;
quant à la respiration amphorique, au tintement métallique, chez beaucoup de malades on ne les rencontre qu'à
certains moments de l'affection ; chez quelques-uns (ainsi
chez deux de mes six malades) ils n'existent à aucune époque de sa durée ; 2° ces mêmes signes peuvent se rencontrer dans d'autres circonstances, ainsi dans la pleurésie

(respiration amphorique, son exagéré), dans la phthisie pulmonaire quand il y a une grande caverne (alors on peut les rencontrer tous trois). En somme on ne peut nier cependant que ces trois phénomènes réunis, et dans certaines conditions de siége (partie postérieure du thorax), ne constituent presque un faisceau pathognomonique du pneumothorax.

Mais les deux symptômes, qui méritent cette épithète d'une manière bien plus rigoureuse, sont : 1° le bruit de flot, ou succussion hippocratique, trop négligé aujourd'hui des cliniciens, délaissé peut-être à cause de son ancienneté et par le fait de l'entraînement pour les découvertes modernes ; 2° un autre signe tout récent au contraire, si frappant, que l'impression qu'il laisse à celui qui l'a perçu une seule fois ne s'oublie jamais et ne peut se confondre avec aucun autre, le bruit d'airain de M. Trousseau qui consiste dans la résonnance spéciale sous l'oreille d'un choc imprimé par un aide sur un autre point du thorax.

Ces deux signes sont l'un et l'autre constants ; à eux seuls j'ai dû l'établissement et la certitude du diagnostic chez les deux malades qui n'offraient aucun des trois symptômes que, de prime abord, on recherche dans le pneumo-thorax, et dont j'ai parlé plus haut.

Ces deux éléments de diagnostic sont utiles surtout à invoquer en raison de l'existence assez fréquente, dans l'armée surtout (et dans la marine, comme l'a établi M. Fonssagrives), d'une affection qui parfois ressemble singulièrement au pneumo-thorax ; c'est la phthisie des ganglions bronchiques (voir phthisie aiguë) quand elle est assez rapide et assez avancée pour obturer le calibre d'une bronche principale.

Ainsi un sujet entre à l'hôpital, atteint d'une dyspnée intense, présentant d'un côté une respiration puérile, de l'autre l'abolition du murmure vésiculaire avec conservation de la sonorité ; on ne peut hésiter qu'entre deux hypothèses : ou bien la bronche principale du poumon qui ne respire pas est obturée ; ou bien, de ce côté, existe dans la plèvre un épanchement gazeux, que signaleront alors et le bruit d'airain et le bruit de flot, car avec le gaz se trouve toujours une certaine quantité de liquide, suffisant, quelque minime qu'elle soit, à produire ce dernier phénomène.

Aucune médication interne n'a jusqu'ici le droit d'être invoquée contre le pneumo-thorax ; on a vu que chez quelques malades l'épanchement gazeux pouvait être résorbé par le liquide, ce qui a parfois entraîné leur sortie de l'hôpital, et fait croire prématurément à une guérison définitive. L'affection me semble en général beaucoup plus lente dans son évolution qu'il ne résulte des relevés de M. Louis, d'après lesquels la moitié des individus atteints succomberait trois jours après l'invasion ; chez mes six malades, la durée moyenne a été de quarante-cinq jours ; dans le cas le plus rapide, la mort n'est arrivée qu'au dix-septième jour.

Chez trois d'entre eux, j'ai pratiqué la thoracentèse qui toujours a produit un grand soulagement momentané, vu la diminution de la tension extrême qui constitue la condition pathologique dominante du pneumo-thorax.

Une seule fois j'ai ouvert la poitrine au moyen du bistouri, laissé une sonde à demeure, et pratiqué des injections iodées ; le résultat définitif n'a pas été meilleur, mais, devant une maladie à peu près fatalement mortelle, et dans laquelle la thoracentèse soulage toujours, je pense que c'est encore à ce moyen secondé par les injections qu'il faut demander une chance sinon de guérison définitive, au moins de prolongation de l'existence.

On procède généralement à l'autopsie des sujets morts de pneumo-thorax d'une manière peu convenable pour faire ressortir les particularités de la lésion. Ainsi un des

faits les plus intéressants à constater est le volume du gaz
renfermé dans la plèvre, volume qui ne peut se traduire
aux yeux que par la distension des parois du réservoir qui
renferme ce gaz ; c'est évidemment le diaphragme qui, en
raison de sa structure, subira au plus haut degré cette
distension. Aussi commençons-nous toujours en pareil
cas l'ouverture des sujets par l'abdomen, et ce qui frappe
au premier abord, ce sont les remarquables changements
de position des viscères : si la maladie siégeait à gauche,
le diaphragme décrit de ce côté une convexité dont le
sommet descend au niveau de la crête iliaque ; l'S du
côlon est refoulée vers la ligne médiane, le côlon transverse
se dirige verticalement vers le sommet de la vessie ; le
petit lobe du foie est abaissé au-dessous de l'ombilic, en
sorte que cette glande, au lieu d'être transversalement
placée, est obliquement inclinée de haut en bas et de
dehors en dedans, par un mouvement de bascule dont le
centre est le sillon antéro-postérieur. Si le pneumo-thorax
siégeait à droite, le foie est abaissé en totalité au point de
venir reposer sur le plancher de la fosse iliaque droite,
refoulant à gauche tout le paquet intestinal.

Ces dispositions intéressantes, pleines de déductions
cliniques évidentes sur la plessimétrie des organes pendant la vie, passeraient inaperçues si l'ouverture préalable
du thorax laissait échapper le gaz et remonter vers la poitrine la voûte diaphragmatique.

Pour ce qui est de la recherche de la fistule broncho-
pleurale, il est rare d'arriver à la trouver par une simple
insufflation sous l'eau ; en effet, dans la majorité des cas,
elle est soit recouverte de pseudo-membranes, soit obturée par un bouchon fibrineux assez consistant. Un grat-
tage attentif de la plèvre viscérale enlève les fausses membranes ; de légères pressions sur la masse de l'organe,
surtout à son sommet, font saillir le bouchon qui obstrue
la fistule dont l'ouverture, généralement arrondie, large

de 0^m,001, à 0^m,005 devient évidente, et dont l'insufflation, pratiquée dans ces conditions nouvelles, permet de
constater la perméabilité.

Dans la plupart des cas le poumon est aplati comme
une membrane ; son tissu, semblable à celui d'une rate
exsangue, est plus lourd que l'eau.

Nous avons essayé, dans nos conférences, la reproduction, sur le cadavre des individus morts de pneumo-
thorax, des divers bruits morbides appartenant à cette
affection ; ceux qui ne manquent jamais, et qui apparaissent aussi nets que pendant la vie, sont encore nos
deux signes pathognomoniques, le bruit de flot, et le bruit
d'airain.

ARTICLE V.

Pneumonie.

Comme je l'ai dit plus haut, j'ai reçu dans mes salles un
nombre de pneumonies beaucoup moindre que celui des
pleurésies ; il en est entré en tout 76, dont la répartition,
suivant les saisons, est fort irrégulière.

C'est, en effet, presque toujours par groupes de malades
que s'est manifestée la pneumonie, apparaissant d'ordinaire brusquement sans que rien, dans la constitution
atmosphérique, ait fait prévoir l'explosion de ces petites
épidémies. Les maxima de fréquence ont eu lieu en 1859,
au mois de juillet (7 cas) ; en 1860, au mois de mars (7) ;
en 1861, au mois de septembre (5) ; en 1862, au mois
d'avril (6) ; en 1863, au mois de mars (8) et au mois de
juillet (11). Il y en a eu relativement fort peu dans les autres
mois de chacune de ces années, même durant la saison
froide ; ainsi, pendant l'hiver 1859-1860, je n'en ai pas
eu un seul cas, ni en janvier, ni en février ; pendant l'hiver
1861-62, pas un seul en décembre, janvier, ni février.

De ces chiffres ressort peut-être une confirmation nouvelle de l'influence du printemps sur le développement de la pneumonie ; mais une autre conséquence plus intéressante est l'absence de rapport entre cette phlegmasie et l'abaissement de la température, puisque durant deux années c'est au mois de juillet que nous en avons reçu le plus grand nombre de cas.

La pneumonie doit donc faire complétement classe à part, comparée aux autres affections aiguës des voies respiratoires, laryngite, bronchite, pleurésie. Celles-ci subissent régulièrement l'influence pathogénique des conditions atmosphériques ; elles augmentent et diminuent de nombre graduellement, parallèlement à la marche des saisons ; les pneumonies éclatent tout d'un coup à une période quelconque de l'année, et, pour confirmer cette différence de nature indiquée par le mode étiologique, il arrive parfois que dans les mois où il y a le plus grand nombre de bronchites, il ne se développe pas une seule pneumonie (ainsi absence presque complète de cette dernière affection dans les mois de janvier qui cependant nous offrent la moyenne la plus élevée d'entrées pour bronchite).

Qu'on se rappelle au reste les allures de la pneumonie, son frisson initial analogue à celui des pyrexies, l'intensité du mouvement fébrile, ses stades bien dessinés d'augment, d'état, de déclin, et l'on y verra une maladie spéciale qui, par cela même, ne doit pas être le fait de causes vulgaires, comme la bronchite, la pleurésie.

Jamais je n'ai vu se confirmer au lit des malades (1) la transformation, proclamée si fréquente dans certains livres, de la bronchite en pneumonie; c'est là une prévision basée sur de simples suppositions de physiologie pathologique; suppositions toutes gratuites, et que, dans beaucoup d'es-

(1) Excepté à l'Hôpital des enfants, quand j'y étais élève.

prits, l'observation clinique a bien du mal à détruire.

Je ne prétends pas qu'un individu atteint d'une bronchite ne puisse contracter une pneumonie ; mais, en semblables cas, cette pneumonie fera encore subitement explosion, et ne se produira pas graduellement comme le terme du progrès de la bronchite.

Quant aux symptômes de la pneumonie, le râle crépitant, dont Skoda a eu très-grand tort de contester l'importance, a certainement la plus haute valeur ; il faut bien se rappeler cependant que chez un grand nombre d'individus qui en raison, soit d'une douleur de côté (névralgie intercostale, pleurodynie, pleurésie même), soit simplement d'un décubitus prolongé (affection adynamique quelconque), n'ont pas fait depuis un certain temps de profondes inspirations, on pourra percevoir, en les faisant respirer tout à coup largement, un râle complétement identique à celui de la pneumonie, composé de bouffées de bulles très-fines, très-sèches, ne s'entendant qu'à l'inspiration et surtout en arrière. Ce râle est dû sans doute à la dilatation de vésicules qui ne se sont pas déployées depuis longtemps, et qui renferment une certaine quantité de mucus retenu précisément par cette insuffisance des mouvements respiratoires.

Ce qui différencie ce phénomène du râle crépitant de la pneumonie, c'est qu'il va s'affaiblissant au point de ne plus exister après quelques inspirations, de façon qu'un premier observateur le perçoit parfaitement là où un second ne l'entendra plus ; j'ai fait remarquer maintes fois dans mes conférences ce caractère du râle crépitant *de première inspiration.*

On conçoit que des doutes puissent subsister, quand on a affaire à un malade dont la douleur ou la faiblesse s'opposent à un examen assez prolongé pour permettre de s'assurer de la condition tout éphémère d'existence de ce phénomène. Mais, en pareil cas, il faut agir comme devant tous les autres signes physiques de la pneumonie, matité, souffle, bronchophonie, etc., quand ils sont douteux; si l'expectoration n'existe pas, ou n'est pas caractéristique (1), il faut s'adresser aux symptômes généraux, trop négligés aujourd'hui; quand on n'a affaire ni à un vieillard, ni à un cachectique, ni à un ivrogne, l'intensité du mouvement fébrile, la constatation, par l'interrogatoire, du frisson initial, doivent tenir un rang important parmi les éléments les plus sérieux de diagnostic.

L'importance de l'ensemble des signes généraux est confirmée par la fréquence, plus grande qu'on ne l'enseigne, de pneumonies, même les plus franches, sans aucun signe physique, à certaines périodes de l'examen, surtout au début. Chez 18 malades, le râle crépitant nous a manqué; chez 7, il n'y a pas eu de souffle.

Pourquoi donc voit-on maintenant tant de praticiens faire abstraction de l'état du pouls, de la température, etc., et limiter leurs investigations à la poursuite d'un râle ou d'un souffle qu'ils regardent comme absolument indispensable à leur diagnostic?

Mais c'est aux points de vue thérapeutique et pronostique que se révèle surtout la valeur de l'appareil fébrile relativement aux phénomènes locaux. Que, dans une pneumonie primitive, chez un adulte, on voie tomber cet appareil fébrile; que la peau devienne moite et moins brûlante, que le pouls se ralentisse, on pourra, quelle que soit l'étendue du parenchyme pulmonaire encore envahie, de par l'auscultation et la percussion, on pourra presque toujours

(1) Rappelons en passant les quatre caractères presque constants des crachats pneumoniques, caractères que Chomel ne manquait jamais de faire ressortir; ils sont aérés, visqueux, transparents et rouillés. Ce dernier caractère, le moins absolu des quatre, est celui sur lequel on insiste en général trop exclusivement. La viscosité et la transparence ont une bien plus grande valeur, au moins dans les périodes d'engouement et d'hépatisation rouge; un des signes du passage à l'hépatisation grise est, au contraire, la diffluence avec opacité de l'expectoration.

regarder la maladie comme à peu près jugée; si, au contraire, la fièvre persiste ou augmente, lors même que tous les signes locaux seraient amoindris ou auraient disparu, la maladie est toujours là, l'indication thérapeutique subsiste comme auparavant. N'est-ce pas là une nouvelle preuve de la spécialité de cette phlegmasie comparée à la bronchite, à la pleurésie?

L'ictère, qui se manifeste dans quelques pneumonies, est encore une preuve de la haute valeur des symptômes généraux dans la constitution, pour ainsi dire, de ces affections. En effet, il accompagne surtout les pneumonies dans lesquelles la réaction a le plus de gravité, particulièrement celles des sommets, soit droit, soit gauche, comme nous l'avons vu chez trois de nos sujets. Cette relation de l'ictère avec la gravité de la maladie a été signalée, il y a longtemps, par M. Andral (1); c'est encore un trait d'union de la pneumonie avec les maladies les plus incontestablement spécifiques (peste, fièvre jaune, pyoémie, etc.).

Nous ne nions pas que, dans certains cas bénins, l'ictère ne résulte d'une simple influence de voisinage, comme dans les pneumonies de la base droite, auxquelles on a voulu exclusivement l'attribuer; cette dernière opinion est encore l'exagération d'un point de vue purement anatomique, que l'observation clinique ne vient que rarement confirmer.

Quant au pronostic et au traitement, « la variabilité de « la moyenne mortuaire, dans les pneumonies abandon- « nées à elles-mêmes, indique que leur gravité naturelle « est très-différente; et subsidiairement, au point de vue de « la thérapeutique rationnelle, que les mêmes moyens ne « sont pas applicables à toutes. Si l'on conteste ce second « point, la thérapeutique n'existe pas en réalité, puisqu'elle « n'a qu'une formule pour les états les plus divers. »

(1) *Clinique médicale.*

J'extrais ce paragraphe d'un article très-intéressant, publié par mon confrère et ami, M. T. Saucerotte fils (1); c'est le résumé logique de recherches sur la mortalité de la pneumonie abandonnée à l'expectation; dans ce même travail, où l'on trouve aussi une appréciation très-courte, mais très-remarquable, de la valeur de la méthode numérique, l'auteur donne le tableau des résultats obtenus par un grand nombre d'observateurs éminents, particulièrement en France et en Allemagne; tableau d'après lequel la mortalité a varié de 2,32 (Andral, à la Charité) à 40 (Guéneau de Mussy, Hôtel-Dieu, 1829) pour 100! Entre ces chiffres extrêmes s'en trouvent vingt-neuf autres, avec indication des traitements employés; d'où résulte, comme conséquence la plus frappante, que le mode thérapeutique ne semble avoir eu qu'une influence bien secondaire sur les résultats, puisque les mêmes méthodes, saignées, antimoniaux, expectation, se trouvent correspondre, dans ce tableau, aux chiffres les plus divers de mortalité. Ainsi se justifie d'une manière évidente l'opinion de l'auteur sur la différence de gravité naturelle entre telle et telle pneumonie.

La pratique de nos hôpitaux militaires rend, suivant moi, très-appréciables deux des conditions sur lesquelles repose cette différence de gravité : c'est l'âge et la constitution du malade; chez l'homme jeune et fort, tel que l'acceptent nos conseils de révision, la pneumonie a presque constamment la bénignité de la pneumonie lobaire des enfants; nouveau rapprochement qu'on peut hardiment établir entre la pathologie du soldat et la pathologie infantile.

Ainsi, sur mes 76 malades, j'ai eu 4 décès, et, dans ces 4 cas, la terminaison fatale peut s'expliquer par des conditions exceptionnelles; l'un des malades était convalescent de rougeole, la pneumonie fut lobulaire; un autre, em-

____

(1) *Bulletin général de thérapeutique,* 1863.

ployé au ministère de la marine, avait plus de cinquante ans; le troisième était atteint d'alcoolisme; le quatrième, enfin, présentait les symptômes de la cachexie palustre la plus avancée; chez celui-ci, la maladie a été foudroyante, comme elle l'est parfois chez les scorbutiques, et l'on va voir combien le fond morbide préexistant a modifié les allures de la pneumonie.

OBSERVATION XXVIII. — *Hypertrophie remarquable du foie et de la rate suite de cachexie palustre.* — *Mort rapide par pneumonie double.* (Observation recueillie par M. Beauliès, médecin stagiaire.)

R... (Barthélemy), chasseur au 7ᵉ bataillon, âgé de 25 ans, d'un tempérament sanguin, d'une constitution primitivement assez forte, entre le 26 décembre dernier au Val-de-Grâce, salle 26, n° 3.

Il dit avoir contracté la fièvre intermittente en Algérie, d'où il a été renvoyé pour ce motif, il y a dix-huit mois. Il a depuis séjourné quelque temps dans deux hôpitaux, et passé une saison à Vichy sans avoir retiré de ces divers traitements d'autre bénéfice que la disparition des accès fébriles qui s'étaient manifestés successivement suivant le type tierce, puis suivant le type quarte.

Ce qui lui reste est une cachexie palustre très-accusée : coloration ictérique des téguments, amaigrissement général (sans bouffissure), bruit de souffle aux vaisseaux du cou, mais surtout développement énorme du foie et de la rate. D'une part, en effet, ces deux viscères remontent très-haut, d'après les résultats donnés par la percussion thoracique, et de l'autre ils descendent jusqu'au niveau de l'ombilic; la palpation les révèle parfaitement de ce dernier côté, vu l'absence de tout épanchement dans l'abdomen.

La respiration est un peu plus courte qu'à l'état normal et devient dyspnéique dès que le malade se donne du mouvement.

Appétit bon, malgré une certaine difficulté des digestions. Urine rare, jaune safran, précipitant en vert par l'addition d'acide nitrique.

On administra du vin de quinquina, et l'on continua l'usage de l'eau de Vichy, dont le malade disait s'être bien trouvé.

Le 8 janvier, le malade avait rendu quelques crachats striés de sang; on crut devoir suspendre l'eau de Vichy. C'est alors que le sang fut examiné au microscope, qui permit de constater le maintien du rapport normal des globules rouges et des globules blancs; seulement les globules rouges avaient une grande tendance à se déformer, et l'on dut avoir recours à un liquide particulier pour faciliter cet examen.

Le 14, épistaxis très-abondante, qui néanmoins s'arrête d'elle-même, mais est suivie de palpitations dont le malade s'affecte beaucoup.

Malgré l'administration d'acides minéraux, l'hémorrhagie nasale se reproduit le lendemain 15, avec une abondance qui nécessite le tamponnement.

Ce même jour, vers 10 heures du matin, frissons assez intenses, puis douleur au côté droit de la poitrine.

Ces deux symptômes, frisson et douleur de côté, firent rechercher à la visite du 16 l'existence de quelque affection pulmonaire aiguë, dont on ne constata aucun signe physique.

Pendant la journée du 16, la douleur du côté droit se généralisait à toute la poitrine, la respiration devenait de plus en plus courte, et le malade succombait dans la nuit suivante, le 17, à quatre heures du matin.

AUTOPSIE.

Crâne. — Léger piqueté de la substance blanche, sans altération de consistance d'aucun point des centres nerveux.

Thorax. — Engouement des deux poumons dans toute leur étendue; à peine existe-t-il quelque crépitation sur les bords; elle est complétement abolie dans l'intérieur des lobes, dont la section fait écouler une grande quantité de sang noirâtre, peu aéré, comme dans les congestions hypostatiques.

Abdomen. — L'intestin et le péritoine sont parfaitement sains; absence d'épanchement.

La rate est remarquable par son volume; elle pèse $2^{kil},300$ son enveloppe est comme tendue, rénitente; son tissu, violet, se déchire avec facilité et se brise à la moindre pression. L'examen microscopique permet d'y reconnaître un assez grand nombre de granulations pigmentaires, dont quelques-unes sont même visibles à l'œil nu ; mais, en somme, rien qui ne se retrouve dans la rate à l'état normal (cellules diverses par leurs dimensions et leur contenu, globules blancs et rouges).

Le foie n'est pas moins remarquable par son énorme volume ; il pèse 4^{kil},320 ; sa consistance paraît plutôt exagérée, et ses reliefs extérieurs restent parfaitement accusés et symétriques dans leur développement.

Une partie de sa surface, et particulièrement de celle du petit lobe, présente l'aspect granuleux de la cirrhose. La coupe de l'organe permet de constater aussi cette apparence à l'intérieur du parenchyme ; les lobules jaunes sont entourés d'une auréole gris foncé qui semble indiquer l'altération décrite par Frerichs sous le nom de foie pigmenté ; mais le microscope n'y fait découvrir aucune granulation analogue à celle de la rate.

Ce malade a succombé, comme beaucoup d'anciens fébricitants, atteint d'une véritable pneumonie scorbutique, qui, en quelques heures, a envahi tout le parenchyme pulmonaire ; la cause était la même que celle des épistaxis des jours précédents.

L'hypertrophie de la rate était très-remarquable ; cette glande était plus que décuplée de volume (2^{kil},300) (1). Celle du foie, quoique le poids de cet organe n'ait pas été même triplé (4^{kil},320), est peut-être encore plus digne d'attention, comme infiniment plus considérable que la précédente, vu la différence des aptitudes de ces deux glandes à l'hypertrophie.

Un fait bien digne d'attention, c'est l'absence de tout épanchement abdominal, malgré l'ancienneté du développement de ces deux organes ; nouvelle preuve à l'appui de l'indépendance entre l'ascite chez les individus atteints de

(1) J'ai eu occasion dernièrement de présenter à la Société des hôpitaux une rate également fort volumineuse et pesant 1^{kil},970.

cachexie palustre, et les engorgements viscéraux, qu'on a voulu lui donner surtout pour cause.

C'est d'après des faits analogues queM. Haspel écrivait (1) :

« Si l'hydropisie était liée nécessairement à la lésion des viscères abdominaux, toutes les fois qu'une hypertrophie du foie et de la rate serait arrivée à un haut degré, constamment il devrait y avoir hydropisie ; mais il n'en est pas toujours ainsi, et il n'est pas rare, au contraire, de voir succomber des individus avec des rates énormes, sans que la maladie se soit compliquée, à aucune époque de sa durée, ni d'épanchement séreux dans aucune des grandes cavités, ni même d'œdème des membres inférieurs.

Tous mes autres malades ont guéri ; j'ai du reste employé toujours le traitement (emploi modéré de l'émétique et de la saignée) qui, d'après le travail de mon savant ami, M. T. Saucerotte, correspond à la mortalité la plus faible.

Mais ce que j'ai dit précédemment du caractère spécial de la pneumonie doit faire pressentir que si, au lit du malade, je me suis laissé aller à l'indication thérapeutique dont l'exécution m'a toujours semblé donner le plus de soulagement aux patients, je n'en rapporte pas moins la meilleure part des succès aux conditions individuelles des sujets que j'ai eu à traiter.

ARTICLE VI

Laryngites. — Œdème de la glotte. — Nécrose aiguë du cartilage du larynx. — Aphonie.

J'ai perdu cinq malades d'œdème de la glotte ; quatre d'entre eux étaient des phthisiques chez lesquels au reste la terminaison fatale n'a été que de très-peu avancée par cet accident ; chez aucun, les lésions, constituant ou accom-

(1) *Traité des maladies de l'Algérie*, t. II, p. 419.

pagnant l'œdème, n'offraient rien qui méritât une description spéciale après les tableaux si remarquables que nous ont laissés Bayle et Sestier.

Quant au cinquième, l'œdème a été la conséquence d'une nécrose aiguë du cartilage du larynx, nécrose survenue à la suite d'une fièvre typhoïde ; j'ai présenté à la Société médicale des hôpitaux, dans la séance du 9 septembre 1863, les pièces anatomiques de ce sujet dont voici l'observation :

OBSERVATION XXIX. — *Laryngite nécrosique aiguë, suite de fièvre typhoïde.* — *Trachéotomie.* — *Mort par péricardite vingt-cinq jours après l'opération.* — *Autopsie.*

Le vendredi 7 août entrait dans les salles de clinique, au moment même où j'y faisais une conférence, un malade dont la respiration était assez bruyante pour permettre d'y reconnaître de loin les caractères particuliers aux accès de suffocation par œdème de la glotte.

Ce malade, âgé de 26 ans, est fusilier au 69ᵉ de ligne; d'une très-bonne santé avant son incorporation, il a contracté, à Civita-Vecchia, une fièvre intermittente pour laquelle il a été renvoyé, puis maintenu en France, à Foix, où se trouve le dépôt de son régiment. C'est à l'hôpital de cette dernière ville qu'il entrait, le 13 juin dernier, atteint d'une fièvre typhoïde durant laquelle il éprouva, nous dit-il, quelques accès de dyspnée et une extinction de voix qui motivèrent l'application d'un vésicatoire à la région antérieure du cou.

Son rétablissement, du reste, était assez prononcé le 1ᵉʳ août pour qu'il fût, à cette date, envoyé en convalescence dans sa famille (département de la Somme) ; mais une gêne croissante de la respiration l'obligea d'interrompre son voyage à Paris, où il s'arrêta chez des parents ; ceux-ci, effrayés des progrès de la suffocation, le transportent au Val-de-Grâce, où, comme il est dit plus haut, nous le recevions le 7 août dans la matinée.

Ce transport a eu lieu dans un fauteuil, vu l'impossibilité d'une respiration suffisante dans le décubitus ; une fois dans son lit, le malade s'y maintient assis, la tête renversée, les mains crispées aux matelas ; l'inspiration est longue, bruyante, quoique voilée ; l'expiration courte et rauque comme un grognement. Face plombée, lèvres violettes, pouls fréquent et assez petit. Le malade peut parler par saccades, à voix très-basse, mais il se fatigue vite et refuse de répondre.

Bien que l'exploration de l'arrière-gorge n'ait donné qu'un résultat douteux, au point de vue de l'existence d'une infiltration des replis aryténo-épiglottiques, nous avions tous les symptômes fonctionnels de cette affection ; d'après les quelques mots prononcés par le malade, d'après les renseignements incomplets fournis par ses parents, je pensai que ce commencement d'asphyxie pouvait s'amender sans recourir de suite à une mesure extrême, qu'il n'y avait là sans doute qu'un des accès de suffocation qui caractérisent l'œdème de la glotte, longtemps parfois avant le terme fatal. Je prescrivis des sinapismes et des insufflations d'alun.

Très-préoccupé néanmoins de l'état de ce malade, je devançai l'heure habituelle de ma contre-visite, et bien m'en prit, car je faillis arriver trop tard. A deux heures, l'asphyxie était imminente ; une résolution musculaire générale a remplacé l'excitation du matin ; le malade est étendu sans connaissance, les bras pendants de chaque côté du lit, la tête renversée, les yeux convulsés sous les paupières supérieures ; *l'insensibilité est absolue* ; les mouvements respiratoires s'éloignent et s'affaiblissent ; le pouls est petit, dépressible, irrégulier, à plus de 130 ; sueurs froides aux extrémités, qui sont cyanosées, tandis que la face a conservé son aspect terreux.

L'indication de la trachéotomie apparaissait aussi urgente que formelle ; je fus confirmé dans cette pensée par M. le professeur Laveran, qui voulut bien m'assister de ses conseils durant l'opération.

Pour en résumer les résultats, je dirai que le malade fut immédiatement rendu à la vie, que quatre jours après l'opération, il se levait, descendait dans les cours, mangeait et dormait comme une personne d'une parfaite santé ; sa fièvre typhoïde, du reste, avait laissé peu de traces de son passage, l'amaigrissement avait même été peu marqué.

Néanmoins, dès le premier jour, et malgré le succès de la

trachéotomie, mon pronostic restait réservé, car cet œdème de la glotte ne me paraissait qu'un accident d'une lésion plus grave, d'une nécrose des cartilages, nécrose si spéciale aux convalescents de fièvre typhoïde; j'avais prévenu le malade de la nécessité probable du maintien de la canule pendant plusieurs semaines, peut-être pendant plusieurs mois; aussi en avais-je placé une d'un diamètre aussi considérable que possible; elle ne le gênait nullement, le trajet de la fistule étant devenu presque calleux, résultat fort désirable, car la respiration par les voies naturelles demeurait impossible; je m'en assurais tous les deux ou trois jours en enlevant la canule et en obturant avec la main l'orifice de la fistule trachéale; le bruit respiratoire, s'accomplissant par la bouche, reprenait alors les caractères propres à l'œdème de la glotte, et le malade se plaignait de suffocation.

Notons que l'on éveillait une douleur assez marquée en comprimant latéralement les deux lames du cartilage thyroïde.

Cet état, aussi satisfaisant que possible, dura jusqu'au 25 août (dix-huit jours après l'opération), époque où se manifestait un changement si considérable de température; alors survint une bronchite fatiguant le malade, surtout à cause de la difficulté d'expectoration par la canule. Nous lui conseillâmes de ne plus sortir durant quelques jours, et cette indisposition semblait sur le point de disparaître, quand survint une complication inattendue. Le 30, à la visite du matin, je trouve le malade assis dans son lit, le corps penché en avant, la face pâle, anxieuse; la respiration se fait avec bruit par la canule, où n'existe aucun obstacle; elle est très-fréquente. Le malade accuse une vive douleur à l'épigastre; le pouls est petit, inégal, dépressible, intermittent (pouls type de la péricardite); les battements du cœur sont éloignés sous l'oreille; matité aux deux bases en arrière, plus marquée du côté droit.

Malgré tous les moyens employés, cet état alarmant ne fit qu'empirer; et le malade succombait le 1er septembre, à 2 heures du matin, vingt-cinq jours après l'opération.

AUTOPSIE.

Le péricarde, considérablement distendu, déprime le centre phrénique, et fait saillie en avant dès que le sternum est enlevé;

à l'incision de cette poche, il s'écoule plus d'un litre de sérosité floconneuse; des exsudations aréolaires, très-molles et très-récentes tapissent les deux ventricules, à leur face antérieure. Nulle complication du côté de l'endocarde. Épanchement purement séreux dans les deux plèvres, sans adhérence ni exsudation récente.

Le larynx et la trachée sont incisés sur la ligne médiane antérieure; les replis aryténo-épiglottiques sont très-peu infiltrés; le point le plus rétréci du calibre du larynx est la glotte proprement dite, c'est-à-dire l'intervalle des cordes vocales. A ce niveau, cependant, on n'aperçoit d'abord, et de chaque côté, qu'une petite ulcération de 0m,005 au plus de diamètre, située au-dessous de l'angle postérieur de chaque ventricule. Mais en incisant la muqueuse, qui paraît cependant complétement saine, on arrive dans un vaste clapier limité en arrière et latéralement par l'arc postérieur du cartilage cricoïde, complétement ossifié dans les trois quarts postérieurs : ce cartilage présente, en outre, un développement considérable au niveau des facettes correspondant aux articulations arythénoïdiennes, facettes transformées en apophyses osseuses de près de 0m,01 de longueur et recourbées sur elles-mêmes. Les petits séquestrés, au nombre de huit ou dix, trouvés dans ce foyer purulent, semblent provenir des arythénoïdes qui n'existent plus, et d'une élimination partielle des portions ossifiées et nécrosées du cricoïde dénudé dans son arc postérieur. Le cartilage thyroïde est parfaitement sain; la muqueuse trachéale est violacée, sans doute en raison du genre de mort, mais ne présente pas la moindre trace d'inflammation aux points où portait la canule. Un peu de congestion pulmonaire, sans la moindre modification de tissu. Ce sujet n'offre pas une seule granulation tuberculeuse.

Réflexions. — Tout dans l'observation clinique de ce malade (1), comme dans l'examen des organes après la mort, tout prouve la facilité de la respiration artificielle établie par la trachéotomie; aussi pendant vingt jours, avons-nous

(1) Cette observation, que je n'ai fait que résumer, a été recueillie avec soin par M. Bertelé, médecin stagiaire.

en et vu partager par ceux qui connaissaient notre opéré
toutes les illusions d'une terminaison heureuse. J'avais
bien quelques raisons de me tenir en garde contre un pronostic trop favorable. Ainsi, vingt jours après l'opération, le
sujet ne pouvait encore respirer que d'une manière insuffisante par la bouche, mais la canule le gênait tellement
peu que rien ne s'opposait à son maintien pendant un temps
indéfini; ainsi je devais être impressionné par les statistiques
de Sestier qui, dans l'espèce, se résument ainsi : « Tous les
sujets atteints d'angine œdémateuse dans le cours ou pendant la convalescence de la fièvre typhoïde ont succombé,
à l'exception d'un seul qui, dix-sept mois après la bronchotomie, respirait encore par la canule (1). » Combien ce pronostic devait-il s'appliquer exactement à notre malade dont
l'œdème de la glotte n'était qu'un accident d'une affection
beaucoup plus profonde et plus tenace, la laryngite nécrosique aiguë, dont Sestier a réuni 14 cas, tous terminés par la
mort (2). Un article très-intéressant, il est vrai, a été publié,
en 1859 (3), par MM. Charcot et Dechambre qui indiquent un
certain nombre de succès obtenus, en pareil cas, de la trachéotomie, par des médecins étrangers soit allemands, soit
américains; mais, sans élever aucun doute sur ces guérisons
lointaines, nous croyons qu'il n'existe encore en France aucun succès de ce genre; quelques observations ont été publiées, l'une en particulier par M. Hérard, où il y a eu expectoration de séquestres osseux et guérison spontanée, sans
qu'on ait dû recourir à la trachéotomie. J'espérais précisément voir ce travail d'élimination s'accomplir ou être provo-
qué chez mon malade sans grand trouble du côté de l'appareil respiratoire, grâce à la présence de la canule ; chez lui,
du reste, les lésions du larynx pouvaient n'être que superficielles, et l'excellent état des forces, la date éloignée déjà

(1) *De l'angine laryngée œdémateuse.* Paris, 1852, p. 245.
(2) *Loc. cit.*, p. 242.
(3) *Gazette hebdomadaire.*

de l'opération (1), la grande facilité de la respiration artificielle, éloignaient au moins toute crainte immédiate.
Pourquoi une péricardite foudroyante, cette maladie si rare
dans nos hôpitaux militaires, est-elle venue compliquer la
légère bronchite dont le malade avait été atteint, comme
un certain nombre d'autres personnes, au moment du brusque refroidissement de l'atmosphère? Y a-t-il un rapport
entre l'inflammation de la séreuse du cœur et l'affection
laryngée ou la fistule trachéale par laquelle depuis vingt-
trois jours le sujet respirait sans le moindre préjudice?

J'avoue que les lésions rencontrées à l'autopsie du côté
du larynx m'ont un peu consolé de cette terminaison inattendue en raison de leur gravité qui, peut-être, eût entraîné des accidents dans un avenir plus ou moins éloigné.
Nous avons là un type remarquable des lésions de la laryngite nécrosique aiguë de Sestier; à peine la muqueuse
présente-t-elle deux petits points ulcéreux qui ne sont devenus manifestes que lorsque le larynx, ouvert en avant, a
été étalé, et que n'aurait pu découvrir le laryngoscope,
tandis qu'au-dessous de cette muqueuse, nous rencontrons
un vaste foyer renfermant plusieurs séquestres, débris des
cartilages arythénoïdes, foyer dont la limite postérieure est
constituée par la plus grande partie du cricoïde, presque
entièrement ossifié et nécrosé. Notons bien que les points
de ce cartilage, destinés à s'ossifier les premiers par les
progrès de l'âge, sont précisément ceux dans lesquels s'est
développée surtout ici l'ossification pathologique; nous
voulons parler de son arc postérieur et de ses deux facettes
articulaires du bord supérieur, converties par l'exagération
de ce travail morbide en deux longues apophyses osseuses;
il y a là non-seulement ossification, mais véritable hyper-

(1) Sur les vingt-trois insuccès relatés par Sestier, après la trachéotomie pratiquée dans diverses formes d'œdème de la glotte, un seul sujet a vécu au delà du seizième jour; le nôtre est mort au vingt-cin-
quième.

ostose, preuve de la puissance et de la rapidité d'évolution de la laryngite nécrosique aiguë.

Deux mots, en terminant, sur les conclusions à tirer du fait actuel relativement au pronostic et au traitement de la laryngite nécrosique aiguë ; ce nouvel insuccès vient, il est vrai, confirmer la statistique si désespérante donnée par Sestier des opérations dans des cas analogues (14 morts sur 14 opérés) ; il semble la confirmer d'autant mieux que notre malade était un sujet vigoureux, portant encore à peine les traces de sa fièvre typhoïde. Mais, quand on songe que l'opération l'avait, en somme, arraché à une mort immédiate, l'avait fait vivre et vivre pleinement pendant plus de trois semaines ; que la terminaison fatale est résultée d'une affection intercurrente qui n'a nulle affinité habituelle ni avec les maladies du larynx, ni avec les opérations qu'on y pratique ; qu'un autre soldat vécut quarante-quatre jours après la même opération, pratiquée par M. le professeur Sédillot, bien que le sujet fût *émacié, affaibli, atteint de nombreuses eschares,* et qu'après l'ouverture de la trachée, il eût fallu, pour *rétablir la respiration, recourir à l'insufflation pulmonaire et à des pressions sur le thorax,* devant toutes ces considérations on aura recours encore à la bronchotomie dans des cas analogues, ainsi que Sestier lui-même le conseille.

Il se peut, du reste, que ces accidents si effrayants de suffocation, à la suite de fièvre typhoïde, se rapportent non à une nécrose des cartilages, mais à une simple ulcération de la muqueuse du larynx (1) ; d'autre part, d'après les quelques cas où des malades ont été guéris sans opération et ont rejeté par l'expectoration une partie de cartilages arythénoïdes et cricoïde, on peut espérer que ce travail d'élimination aura lieu aussi favorablement au moins après la bronchotomie. Enfin, il faut tenir grand compte des résultats

_____

(1) Charcot et Dechambre, *loc. cit.*

publiés par les médecins étrangers et d'après lesquels 7 opérés sur 19 ont été sauvés (1).

Mais, lors même qu'en France la trachéotomie aurait plus souvent encore échoué contre la laryngite nécrosique aiguë, devrait-on hésiter devant une asphyxie commençante, surtout chez un sujet vigoureux? L'opération est devenue la règle dans le croup, où cependant la trachée et les bronches participent si souvent à l'affection de la gorge; et l'on n'opérerait pas lorsque le larynx seul est malade, qu'une fois celui-ci placé, par l'ouverture de la trachée, en dehors du champ de la respiration, rien ne semble plus devoir s'opposer au retour de l'hématose? La raison, je dirais presque la conscience, ordonne évidemment d'agir.

Pour moi, devant un cas semblable à celui que je viens de relater, jamais je ne faillirais à cette indication.

Ce travail d'ossification et de nécrose est réellement bien remarquable par sa rapidité comparée à celle du même travail dans la laryngite chronique; chez aucun de nos tuberculeux, dont plusieurs étaient atteints de laryngite ulcéreuse et nécrosique depuis des années, nous n'avons trouvé des lésions aussi considérables que dans l'observation précédente, où cependant la maladie ne datait que de quelques semaines; c'est qu'elle était ici sous l'influence d'un état général antérieur, la fièvre typhoïde, dont on reconnaît bien l'empreinte dans ce travail de mortification.

Nous n'insisterons pas sur les lésions, les symptômes, la valeur diagnostique des laryngites chroniques qui, avons-nous dit, ne nous ont rien offert de particulier chez nos malades. Nous engageons seulement les médecins à s'habituer à l'usage du laryngoscope auquel je crois cependant que bien des lésions peuvent échapper, mais qui, en

(1) *Gazette hebdomadaire.* 1859, p. 468.

somme, à la haute valeur de tout appareil destiné à agrandir le champ d'application de nos sens. Les imperfections de ce nouveau moyen de diagnostic me paraissent tenir à deux raisons : la première est la difficulté d'accoutumer les malades aux manœuvres nécessaires à une exploration suffisante, d'où il résulte que ce n'est qu'après deux ou trois séances qu'ils acquièrent l'aptitude nécessaire à ce mode d'examen ; de cette difficulté d'obtenir une conclusion diagnostique immédiate, il résulte que le laryngoscope n'est guère appelé à éclairer que les lésions chroniques (ce qui est énorme déjà) de la partie supérieure des voies respiratoires et digestives, les malades atteints d'affections aiguës n'ayant pas le temps, pour ainsi dire, d'être formés à son emploi.

La seconde raison est la conformation même du larynx, dont les parties saillantes, les cordes vocales, recouvrent et enlèvent à l'éclairage les points où précisément se développent les lésions chroniques les plus fréquentes.

Aussi est-il nécessaire, pour l'application du laryngoscope, de bien étudier les divers moyens d'obtenir du malade, en lui demandant quelques mouvements particuliers ou l'émission de certains sons, une ampliation successive, pour ainsi dire, de toute la cavité du larynx. Ne pouvant dans les limites de ce travail, traiter plus complétement cette question, je renvoie aux travaux de M. Czermak (1), de M. Fauvel, et en particulier de M. Moura-Bourouillou, dont l'instrument est celui qui m'a donné les meilleurs résultats, et que j'ai adopté préférablement aux autres.

Aphonie. — J'ai observé deux cas d'aphonie nerveuse, survenus dans des conditions très-diverses, et tous deux intéressants par leur étiologie.

Voici le premier de ces cas tel qu'il a été publié dans la *Gazette des Hôpitaux*, le 18 juillet 1863.

_____

(1) *Du laryngoscope et de son emploi;* traduction française. Paris, 1861.

OBSERVATION XXX. — X..., âgé de 32 ans, voltigeur au 30° de ligne, d'une forte constitution, n'a jamais été malade avant l'expédition de Chine, où il a séjourné deux ans, et où il a été successivement atteint de dyssenterie et de fièvre quotidienne. Pendant cinq semaines, durée de cette dernière affection, le malade dit avoir perdu la voix, qui ne revint que quelques jours après la disparition des accès.

Rentré à Paris depuis un an, il était envoyé, au commencement de 1862, à l'hôpital du Gros-Caillou. La fièvre quotidienne avait reparu, et avec elle l'aphonie qui s'était déjà manifestée à la première atteinte ; il sortit de cet hôpital parfaitement guéri, après dix-sept jours de traitement.

Sa santé a été excellente pendant dix mois.

Le 11 juin dernier, il est repris d'un accès qui dure trois ou quatre heures ; le lendemain, deuxième accès, et le malade est envoyé au Val-de-Grâce (service de M. Colin, salle 31, n° 23).

A la visite du 14 juin, le malade avait éprouvé trois accès (les 11, 12 et 13 juin) depuis sa rechute. La voix est complétement éteinte depuis le premier de ces accès ; et au moment même de la visite, bien que l'apyrexie soit complète, l'individu, malgré ses efforts, ne s'exprime que très-bas, sans pouvoir produire aucun son, soit grave, soit aigu ; la toux est également aphone. Il raconte qu'à chaque reprise du frisson il éprouve une constriction au niveau même du larynx, avec augmentation de gêne de la parole ; que cette constriction cesse au moment où survient le stade de chaleur. Aucun signe de cachexie palustre, soit dans les viscères abdominaux, soit dans le reste de l'économie.

Ni toux, ni expectoration ; rien de particulier à l'examen de la gorge ; le malade dit avoir eu un chancre en 1852, mais rien n'indique d'infection constitutionnelle. Comme il y a un peu de constipation et d'inappétence, on prescrit une potion stibiée à $0^{gr},10$; dans la soirée, après les évacuations produites par l'émétique, il est administré $0^{gr},30$ de sulfate de quinine.

Le 15 juin, l'accès fébrile a été retardé d'une demi-heure, et n'a pas duré plus d'une heure. L'aphonie persiste. — Sulfate de quinine, $0^{gr},30$.

Le 16, l'accès a été presque nul; le malade dit n'avoir éprouvé qu'un peu de moiteur sans frisson initial. — Même prescription.

Le 17, plus d'accès; le malade peut faire entendre sa voix, mais très-voilée et un peu rauque.

Le 18, à la visite du matin, la voix a complétement reparu, avec son timbre et sa puissance habituels.

Le malade sort guéri (1).

Chez notre malade, tout écarte évidemment la pensée d'une aphonie catarrhale liée à une lésion soit organique, soit fonctionnelle, de l'arbre respiratoire, puisqu'il n'y avait ni toux, ni expectoration, ni douleur locale; que, d'autre part, entre les trois séries d'accès, l'intermittence de l'aphonie a été aussi absolue; les mêmes raisons excluaient toute supposition d'influence syphilitique, que ne justifiait, du reste, aucun autre symptôme depuis l'accident éprouvé par le malade en 1852.

La sensation de constriction éprouvée au niveau du larynx pendant le stade de froid indiquait-elle un trouble spécial de l'innervation locale, en particulier des nerfs récurrents? Mais, dès le stade de chaleur, la constriction disparaissait sans que l'aphonie diminuât bien sensiblement. Néanmoins cette augmentation du malaise, de la difficulté de la parole durant le frisson, nous porte à rapprocher cette forme d'aphonie de celle que l'on observe dans le choléra, où, également, elle est à son maximum pendant la période algide. Et cependant les accès fébriles de ce malade n'offraient rien qui pût en rapprocher l'expression de celle du choléra; il n'y avait ni exagération du stade de froid ni tendance à une crise cholériforme; les intervalles étaient marqués d'une complète apyrexie, avec retour des forces; l'aphonie seule était permanente, comme si l'impression éprouvée durant l'accès par le système nerveux se fût con-

_____

(1) Cette observation a été recueillie par M. Fournier, médecin stagiaire.

centrée dans les points qui président aux fonctions du larynx.

Quant au traitement, il était évident, d'après l'histoire même du malade et ses atteintes antérieures, qu'en suspendant la fièvre, on guérirait du même coup l'aphonie; quatre doses de sulfate de quinine suffirent à ce double résultat.

Ma seconde observation d'aphonie nerveuse est celle d'un jeune soldat de 23 ans qui, dans un incendie, est renversé sous un pan de mur; au moment où ses camarades le dégagent, il s'aperçoit tout à coup qu'il a perdu la voix. L'aphonie qui, chez lui, était continue, persistait encore trois mois après l'accident, et alors je perdis de vue le malade, après avoir inutilement employé divers moyens, la belladone, les vésicatoires, l'électricité, etc.

ARTICLE VII

Cœur et Péricarde.

Nous avons été entraîné déjà plusieurs fois à mentionner les conditions pathogéniques de la péricardite parmi nos malades; c'est la tuberculisation aiguë, puis la phthisie pulmonaire aiguë ou chronique, et enfin le rhumatisme articulaire aigu qui, par ordre de fréquence, nous en ont donné le plus grand nombre. A la suite de cette dernière affection il n'y en a eu que 5 cas, dont 3 compliqués d'endocardite; tous les 5 ont guéri, tandis que, dans la tuberculisation aiguë, comme dans la phthisie classique, la péricardite a toujours été un accident ultime et fatal. C'est également de péricardite qu'est mort le sujet de notre observation de *laryngite nécrosique aiguë*.

Nous répéterons encore ici qu'une seule fois la péricardite s'est manifestée à la suite d'une pleurésie, et c'était une pleurésie droite.

COLIN.   10

Enfin, pour terminer ce bilan, il nous est entré, à 15 jours d'intervalle, à une époque où il y avait beaucoup de bronchites grippales, deux péricardites spontanées, qui, toutes deux, ont été suivies de guérison.

Nous avons observé un exemple de la difficulté du diagnostic entre la péricardite et la pleurésie sèche limitée aux points de la plèvre juxta-posés au péricarde. C'était chez un malade dont les battements du cœur s'accompagnaient d'un bruit de cuir neuf superficiel, identique au frottement péricardique et par son rhythme et par son caractère propre ; les signes négatifs fournis par la percussion, par l'état général et en particulier par le pouls et la respiration, nous firent présumer que ce bruit de frottement s'opérait entre deux feuillets pleuraux au voisinage du cœur qui, en leur communiquant ses mouvements, donnait au signe morbide le rhythme propre aux bruits du péricarde. La meilleure contre-épreuve était de faire respirer le malade aussi fortement que le lui permettait sa douleur de côté; nous sentîmes alors sous l'oreille ce frottement devenir synchrone aux mouvements d'inspiration et d'expiration; c'était donc une pleurésie, comme nous le prouva quelques jours plus tard un léger épanchement de ce côté. MM. Barth et Roger citent un cas analogue (1). Ces faits ont besoin d'être connus, et j'ai rencontré depuis un nouvel exemple de cette même difficulté de diagnostic entre la pleurésie sèche et la péricardite. C'est en semblable circonstance que l'on apprécie toute la valeur des signes généraux, auxquels les méthodes d'investigation physique, malgré leurs beaux résultats, ne doivent rien enlever de leur importance.

Quant aux affections du cœur lui-même, c'est ici que nous trouvons surtout de l'exagération dans la valeur attribuée à certains moyens d'exploration physique. Suivant bien des

_____

(1) *Traité pratique d'auscultation*, 5e édit., p. 468.

livres, la percussion de cet organe conduit toujours à des résultats positifs, mathématiques, d'une précision irrécusable ; un ou deux centimètres de plus ou de moins établissent, sur le volume de l'organe, les données diagnostiques les mieux fondées ; eh bien, malgré notre culte pour les moyens physiques de séméiologie, moyens que nous avons étudiés longuement et enseignés pendant quatre ans, nous n'accordons à la percussion, appliquée à la recherche des maladies du cœur, qu'une valeur restreinte à un certain nombre de cas dans lesquels encore existent d'autres signes, physiques ou rationnels, d'une plus grande importance. L'extrême variabilité des rapports immédiats de cet organe avec les parois thoraciques suivant les sujets, le voisinage de viscères très-variables aussi, suivant les individus, dans le mode dont ils avoisinent ou recouvrent le centre circulatoire (foie, poumon, estomac), nous paraissent enlever cette fixité de convention qu'on a donnée aux limites plessimétriques du cœur à l'état normal.

Combien sont plus importantes suivant nous :

1° L'inspection de la région précordiale, et surtout l'examen de la position occupée par la pointe du cœur ; de cette position découlent tout de suite les données diagnostiques de la plus haute valeur : si la pointe seule est déplacée et portée en dehors du mamelon gauche, il y a presque à coup sûr hypertrophie du cœur ; si l'organe entier a subi un mouvement de déplacement latéral, presque à coup sûr épanchement liquide ou gazeux dans l'une ou l'autre plèvre ; l'ascension de la pointe est en rapport constant avec l'augmentation, morbide ou physiologique, du volume de l'abdomen.

2° La palpation, dont M. le professeur Bouillaud a retiré des résultats remarquables consignés dans l'excellent traité de M. Racle (1).

(1) *Traité de diagnostic médical*, 3e édit. Paris, 1864.

3° L'auscultation pratiquée avec soin sur les différentes régions auxquelles correspondent les bruits du cœur ; nous insistons sur ce dernier point en recommandant l'emploi du sthétoscope pour la limitation exacte des bruits morbides ; il est bien rare qu'on n'arrive pas à une détermination rigoureuse de l'orifice malade.

4° Enfin nous recommandons spécialement l'examen du pouls ; après les travaux et les expériences si ingénieuses de M. Marey (1), il est plus que jamais opportun de reprendre l'étude trop négligée et si intéressante cependant des rapports qui existent entre l'état du cœur et les modifications de la circulation artérielle ; qui ne sait combien il est fréquent de rencontrer, à l'autopsie, un orifice malade dont cependant la lésion ne s'était pas annoncée par un bruit de souffle pendant la vie ? Dans ces cas, les caractères du pouls suppléent à l'absence de ce bruit. Chez deux malades qui n'avaient offert de souffle qu'à la pointe, j'ai cependant pu diagnostiquer, sans hésitation, et outre une altération mitrale, une insuffisance aortique en raison du caractère pathognomonique du pouls. Je ne puis placer ici une dissertation sur les modifications présentées par les pulsations artérielles suivant le siége de l'affection à tel ou tel orifice ; je me borne à rappeler qu'en général faible, intermittent dans les lésions auriculo-ventriculaires, il pèche, en sens opposé, par l'exagération de sa force et de son ampleur, dans les altérations des valvules aortiques.

Le double souffle intermittent crural, mentionné dans ces dernières années, a certainement quelque importance clinique dans les insuffisances aortiques ; mais je l'ai vu manquer assez souvent pour lui refuser le titre de signe pathognomonique.

(1) *Appareils et expériences cardiographiques* (*Mémoires de l'Académie de médecine*, t. **XXVI**, p. 268).

En raison des éliminations faites par les conseils de révision, les maladies du cœur ne sont pas très-fréquentes dans l'armée, et la plupart des hommes, qui entrent pour ce motif aux hôpitaux, les ont contractées à la suite de rhumatisme, postérieurement à leur incorporation. D'autre part, la nécessité de réformer ces sujets désormais impropres au service en rend la mortalité minime dans les hôpitaux militaires.

Il est entré en tout dans mon service 20 cas d'affection organique du cœur avec lésions des orifices; 12 fois ces lésions siégeaient ou prédominaient à la valvule mitrale, 8 fois à l'orifice aortique.

Dans 6 cas, où a été diagnostiquée l'altération qui récemment a motivé des discussions célèbres et failli révolutionner la théorie des bruits du cœur, je veux parler du rétrécissement mitral, ce diagnostic a été basé quatre fois sur l'existence d'un bruit de souffle à la pointe au second temps, et deux fois sur celle d'un souffle présystolique borné à la même région. L'identité de la conclusion séméiotique, malgré la différence du temps auquel correspond le bruit morbide, n'est que la confirmation de la doctrine actuelle si bien établie par MM. Chauveau et Faivre, et d'après laquelle le passage du sang de l'oreillette dans le ventricule a lieu surtout à deux moments distincts : 1° pendant le second temps, 2° immédiatement avant la systole ventriculaire.

Les deux sujets, chez lesquels le souffle de rétrécissement mitral était présystolique, m'ont en même temps offert l'un et l'autre un dédoublement du second bruit (bruit de marteau), dédoublement que je n'ai pas rencontré chez ceux dont le souffle avait lieu au second temps, comme si, chez les premiers, l'obstacle à la réplétion du ventricule gauche avait été plus considérable et eût ainsi entraîné le manque de synchronisme entre ses mouvements et ceux du ventricule droit.

On sait au reste que le dédoublement des bruits du cœur peut tenir simplement à un trouble d'innervation de cet organe ; on le rencontre parfois dans les palpitations nerveuses ; je l'ai fait observer, dans mes conférences, chez deux malades atteints de fièvre typhoïde, chez tous deux ce phénomène ne dura que pendant le cours du premier septénaire ; enfin je l'ai rencontré dans une autre affection, où l'appareil circulatoire et le système nerveux présentent également un éréthisme remarquable, la phthisie galopante ; le sujet de cette dernière observation est le nommé Caille, garde de Paris, mort au n° 26 de la salle 27, et qui présenta jusqu'au dernier moment le phénomène que je signale ; l'autopsie permit de constater l'intégrité parfaite du cœur et de ses orifices.

Dans tous ces cas le dédoublement s'est toujours manifesté au deuxième temps (bruit de marteau).

Il reste bien peu de chose à dire sur les affections du cœur, depuis les travaux de Corvisard, Bouillaud, Bizot ; aussi terminerai-je cet article par une observation d'anévrysme (intra-cardiaque) de l'aorte ; cet anévrysme, qui avait pris son point de départ dans un des petits sinus de ce vaisseau, constitue un fait d'un ordre beaucoup moins connu en France ; on peut le rapprocher avec fruit du mémoire d'un savant médecin anglais, Turnham (1), qui a étudié d'une manière remarquable l'anatomie et la physiologie pathologiques des dilatations anévrysmales des sinus de l'aorte.

OBSERVATION XXXI. — *Anévrysme cylindroïde et anévrysme vrai circonscrit de l'aorte ascendante à son origine.* — *Dilatation du sinus droit en forme de poche biloculaire développée dans la cloison médiane du cœur, et comprimant les cavités.* — *Mort subite sans rupture.* — Le nommé Verrière (Pierre), voltigeur au 2ᵉ régiment de la garde, âgé de 39 ans, d'un tempérament bilioso-sanguin, offrant les apparences types d'une vigoureuse organisation (saillies

(1) Voir *Archives de médecine*. Paris, 1841, t. XI.

musculaires bien détachées, taille élevée, conformation symétrique du thorax, largement développé dans ses diamètres et
dans sa circonférence supérieure), entré le 6 février 1861,
salle 27, n° 8.

Cet homme tousse depuis un mois; tenant à ne pas interrompre son service, il n'a pas accusé cette légère indisposition dont
au reste ses camarades et ses chefs se sont à peine aperçus.

Dans la nuit du 5 au 6, il éprouve une vive anxiété précordiale, avec sensation d'étouffement; le médecin du corps, appelé pour la première fois, arrive à la fin de cet accès qui a duré
une demi-heure, trouve le malade encore fatigué de quelques
quintes de toux, mais soulagé de son oppression, comme à la fin
d'un accès d'asthme, mais sans expectoration.

Le malade est néanmoins transporté à l'hôpital, le même jour,
6 février; pendant le trajet il a éprouvé de nouveau de l'oppression, et le médecin de garde constate à 9 heures du matin de
la dyspnée, avec fréquence, petitesse du pouls et teinte légèrement cyanosée des extrémités; conservation parfaite de l'intelligence; obscurité des bruits du cœur, quelques râles sibilants
dans tout le thorax (six ventouses scarifiées, synapismes); le malade éprouve immédiatement un grand soulagement, et s'endort
même quelques instants après. A 4 heures l'infirmier de la salle
vient prévenir que ce malade est à l'agonie; et le médecin de
garde constate tous les signes de la mort, excepté la suppression
des battements du cœur qui semble encore manifester des contractions vermiculaires, bien que l'asphygmie soit complète;
cette persistance des battements cardiaques aurait duré jusqu'à
5 heures, moment où le décès a été définitivement constaté.

Autopsie le 9 février, 3 jours après la mort.

Cœur et gros vaisseaux. — Le péricarde ne nous offre aucune
trace ni d'épanchement, ni d'exsudation, ni d'adhérence.

Le cœur est doublé de volume, et peut être donné comme
type d'hypertrophie excentrique : ainsi sous cette exagération de
volume, les parois ont conservé leur épaisseur normale, et les
cavités leurs dimensions, non pas absolues, mais proportionnelles.

Le ventricule droit est rempli de caillots fibrineux blanchâtres,
résistants à la traction, fortement enchevêtrés dans les colonnes
musculaires de la valvule tricuspide; cette valvule est parfaite-

ment saine, lisse et transparente, ainsi que les sigmoïdes de l'artère pulmonaire qui ne nous offre non plus aucune altération soit de tissu, soit de canalisation.

Le ventricule gauche, épais de $0^m,013$ au milieu de sa face antérieure (maximum de l'état normal à l'âge de notre sujet) renferme une certaine quantité de caillots noirs et diffluents. La valvule mitrale est considérablement épaissie, indurée, renfermant une dixaine de granulations cartilagineuses du volume d'un grain de blé, et luisantes à la coupe ; cette valvule présente en outre à sa face supérieure quelques taches jaunes sous-séreuses.

Les sigmoïdes sont boursouflées, rougeâtres sur leurs bords, mais sans induration et parfaitement suffisantes.

L'aorte est considérablement dilatée depuis son origine jusqu'au grand sinus, présentant aussi dans toute sa partie ascendante les caractères de l'anévrysme cylindroïde ; son diamètre est de $0^m,040$, ses tuniques, doublées d'épaisseur, sa surface interne ridée, parsemée de taches jaunes sous-séreuses sans ossification ni ramollissement.

Mais ce qui fait surtout l'intérêt de cette observation est une poche circonscrite qui se détache de l'anévrysme cylindroïde à l'origine même du vaisseau. Au fond du petit sinus droit postérieur (par là j'entends avec M. Parchappe le sinus de la valvule sigmoïde adossée à la cloison) apparaît une ouverture circulaire de $0^m,015$ de diamètre, dont la demi-circonférence inférieure, correspondant à la zone fibreuse aortique, est nettement marquée comme le bord du collet des anévrysmes faux, tandis que la demi-circonférence supérieure n'offre qu'une saillie mousse, sans rebord tranché entre le calibre de l'artère et celui du sac. C'est bien, malgré la banalité de la comparaison, la forme d'ouverture d'une poche suspendue à une cavité quelconque, le rebord tranchant de ces sortes d'ouvertures correspondant toujours à l'arc inférieur de leur circonférence.

Dans la cavité même du sac, on pourrait loger un œuf de poule; distendu par de légères tractions en tous sens, il présente une forme assez régulièrement sphérique, sans anfractuosités ; nous y constatons d'une part l'absence de toute espèce de caillots, d'autre part l'existence des trois tuniques comme éléments des parois, et enfin l'infiltration athéromateuse de tout le tissu cellulaire sous-séreux, avec ossification par plaques minces faciles à enlever, et entraînant alors avec elles des lambeaux de la tunique interne qui les recouvre. Il n'existe aucune perforation, aucune trace de gerçure des tuniques. Distendue par l'eau, la poche fait une saillie considérable dans l'oreillette droite qui lui est adhérente et qui est amincie dans toute l'étendue de cette continuité ; cette même distension produit une saillie moindre dans le ventricule droit, mais rétrécit notablement le calibre de l'orifice auriculo-ventriculaire de ce côté.

Enfin cette même aorte nous offrait, et au même point, une troisième lésion remarquable. On sait que la partie la plus lisse du ventricule gauche est la surface triangulaire de la chambre aortique, surface adossée à la cloison et limitée, en arrière comme en avant, par les soulèvements musculaires réticulés qui forment l'origine des gros pilastres de la mitrale ; cette surface lisse est juste au-dessous du sinus droit qui nous occupe, et dont la sépare la sygmoïde correspondante.

Or, chez notre sujet, cette valvule, au lieu de se fixer, par son bord convexe, sur la même zone que les deux autres, s'était agrandie tellement de haut en bas, qu'elle venait s'insérer au milieu de la surface lisse en question, à mi-hauteur de la cloison inter-ventriculaire. Aussi le nid valvulaire correspondant était-il profond de 0^m,05, et son allongement vers la pointe du cœur tenait à un décollement entre l'endocarde et la substance propre de l'organe.

En résumé, le sinus droit présentait deux dilatations morbides, l'une constituée par l'agrandissement si considérable du nid valvulaire, l'autre par la poche décrite en premier lieu, ce qui justifie notre titre : *Dilatation du sinus droit en forme de poche biloculaire développée dans la cloison médiane du cœur.*

Poumons. — Sains, libres d'adhérences, ne présentant pas la moindre granulation tuberculeuse, crépitants dans toute leur étendue ; quelques mucosités, mais sans écume, dans les bronches.

Abdomen. — Arborisation générale de la muqueuse intestinale ; hypérémie considérable du foie, de la rate, des reins.

Crâne. — Coloration un peu opaline de la surface des hémisphères ; légère congestion des veines sous-arachnoïdiennes. Consistance et coloration normale des deux substances.

Système locomoteur. — Quelques ecchymoses dans le tissu musculaire des intercostaux, aux parties latérales du thorax ; il n'en n'existe en aucun autre point du tronc ni des membres.

Réflexions. — Comment est survenue cette mort si rapide? En rencontrant à l'autopsie une poche anévrysmale, intra-cardiaque, sur le côté droit de l'aorte, nous avons soigneusement recherché si elle ne communiquait avec aucune des cavités du cœur, et en particulier avec l'oreillette droite ; on sait les faits remarquables, réunis par Turnham, de communications de ce genre (1) ; le médecin anglais a le premier insisté sur ces ruptures anévrysmales, d'où formation *spontanée*, et dans les *gros vaisseaux, le cœur même*, d'anévrysmes artérioso-veineux, lésion qui jusqu'à lui avait été regardée comme le résultat invariable d'un traumatisme, *et exclusive aux vaisseaux des membres.* Turnham a constaté de plus qu'en traversant avec des aiguilles le sinus droit aortique chez des sujets sains, on faisait ressortir la pointe soit par le péricarde, soit par le ventricule droit ou par l'oreillette droite ; et, comme confirmation de ces expériences, le relevé qu'il donne des autopsies d'anévrysmes artérioso-veineux par communication de l'aorte avec les cavités droites du cœur prouve qu'en effet c'est de ce sinus droit surtout (12 fois sur 22) que procède la dilatation préalable à la rupture qui mélangera les deux sangs.

Mais les désordres anatomiques n'ont pas été jusque-là chez notre sujet ; il y a eu mort presque subite après quelques phénomènes de bronchite fort légère, datant d'un mois seulement, et dont se préoccupait à peine le malade ; or ces terminaisons ne sont pas rares, sans rupture, bien entendu, dans les affections du cœur et des gros vaisseaux.

Au début d'un mémoire très-intéressant sur ce sujet (2), Aran prouve même par des chiffres que, dans ces mala-

(1) *Archives de médecine*, 4ᵉ série, t. XI.
(2) *Idem*, 4ᵉ série, t. XIX.

dies, il y a plus de morts subites sans rupture qu'avec rupture d'une cavité ou d'un vaisseau. Des individus atteints de dilatation anévrysmale du cœur meurent parfois subitement, et dans ces cas jamais M. Cruveilhier (1) n'a observé la rupture de la dilatation ; bien plus, l'anévrysme circonscrit du cœur produit parfois la mort subite sans s'être rompu ; il n'est pas jusqu'à l'hypertrophie simple qui n'ait été trouvée comme toute lésion chez des individus morts subitement.

Ces terminaisons rapides, sans rupture, sont du reste faciles à comprendre. Chez notre sujet, par exemple, une poche anévrysmale, ainsi placée, que dans les mouvements d'expansion sous l'effort des ondées partant du cœur ou revenant de l'aorte, elle devait comprimer les deux cavités droites et rétrécir leur orifice de communication, une telle poche possédait pour ainsi dire en puissance l'obstruction du cœur droit ; une bronchite est survenue, accélérant un peu les mouvements cardiaques ; une fois que le ventricule droit ne s'est plus complétement dégagé, conséquence de cette accélération même, il a perdu le bénéfice de son hypertrophie qui avait pu lutter jusque-là contre l'obstacle, et tout de suite il a été envahi de caillots fibrineux. De cet arrêt du sang au cœur droit semble dépendre l'aspect parfaitement sain du parenchyme pulmonaire, l'absence d'écume bronchique, malgré la congestion des organes parenchymateux (foie, rate, rein) comme dans l'asphyxie.

Tout semble prouver cependant que le processus morbide datait de longtemps. Y avait-il possibilité d'un diagnostic ? La dilatation du ventricule gauche et de l'aorte, le volume de l'ondée qui devait en résulter, les rides des parois artérielles, le boursouflement des valvules sigmoïdes, semblent indiquer que le premier temps devait

(1) *Traité d'Anatomie pathologique*, t. II, p. 678.

être couvert d'un bruit anormal ; pour le second temps, le décollement de la sigmoïde droite, l'entrée du sang dans la grande poche anévrysmale dont l'ouverture semblait se prêter surtout à la pénétration par récurrence aortique, militent en faveur d'une deuxième hypothèse de bruit anormal ; mais, somme toute, chez un homme robuste en apparence, et qui ne voulait pas être regardé comme malade, rien ne provoquait d'investigation physique, et tout renseignement en conséquence nous fait défaut à cet égard.

Du reste, Turnham (1) établit que dans les anévrysmes artérioso-veineux du cœur, la plupart des malades ne présentent de phénomènes morbides, dyspnée, palpitation, bruit de scie, pouls hémorrhagique, rebondissant, etc., qu'après la rupture ; en sorte que la période préalable de simple dilatation a passé inaperçue.

Pour ne pas sortir du champ d'observation de notre malade, c'est-à-dire des lésions anatomiques, nous ferons remarquer que dans toute la dilatation cylindroïde, c'est-à-dire dans sa portion ascendante tout entière, l'aorte ne renfermait pas encore de plaques ostéo-calcaires, qu'il y avait à peine quelques taches jaunes sous-séreuses, que l'anévrysme circonscrit surajouté au précédent ne peut donc, dans le cas spécial, être attribué, comme mode de formation, à l'altération athéromateuse du vaisseau, d'où rupture des deux membranes internes, et formation d'un anévrysme *faux* latéral. Du reste les trois tuniques existaient encore dans cette poche secondaire, nouvelle preuve à l'appui de la doctrine de M. Cruveilhier pour qui l'anévrysme *vrai* ou par dilatation précède toujours, *même dans la forme circonscrite*, l'anévrysme *faux* ou avec rupture des tuniques, lequel n'est que la période extrême du premier (2).

____

(1) Mémoire déjà cité.
(2) On sait que Scarpa n'admettait, au contraire, comme anévrysme

Par cela même que les trois tuniques existaient encore dans la poche anévrysmale, on n'y trouvait pas de caillots; ceux-ci en effet n'existent qu'à la période d'ulcération des tuniques, et constituent alors, comme l'a établi Scarpa, un des faits les plus constants des anévrysmes *faux*.

Rappelons enfin que chez ce malade l'excavation de la sigmoïde droite, d'où résultait un si notable agrandissement du nid valvulaire, devait singulièrement la prédisposer à se rompre sous l'effort de retour du sang, effort très-considérable, vu l'hypertrophie des tuniques artérielles; cet accident eût rendu ce cas identique à une observation de Corrigan, dans laquelle la mort subite était résultée de la rupture d'une valvule présentant absolument les mêmes conditions anatomiques que celle dont nous venons de parler.

circonscrit que les poches à collet, collet constitué par la rupture de la tunique propre, de façon que, pour lui, les anévrysmes faux étaient les seuls réellement constitués et admissibles.

CHAPITRE III

MALADIES DU TUBE DIGESTIF ET DE SES ANNEXES.

ARTICLE Ier

Stomatite ulcéro-membraneuse.

Il n'est entré dans mes salles, durant toute cette période d'observation, que 44 malades atteints de stomatite ; cette affection est du reste habituellement assez légère pour que l'on ne puisse, du chiffre des hommes envoyés aux hôpitaux pour ce motf, faire le total des sujets frappés de stomatite dans la garnison ; la plupart sont traités aux infirmeries régimentaires.

Nous pouvons seulement, d'après cette considération que les 44 malades sont à peu près également répartis sur tout le temps de notre observation, conclure que l'affection ne s'est jamais élevée, comme fréquence, à la hauteur d'une épidémie.

Il y a, sur nos relevés, plusieurs mois durant lesquels nous n'en avons pas reçu un seul cas ; mais ces mois appartiennent indifféremment, telle année à la saison chaude (ainsi juin, juillet 1860), telle autre année à la saison froide (janvier, mars 1861) ; pour tous les autres mois pendant lesquels nous en avons observé, le nombre des cas est en moyenne à peu près le même, soit en été, soit en hiver.

Nous n'avons jamais non plus observé de recrudescence de la stomatite, au point de vue de sa fréquence, aux époques où augmentait dans nos salles le nombre des fièvres typhoïdes.

Jamais enfin nous n'avons remarqué qu'elle se manifestât, dans notre service, sur les voisins d'un individu qui en était lui-même atteint.

Ces trois conditions sur lesquelles j'insiste, indépendance de tout rapport avec les saisons, de toute connexité avec la fièvre typhoïde, de toute propagation par voisinage, ces trois conditions sont très-intéressantes, parce qu'elles n'existent pas lorsque la stomatite ulcéro-membraneuse devient épidémique; dans ce dernier cas, elle semble liée étroitement à la saison chaude; elle existe parallèlement d'ordinaire à une épidémie de fièvre typhoïde; quand un homme atteint pénètre dans une salle d'hôpital, il est rare qu'il n'y propage pas sa maladie.

Ces différences, si considérables au premier abord, dans une même affection, suivant qu'elle est sporadique ou épidémique, ne sont pas extrêmement rares ; nous y reviendrons à propos des fièvres éruptives.

La garnison de Paris, comme celle d'autres grandes villes militaires, présente donc, à toute époque, des cas de stomatite ulcéro-membraneuse, cas disséminés, véritables jalons qui, durant des périodes de temps plus ou moins considérables, séparent les explosions épidémiques de cette maladie. De plus, ces cas isolés semblent se développer sous une influence pathogénique différente de celle qui régit les épidémies de stomatite; tandis que, dans ce dernier cas, ce sont des conditions générales, chaleur, humidité, encombrement, constitution médicale (caractérisée par la prédominance de la fièvre typhoïde), qui président au développement de l'affection de la bouche, l'étiologie, dans les périodes non épidémiques, semble se réduire aux conditions purement locales des parties qui vont être atteintes; ici, les abus de condiments épicés, de tabac, la malpropreté habituelle des gencives, mais surtout les caries dentaires, et, comme nous le verrons dans l'article suivant, l'évolution de la dernière grosse molaire, en sont fréquemment les causes déterminantes.

Pour se rapporter à une étiologie aussi restreinte, les symptômes de la maladie n'en sont pas moins marqués; nous avons observé, dans ces formes sporadiques, non-seulement les ulcérations de la sertissure des gencives, mais les ulcérations les plus étendues de là la face interne des joues (pariétales de M. Bergeron), de l'angle de réunion des deux mâchoires (intermaxillaires du même auteur); nous ne voudrions, du reste, en rien, essayer la description d'une maladie dont tous les traits ont été si exactement décrits dans le travail de notre distingué confrère, M. Bergeron (1).

La seule critique que nous nous permettions de lui adresser est celle d'une tendance, un peu trop marquée peut-être, à reconnaître à la plupart des cas de stomatite une période d'invasion constituée par des troubles généraux; la fièvre ne nous a jamais paru en rapport qu'avec l'étendue des symptômes locaux, érythème, ulcérations (pariétales surtout) et gonflement ganglionnaire. Elle ressemble beaucoup plus par conséquent à la fièvre des inflammations, fièvre habituellement limitée à l'intensité de celles-ci, qu'à celle des pyrexies, dont, au reste, on peut admettre, sans l'exagérer, un certain degré de ressemblance avec la stomatite ulcéro-membraneuse.

Ce que nous ne devons pas oublier, c'est que nous sommes redevables à M. Bergeron de la guérison rapide de tous nos malades par l'emploi de la médication si simple et si facile qu'il a préconisée, le chlorate de potasse.

(1) *De la stomatite ulcéreuse des soldats et de son identité avec lo stomatite des enfants.* Paris, 1859. (*Recueil des mémoires de médecine et de chirurgie militaire.*)

ARTICLE II

Trismus de dentition.

Il n'est pas d'année où je n'aie eu occasion, au moins une fois, de faire remarquer, dans mes conférences cliniques, des individus qui, au milieu d'une santé parfaite, éprouvaient subitement une contracture invincible des muscles masséters. Ces hommes n'ont pas de fièvre, vont, viennent, demandent à manger, mais ne peuvent, en raison du rapprochement et même du chevauchement des mâchoires, avaler que des aliments liquides.

Cette contracture, identique à celle du tétanos, parfaitement appréciable sous le doigt, dure de huit à quinze jours, cède peu à peu, et l'on voit alors son point de départ dans l'apparition d'une des grosses molaires de la mâchoire inférieure.

Je me souviens d'avoir ouï, pour la première fois, parler de cette singulière affection, par Bégin, il y a une dixaine d'années ; depuis je ne l'avais vue décrite nulle part, ce qui m'engageait plus vivement à en signaler les exemples que je rencontrais, lorsque parut (1) une note très-intéressante de M. le docteur Germain, de Château-Thierry, note dans laquelle l'auteur donne le nom de *Contracture du masséter* à cet accident que, vu son point de départ, j'inscris habituellement sous celui de *Trismus de dentition*.

M. Germain cherche de ce fait une explication anatomique très-plausible dans le voisinage qui existe entre l'implantation de la dernière grosse molaire et les insertions antérieures du muscle masséter, près de l'angle de la mâchoire ; la contraction du muscle résulterait donc d'une irritation directe de ses fibres lors de l'évolution de la dent

---

(1) *Gazette hebdomadaire*, 13 février 1863.

de sagesse. Quoi qu'il en soit, ce phénomène de contracture musculaire chez l'adulte, par le fait de l'évolution
d'une molaire, ne rappelle-t-il pas les troubles musculaires,
convulsions, contracture, propres à la première dentition?
Mais il est peu probable, d'après ce que nous venons de
dire, que le mécanisme des convulsions de l'enfance, entraînées par une action réflexe, puisse se prêter à l'explication de la contracture qui nous occupe, contracture toute
locale, et que n'accompagne aucun des troubles généraux
observés lors de l'évolution des premières dents.

Chez 3 sujets (et en tout nous en avons observé 7), le
trismus était accompagné de stomatite ulcéro-membraneuse (pariétale et intermaxillaire), en sorte que les ganglions sous-maxillaires étant gonflés en même temps, on
eût pu croire que la difficulté d'écarter les mâchoires tenait tout simplement à la douleur que ce mouvement
eût réveillée dans des régions devenues d'une extrême
sensibilité par le fait de cette inflammation.

Cette difficulté de diagnostic disparaît par l'examen attentif des masséters dont on sent parfaitement la rigidité
convulsive, par l'interrogation du malade qui indique très-
nettement, comme obstacle à l'ouverture de sa bouche, la
présence de deux cordes roides (les deux muscles) qui lui
serrent les mâchoires.

La stomatite concomitante tient-elle à l'état d'irritation
de la muqueuse buccale, irritation qui accompagnerait la
dentition de l'adulte comme celle de l'enfant, et constitue-
rait dès lors, chez nos soldats, comme nous l'avons dit, une
des causes vulgaires de la stomatite sporadique?

La bénignité de l'affection indique naturellement des
moyens thérapeutiques qui ne soient ni trop énergiques
ni trop douloureux. Je me suis toujours contenté d'embroca-
tions huileuses avec application d'une couche de ouate
sur les joues; dans les cas où il y avait stomatite, le chlorate de potasse était indiqué; son action a été aussi évi-

dente et aussi rapide que dans la stomatite ulcéro-membraneuse simple.

Un seul malade est resté à l'hôpital plus de vingt jours ; mais nous devons dire que les autres, au moment de leur sortie, ne pouvaient encore donner à leurs mâchoires qu'un degré d'écartement assez borné ; nous ne les retenions pas davantage, vu l'intégrité parfaite de leurs autres fonctions, vu la possibilité pour eux de reprendre l'usage des aliments habituels du soldat; mais, chez quelques-uns, sans doute, la guérison complète aura pu n'être que fort tardive comme chez certains malades de M. Germain qui, au bout de six mois, n'ouvraient encore qu'incomplétement la bouche.

ARTICLE III

Oreillons.

Pendant les années 1854 et 1855, j'habitais la petite ville de Joigny où se trouvait le régiment auquel j'ai appartenu en qualité d'aide-major. C'était l'époque où la guerre de Crimée nécessitait le rappel sous les drapeaux d'un nombre considérable de recrues; en quelques mois il en arriva plus de mille qui encombrèrent les casernes de cette garnison, et qui bientôt fournirent matière à une série d'affections épidémiques; la fièvre typhoïde, la variole, la rougeole, enfin la scarlatine, sévirent successivement, s'attaquant d'une manière exclusive à ces jeunes soldats, dont quelques-uns payèrent coup sur coup tribut aux quatre maladies ; il semblait qu'il existât chez eux une imminence morbide indéterminée, dont toute affection régnante devait entraîner une manifestation. Chose remarquable, la population civile, en contact intime avec cette garnison, ne se ressentit en rien d'un voisinage en apparence si dangereux; la variole en particulier qui nous enleva 12 mi-

litaires sur 200 malades, tous vaccinés, ne frappa aucun
des habitants de la ville (1).

Pour en revenir au sujet de cet article, ce fut dans l'intervalle de l'épidémie de rougeole à celle de scarlatine, du
mois de février à la fin du mois de mars 1855, que parut
l'épidémie d'oreillons la plus considérable que j'aie observée. D'après les registres de mon infirmerie, plus de
75 hommes en furent attaqués; chez la plupart les parotides
furent doubles ; chez presque tous il y eut métastase testi-
culaire, chez aucun la maladie ne dura plus de quinze
jours; chez tous enfin il y eut guérison sans suppuration.
Ajoutons qu'ici encore ce furent nos recrues qui subirent
l'épidémie.

Les conditions précédentes résument les allures générales d'une épidémie d'oreillons, cette nouvelle affection
commune à l'enfance et au soldat : 1° développement en
hiver ; 2° coïncidence de fièvres éruptives, avec lesquelles
les oreillons ont tant d'affinité.

Dans notre période d'observation au Val-de-Grâce, nous
n'avons, au contraire, rencontré que des cas disséminés
de cette affection ; il nous en est entré en tout 12 environ,
jamais plus d'un par mois, excepté en février 1860 (époque
où régnait la rougeole, cette maladie qui accompagne si
fréquemment les oreillons), et en janvier 1863; dans chacun de ces mois, nous en avons eu 3 cas; les autres sont
répartis irrégulièrement sur les différents mois d'hiver des
années précédentes; nous n'en avons pas observé dans les
périodes estivales d'aucune de ces années.

Ce n'est que bien exceptionnellement, peut-être une fois

_____

(1) Disons en passant que cette scission qui existe entre la population
militaire et la population civile, au point de vue des influences morbides,
reçut à cette même époque une contre-épreuve remarquable; en cette
année 1854, le choléra frappa la population civile de Joigny : sur 6,000 habitants, il y eut plus de 200 morts, tandis que sur nos 1,200 militaires, il
y eut 2 cas de cholérine et pas un seul décès.

sur cinq ou six, que nous avons vu manquer l'inflammation simultanée ou métastatique d'un testicule, inflammation relativement très-rare chez l'enfant.

Notre traitement a toujours été purement externe, consistant en applications de ouate, quelquefois en onctions mercurielles ; bien que ce soit là une affection générale, elle ne nous a jamais paru indiquer la médication évacuante que d'après des idées humorales certains praticiens croient encore devoir lui opposer.

ARTICLE IV

Angines.

Je n'ai observé au Val-de-Grâce d'épidémies d'angine couenneuse qu'au commencement de l'année 1860, époque où notre hôpital renfermait tant d'affections entraînées ou aggravées par des influences nosocomiales particulières qui relevaient surtout d'une accumulation exceptionnelle de malades pendant plusieurs mois (1).

Depuis les conditions d'installation, le nombre des malades étant revenus à l'état normal, la diphthérie ne s'est plus manifestée épidémiquement, bien qu'indiquant encore, de temps en temps, dans les divers services, une certaine imminence de retour par l'apparition de quelques cas sporadiques.

Quant aux angines gangréneuses, forme morbide très-réelle, je n'en ai pas observé un seul cas durant ces quatre ans, malgré le grand nombre de fièvres typhoïdes que j'ai eues à traiter (357), et dont plusieurs ont emprunté aux constitutions régnantes une extrême gravité, et une tendance manifeste aux accidents de gangrène.

---

(1) Voir le mémoire de M. le professeur Laveran, *Des influences nosocomiales sur la marche et la gravité de la rougeole* (*Gazette hebdomadaire*, 1861).

Mais le nombre des angines vulgaires a été considérable ; il s'est élevé à 117, chiffre inférieur à la conclusion qu'on pourrait en tirer, quand on songe que beaucoup de ces affections sont traitées aux infirmeries régimentaires.

Ces angines sont de deux sortes : dans l'une, il y a inflammation profonde de la région tonsillaire, c'est l'angine phlegmoneuse, ordinairement unilatérale ; dans l'autre, l'affection est superficielle, consiste en rougeur de la muqueuse avec exsudation pultacée ; c'est l'angine couenneuse *vulgaire* de M. Trousseau, celle qui a été, de la part de M. Gubler, l'objet d'un remarquable travail d'où il résulte que cette angine n'est le plus souvent qu'un véritable herpès de la muqueuse du pharynx (1). Cette angine couenneuse vulgaire, en raison de l'extension de l'érythème à toute la surface tonsillo-palatine, en raison de l'aspect de l'exsudation, ressemble parfois singulièrement à l'angine scarlatineuse.

Rien n'est plus saisissable, plus grossier, dirions-nous presque, que la différence anatomique de ces deux formes d'angine, phlegmoneuse et pultacée : dans la première, tuméfaction unilatérale, souvent sans changement de coloration de la muqueuse ; dans la seconde, teinte scarlatineuse de cette membrane, exsudations blanchâtres, le plus souvent sans aucune tuméfaction notable des parties, sans rétrécissement apparent de l'isthme du gosier. Il semble que la différence de nature de ces deux affections ne soit pas moins nette, la première se rapportant aux maladies où du pus doit se former, au phlegmon, se répétant fréquemment chez le même sujet, tandis que les recherches modernes établissent la parenté de la seconde avec les affections superficielles, les éruptions cutanées, et qu'elle n'a aucune tendance à récidiver.

Eh bien, si l'on se place à un point de vue un peu plus élevé, que l'on se détache de l'observation purement ana-

_____

(1) Voir *Union médicale*, 1858.

tomique, ou purement individuelle, on arrive bientôt à être convaincu de l'affinité de ces deux formes morbides ; ainsi on les voit relever l'une et l'autre des mêmes conditions étiologiques.

Quelles sont en effet les époques où l'angine vulgaire est le plus fréquente? C'est d'abord, de l'aveu de tous les observateurs, au moment des brusques variations atmosphériques, c'est ensuite, d'après mes relevés, pendant les périodes de prédominance d'une constitution médicale à caractère bilieux, constitution que signale le chiffre élevé des embarras gastriques, des fièvres éphémères, des courbatures, des ictères. C'est dans ces deux ordres de circonstances, si diverses au premier abord, si opposées en effet par le caractère de la constitution qu'elles signalent, puisqu'il est bilieux dans les unes, inflammatoire dans les autres, que se manifestent presque toujours les recrudescences épidémiques d'angines vulgaires. Or, dans l'un comme dans l'autre cas, les malades sont indifféremment atteints soit d'angine phlegmoneuse, soit d'angine couenneuse vulgaire (pultacée) ; quelle que soit la forme que doive prendre l'affection, le début est signalé par des symptômes généraux identiques, frisson, fièvre, courbature, souvent nausées, etc. ; il y a bien ensuite détermination morbide vers la gorge, mais détermination vague, pour ainsi dire, qui, suivant la différence de susceptibilité des divers tissus chez des sujets différents, se caractérisera chez l'un par un phlegmon, chez l'autre par un érythème ou un herpès de la muqueuse pharyngienne.

Il en résulte pour nous que dans le traitement de ces affections on doit tenir un aussi grand compte de la condition pathogénique qui les domine que de la forme anatomique à combattre. Les évacuants apportent un grand soulagement aux malades atteints pendant une constitution bilieuse ; jamais, en pareille circonstance, nous n'avons eu, même dans la forme phlegmoneuse, à recourir aux sangsues que nous avons, au contraire, appliquées avec succès lorsque les angines s'étaient produites sous l'influence du froid, en même temps que les autres maladies qui caractérisent la constitution inflammatoire.

Le travail de M. Gubler, auquel j'ai fait allusion plus haut, est très-concluant au point de vue de la parenté à établir entre l'herpès labialis et la plupart des angines couenneuses communes; l'herpès guttural n'est que la représentation sur la muqueuse de la gorge, de l'herpès cutané. Ce n'est là du reste qu'une preuve nouvelle de la solidarité, établie déjà par d'autres affections, entre la peau et les parties des muqueuses accessibles à l'air, au point de vue des manifestations morbides : ainsi, dans la variole, pustules cutanées, pustules à la gorge; dans la scarlatine, l'érythème de la région palatine n'est que la continuation de l'érythème cutané ; enfin, dans l'érysipèle de la face, comme nous en avons vu trois cas, une angine superficielle peut venir également attester cette solidarité.

Seulement il faut, si l'on adopte la dénomination soit d'angine herpétique, soit d'herpès guttural, se bien pénétrer de cette pensée que par là on caractérise seulement la forme anatomique de la maladie, et non pas sa nature spéciale ; nous avons dit, en effet, combien, par l'ensemble de ses conditions pathogéniques, l'angine phlegmoneuse elle-même, celle qui souvent ne s'accompagne même pas d'érythème de la muqueuse, se rapprochait des angines superficielles, éruptives ou exsudatives ; dans son travail, M. Gubler cite précisément un fait de transformation de la première forme en la seconde ; et pour nous, sans être très-fréquents, ces faits ne sont pas rares. Aussi avons-nous tenu essentiellement à décrire simultanément, comme maladies *connexes*, l'angine phlegmoneuse et l'angine couenneuse vulgaire dont l'herpès guttural n'est qu'une forme.

La question du diagnostic entre ces angines et les angines diphthériques est remarquablement traitée par

M. Trousseau (1) ; je ne me permettrai d'insister avec le savant professeur que sur un point essentiel à se rappeler toujours, je veux parler de l'absence dans la diphthérie de la
réaction fébrile propre aux angines communes ; cette apyrétie, dans le premier cas, je l'ai constatée sur moi-même
pendant toute la durée d'une angine diphthérique assez
grave ; elle peut être assez complète, et accompagnée d'assez peu de douleur pour laisser ignorer la maladie durant
plusieurs jours.

ARTICLE V

Portion sous-diaphragmatique du tube digestif.

A. — Estomac.

Le cancer, qui résume la presque totalité des affections
de ce viscère, est rare chez le soldat, sans doute en raison
des conditions d'âge de ce dernier. Je n'ai reçu qu'un seul
malade atteint de squirrhe de l'estomac ; c'est le nommé
Seignobosc, du 2me régiment de voltigeurs de la garde,
âgé de 31 ans, mort le 2 février 1862 ; cet individu avait
présenté les signes d'une tumeur ulcérée du pylore : vomissements 4 ou 5 heures après les repas, hématémèse,
douleur à l'épigastre où la palpation révèle la présence
d'un corps dur, mobile au-dessous de l'appendice xyphoïde,
sensible seulement alors que l'estomac, dilaté par des boissons ou des aliments, s'abaissait sur l'ombilic, etc. ; l'autopsie nous révélait, outre la masse squirrheuse de l'orifice
pylorique, un grand nombre de granulations cancéreuses
dans le mésentère et sur la face antérieure de l'estomac où
elles étaient aplaties comme des gouttes de cire.

J'ai vu beaucoup d'embarras gastriques avec sensation
douloureuse à l'épigastre, fièvre parfois intense ; mais la

(1) *Clinique médicale de l'Hôtel-Dieu.* 2e édit., 1864, Paris. T. I, p. 309.

guérison constante de tous ces malades par des moyens
violents, les vomitifs, me prouvait que les choses, ou plutôt la manière de les voir, ont bien changé sur le terrain où
observait, il y a quarante ans, l'illustre Broussais.

_ Chez un assez grand nombre d'individus, chez 5 en particulier, j'ai rencontré tous les symptômes de l'hypochondrie, non pas entendue dans le sens dénaturé qu'on lui
donne aujourd'hui (nosomanie), mais suivant l'acception
des anciens, d'Arétée, d'Highmore, de Galien lui-même (1):
ballonnement de l'épigastre et de l'hypochondre gauche,
nausées, refoulement du cœur, palpitations, souffle caro-
tidien, constriction laryngée, sensations de vertige, de
balancement même dans le lit, tous les symptômes décrits
dans ces derniers temps sous le nom de *vertige stomacal*.
Parfois une dépression intellectuelle et morale vient s'y
joindre, et confirmer davantage encore dans la pensée
d'une névrose ; mais il ne faut pas s'y tromper ; ce n'est là
souvent qu'un groupe de prodromes qui, dans un âge
avancé, précédera peut-être le cancer de l'estomac, mais
que j'ai vu certainement, chez nos soldats, signaler plusieurs fois l'invasion d'une maladie tout aussi grave ;
quand, en effet, chez un de ces hypochondriaques, survient
un peu de fièvre et d'amaigrissement, alors même que les
poumons paraissent complétement sains, il y a lieu de redouter l'explosion d'une péritonite tuberculeuse ; chez trois
malades, dont la poitrine n'offrait cependant rien à l'auscultation, dont le ventre était médiocrement ballonné au
niveau des hypochondres, j'ai vu se réaliser ce pronostic ;
preuve nouvelle de la part à donner toujours dans le
diagnostic aux signes généraux, qu'un aveugle matérialisme
tend chaque jour à éloigner de nos éléments d'appréciation clinique.

(1) Voir un article remarquable consacré à cette affection par M. Beau dans
son *Traité de l'auscultation du cœur et des gros vaisseaux*. Paris, 1856.

B. — Intestin.

Dyssenterie. — Les diarrhées sont très-communes dans l'armée, en raison de la fréquence des causes de refroidissement ; je n'en ai vu de graves qu'à la suite des rougeoles de 1860, où, comme les bronchites, elles perdirent leur caractère habituel d'extrême bénignité, se manifestèrent avec des symptômes cholériformes, et entraînèrent, dans mes salles seulement, la mort de 2 malades.

Les lésions tuberculeuses du tube digestif ont été extrêmement fréquentes ; j'ai perdu peu de phthisiques qui ne m'aient présenté d'ulcérations intestinales ; mais jamais, contrairement à la péritonite, je n'ai vu l'entérite tuberculeuse précéder la phthisie pulmonaire. Je renvoie du reste à la page 21 pour la description des seuls désordres de ce genre qui m'aient paru dignes d'être mentionnés.

Au moment où j'arrivais au Val-de-Grâce, en 1859, l'armée d'Italie rentrait, nous ramenant nombre de malades atteints d'une des affections épidémiques les plus graves, la dyssenterie ; j'en reçus pour mon compte près de 50 cas, j'en perdis 7, et je pus comparer, au point de vue des symptômes comme au point de vue des lésions, cette maladie, importée de l'Italie du nord, avec celle que j'avais observée à Strasbourg où elle est souvent épidémique, et dans la province d'Oran, où elle règne chaque année.

Je ne veux résumer ici que mon impression générale, sans entrer dans le détail fastidieux de faits particuliers bien connus aujourd'hui. Contrairement à l'opinion commune, d'après laquelle la dyssenterie est une maladie spécifique, se révélant dans chaque épidémie avec un génie particulier, je regarde cette affection comme le type de l'inflammation franche, n'importe la localité, n'importe le climat, depuis la Hollande où observait Pringle jusqu'aux contrées juxta-tropicales.

Au point de vue anatomique, rougeur, gonflement, ulcé-

ration, parfois gangrène : voilà l'état aigu ; couleur ardoi-
sée, induration, hypertrophie, transformation fibreuse :
tels sont les signes de l'état chronique (1) ; que, dans une
épidémie, il y ait prédominance de tel ou tel de ces caractères anatomiques, les autres resteront toujours assez marqués sur l'ensemble des sujets, pour constituer encore le
faisceau des éléments caractéristiques de l'inflammation.

Au point de vue étiologique, l'apparition exclusive de la
dyssenterie au moment des plus grandes chaleurs dans nos
climats tempérés, sa fréquence dans les pays chauds, l'influence de l'action subite du froid humide si bien établie
par Pringle, la limitation habituelle des épidémies dyssentériques dans certaines localités rendues humides par de
grandes masses d'eau, semblent bien établir l'influence
pathogénique d'un élément vulgaire, saisissable, plus fréquent dans les saisons comme dans les climats chauds,
ainsi que dans les localités humides, je veux parler du refroidissement de la surface du corps. C'est quitter, je crois,
la lumière pour les ténèbres, qu'attribuer la dyssenterie à
un agent obscur comme le miasme fébrifère ; il suffit de
connaître les observations faites en Algérie par les médecins militaires pour voir disparaître toute confusion de pathogénie entre deux affections aussi distinctes que la fièvre
palustre et la dyssenterie (2).

Enfin, au point de vue symptomatique, la dyssenterie
a-t-elle les allures d'une maladie spécifique ou d'une inflammation ? Il y a peu de fièvre en général, et le mouvement fébrile ne m'a jamais semblé en rapport qu'avec
l'embarras gastrique qui si souvent accompagne l'affection

(1) Si l'on veut plus de détails, voir plus loin, art. 7, maladies du foie,
la description d'un beau type des altérations de la dyssenterie chronique.
(Obs. XXXIV).

(2) On sait que la dyssenterie, fréquente dans le province d'Oran, est
très-rare dans les deux autres, où, au contraire, l'endémie palustre cause
beaucoup plus de ravages.

du gros intestin ; il n'y a pas de frisson initial ; il n'y a pas
d'augmentation de fibrine ; la température s'abaisse peu à
peu, quelquefois aussi bas que dans le choléra, et en commençant par les mêmes points (les extrémités, la bouche
où j'ai trouvé 25° centigrades la veille de la mort) ; l'individu s'éteint au milieu d'une extrême prostration du système nerveux, aphonie, suppression des urines ; le ventre,
dont les douleurs sont parfois intolérables, s'excave comme
dans l'entérite tuberculeuse, et, dans les cas mortels, l'é-
pigastre présente des sugillations ardoisées, de forme
ponctuée ou arborescente (1), ne disparaissant pas à la
pression, en un mot, de véritables ecchymoses.

C'est là, je crois, un résumé fidèle des symptômes de la
dyssenterie ; symptômes qu'on a dénaturés dans certains
livres où l'on parle de la fréquence de la fièvre, de l'agitation, du délire, et même du météorisme chez les sujets
atteints de cette affection.

Ce calme général, cette absence habituelle de réaction,
sont-ils réellement contraires à l'idée que j'émets sur la
nature de la dyssenterie ? Indiquent-ils plutôt une maladie
spécifique qu'une inflammation franche du tube digestif ?
Je ne le pense pas : ce sont précisément les maladies spécifiques, comme la variole, la scarlatine, la fièvre typhoïde, etc., qui s'accompagnent du mouvement fébrile le
plus intense, et cependant, à part la première de ces affections, les déterminations morbides qu'elles entraînent, soit
vers la peau, soit vers l'intestin, sont certainement de beaucoup moins marquées que la violente inflammation du tube
digestif propre à la dyssenterie ; et l'on voudrait qu'ici la
lésion, qui est si considérable, résultât d'un état général,
que rien, ni fièvre, ni délire, ni même céphalalgie, n'aurait
accusé ? Quand je vois la dyssenterie si anatomiquement

(1) J'ai appelé l'attention sur ce signe pronostique, que l'on retrouve
aussi dans l'entérite tuberculeuse ; il est mentionné dans la thèse de
M. Cartier (1859), à qui je l'avais signalé chez mes malades.

caractérisée, sans trouble aucun du reste de l'économie, je me demande pourquoi la nécessité d'une hypothèse toute gratuite d'affection générale qu'aucun symptôme ne trahit?

Comme les maladies non spécifiques, la dyssenterie n'a ni périodes fixes ni durée limitée; elle est sujette à de fréquentes rechutes; elle passe à l'état de dyssenterie chronique, comme la pleurésie, par le fait seul de sa prolongation, et le pronostic en devient alors d'une terrible gravité. C'est chose pénible que les difficultés de traitement, d'alimentation de nos pauvres malades revenant des colonies avec une dyssenterie datant de plusieurs mois; ils s'épuisent lentement dans la plénitude de leur intelligence, tous les symptômes restant concentrés vers le gros intestin, sans autre signe de cachexie spéciale que l'adynamie profonde entraînée par la fréquence des évacuations; et à l'autopsie apparaissent des altérations telles, que l'on ne comprend que trop quels miracles de thérapeutique il eût fallu pour en obtenir la guérison.

Généralement la vésicule du fiel est remplie de bile noire, épaisse, grumeleuse; j'ai trouvé ce fait aussi constant à Paris qu'à Strasbourg, qu'en Afrique; MM. Masselot et Follet l'ont signalé dans leur belle description de l'épidémie de Versailles (1); cette modification tient sans doute aux rapports intimes de la circulation hépatique et de la circulation intestinale; il est bon de noter, comme je viens de le faire, qu'elle est aussi commune en France que dans les pays chauds où cependant les abcès du foie coïncident si fréquemment avec la dyssenterie; car, dès lors, il ne semble pas y avoir de rapport entre la pathogénie de ces abcès et la cause qui entraîne cette perversion de la sécrétion hépatique.

Un autre organe, important au point de vue de la nature de l'affection qui nous occupe, c'est la rate dont le volume et la consistance varient notablement dans la plupart des

---

(1) Voir *Archives de médecine.*

maladies infectieuses ; dans la dyssenterie, au contraire, elle ne subit aucune altération ; elle ne révèle donc aucune infection générale, et récuse en particulier toute hypothèse d'intoxication palustre.

Les limites de mon travail sont trop étroites pour me permettre d'entrer dans les détails du traitement si longuement exposés dans quelques livres spéciaux. Je dirai seulement que, si les succès obtenus, dans les contrées chaudes, de l'emploi de l'ipéca, semblent au premier abord différencier la dyssenterie de ces pays de celle de nos climats où l'opinion réussit mieux, je crois que le succès de la médication vomitive est surtout dû, dans le premier cas, à la coexistence fréquente d'embarras gastriques, d'hypérémies du foie contre lesquels cette thérapeutique est toujours suivie de soulagement.

Je terminerai ce chapitre par le résumé d'une observation qui m'a vivement frappé durant cet été de 1859, où nous avions tant de dyssenteries et en même temps de fièvres typhoïdes.

Observation XXXII. — Pennetier, du 86e de ligne, entré le 11 août 1859, salle 26, n° 22, pour une dyssenterie contractée en Italie.

Malade depuis plus de deux mois, ce militaire est assez amaigri ; cependant les évacuations sanguinolentes ont un peu diminué, ainsi que le ténesme. Apyrétie complète, ventre excavé.

En deux ou trois jours, grâce sans doute au repos, à un régime mieux approprié, à l'opium, les selles avaient encore diminué de nombre, devenaient purement muqueuses, et j'espérais une prochaine convalescence.

Le 10 août, céphalalgie, courbature, un peu de chaleur à la peau, pouls fréquent.

Le lendemain 19, il y a eu une épistaxis, et le ventre, si déprimé auparavant, offre un peu de météorisme. Il était évident qu'une fièvre typhoïde commençait.

Les symptômes s'aggravèrent ; le 25 août une hémorrhagie interne survient, et, malgré l'emploi de la glace, des astringents,

persiste et nous enlève ce malade le 29 août, dans un état d'a-
némie extrême.

L'autopsie nous révèle un gonflement assez considérable des
ganglions mésentériques et des glandes de Peyer qui n'offrent
aucune ulcération, aucun point ecchymotique.

Le gros intestin, d'une pâleur remarquable, présente quelques ulcérations dans la portion ascendante du côlon ; il en existe
un bien plus grand nombre dans le côlon descendant ; parmi ces
dernières, il en est trois, larges en moyenne comme des pièces
d'un franc, qui sont d'un noir de jais, tranchant sur la pâleur
de la muqueuse comme une tache d'encre de Chine sur une
feuille de papier blanc ; on eût dit que ces ulcérations avaient été
saupoudrées de charbon ; la raclure de leurs surfaces renferme
des globules de sang déformés.

Réflexions. — Voilà donc un dyssentérique qui succombe
parce qu'une affection générale, la fièvre typhoïde, a modifié la crase du sang et rendu possible une hémorrhagie
par les ulcérations du gros intestin ; la mort a été le résultat évident de la combinaison de ces deux maladies.

En général, la dyssenterie affaiblit et tue par l'abondance
des évacuations, peut-être par la profonde dépression où
tombe le système nerveux du grand sympathique (comme
semble l'indiquer sa terminaison analogue à celle du choléra), mais elle ne tue pas par la perte de sang, par l'hémorrhagie, pas plus que la pneumonie ne tue par la perte
du sang que renferment les crachats.

Le mouvement fébrile et le météorisme nous ont permis
de discerner tout de suite l'invasion de la fièvre typhoïde,
ce qui prouve combien ont de valeur clinique, pour ceux
qui connaissent la dyssenterie, la forme aplatie du ventre
et l'apyrétie qui la caractérisent.

ARTICLE VI

Péritoine.

Relativement au grand nombre de malades que j'ai reçus atteints de fièvre typhoïde, j'ai eu fort peu de péritonites par perforation intestinale ; deux seulement ont été enlevés par cet accident formidable. Il est vrai que chez un autre malade une péritonite suraiguë a été entraînée par la rupture de la vésicule du foie (voir plus loin, obs. XXXVI), et chez un quatrième par celle d'un abcès péri-splénique (voir plus loin, obs. XXXVII).

L'affection du péritoine la plus fréquente dans nos hôpitaux militaires est, sans contredit, la péritonite tuberculeuse ; souvent indolente, s'annonçant parfois au début par un groupe de symptômes qui simulent l'hypochondrie, cette affection n'a pas encore donné lieu à un épanchement ascitique facile à constater, que déjà se développent les veines superficielles de l'abdomen, premier indice d'un obstacle à la circulation des vaisseaux mésentériques. Quelquefois cependant, et je l'ai vu dans 3 cas sur 12, se manifestent, soit au début, soit dans le cours de l'affection, des symptômes d'une violence remarquable, constituant de véritables accès de cholérine : vomissements, crampes, dysurie, algidité. Ce dernier phénomène a persisté durant dix jours chez un malade couché salle 27, n° 9 (en mars 1862) ; la peau était froide, argileuse, cyanosée, la voix éteinte ; puis la chaleur est revenue, et le sujet a repris, jusqu'à la mort, le cours lent et graduel de son affection. Ces paroxysmes cholériformes constituent dans la péritonite tuberculeuse un ordre d'accidents analogues à ceux qui, dans la phthisie pulmonaire chronique, sont entraînés par la transformation momentanée de celle-ci en phthisie galopante (v. p. 14). Le mode d'expression de ces paroxysmes est, il est vrai,

COLIN.   12

très-différent, ce qui tient à la diversité des genres de réaction du poumon et du péritoine contre les manifestations d'une même diathèse.

Il est fréquent, dans la péritonite tuberculeuse, de voir les vomissements s'accompagner de bosselures du muscle droit de l'abdomen, bosselures analogues aux crampes des cholériques, mais parfois assez persistantes pour faire croire à l'existence d'une tumeur abdominale; il suffit d'un peu d'attention et d'habitude pour éviter cette erreur.

Tout le monde connaît la sensation d'empâtement particulière à la péritonite tuberculeuse, sensation surtout manifeste dans les périodes de la maladie où l'ascite n'est pas considérable; ces périodes sont irrégulières, l'épanchement diminuant parfois en quelques jours pour reparaître au bout d'un temps indéterminé.

Dans quelques cas, il existe des masses dures au milieu de cet empâtement général; mais le plus souvent ces masses sont condensées sur le côté droit de l'ombilic, correspondant à la direction du mésentère dont les ganglions tuberculeux en constituent l'origine.

Chez un de mes derniers malades, le nommé Ligonraz, garde de Paris, couché salle 24, n° 35, la tuméfaction siégeait un peu plus bas, au niveau de la fosse iliaque droite, et, sans l'ascite légère qu'offrait en même temps le sujet, on eût pu croire à un phlegmon atonique du tissu cellulaire de cette région. L'hésitation du diagnostic reposait sur l'absence de tout signe de phthisie pulmonaire, qui, du reste, manque si fréquemment dans la péritonite tuberculeuse des soldats.

Répétons ici ce que nous disions déjà au chapitre de la *tuberculisation aiguë*, à savoir que les sympathies créées par les affections d'une séreuse se manifestent le plus ordinairement vers les tissus identiques; une coïncidence fréquente de la péritonite tuberculeuse, c'est la pleurésie, quelquefois la pleurésie double, et alors, malgré l'intégrité

apparente des poumons, le diagnostic découlera de cette
loi féconde des épanchements multiples, loi applicable à
la tuberculisation, comme aux maladies du cœur, du foie,
ou des reins.

ARTICLE VII

Foie.

Dans les climats tempérés, et en dehors des conditions
saisonnières qui peuvent les rapprocher momentanément
des contrées tropicales au point de vue pathogénique, il
arrive que parfois se produisent de petites épidémies d'ictères; il existe en même temps des embarras gastriques,
la constitution dominante est bilieuse, et le traitement
éméto-cathartique nettement indiqué. L'époque à laquelle
j'ai observé le plus d'ictères dans ces conditions est le
mois de février 1862; il en entra 5 cas dans mon service en huit jours, et, durant cette même période, deux
malades, prédisposés il est vrai, l'un par un phlegmon
iliaque du côté droit, l'autre par une péritonite tuberculeuse, en furent en outre atteints dans mes salles. Il en
existait, à cette même époque, un assez grand nombre
dans la population civile, et mon savant collègue de la société médicale des hôpitaux, M. Chauffard, caractérisait
ainsi la constitution régnante :

« Le fond stationnaire des maladies actuelles me paraît
toujours être l'état saburral et bilieux ; cet état, sous la
forme d'embarras gastrique, a été en partie remplacé par
une venue subite et considérable d'ictères communs. »

Je ne crois pas que, durant cette période, il y ait eu
plus d'ictères graves que d'habitude; nous verrons plus
loin qu'un des caractères de cette dernière affection est
précisément sa non-épidémicité.

La transformation graisseuse du foie des phthisiques est

un fait trop vulgaire pour que je m'y arrête ici; seulement je rappellerai combien est rare cette transformation dans la tuberculisation aiguë, d'après les observations mêmes que j'ai données de cette maladie.

Les changements les plus considérables, que j'aie vus dans le volume du foie, sont entraînés par la cachexie palustre; je rappellerai ici ce foie de 4^{kg},320 grammes dont j'ai parlé déjà à l'article *pneumonie* (page 132); c'est là, pour la glande hépatique, quand il ne s'y trouve ni kyste ni abcès, un excès de volume extrêmement remarquable.

Chacune des quatre observations suivantes est relative à des affections du foie, ou des voies biliaires, assez rares en général, du moins à Paris; les réflexions qui les accompagnent me dispensent de toute exposition didactique préalable.

OBSERVATION XXXIII. — *Ictère grave (mort en deux jours); atrophie aiguë du foie.* (Recueillie par M. le docteur Dumayne, médecin stagiaire.)

Cette observation m'a semblé remarquable par la netteté frappante avec laquelle elle reproduit tous les traits de l'affection si bien étudiée par Frerichs sous le titre de *Suppression de la fonction du foie par atrophie aiguë* (1).

Maintenant que certains faits se produisent, d'après lesquels des praticiens très-distingués croient devoir mettre en doute soit la spécialité, soit même la réalité de cette entité morbide, il est peut-être intéressant de publier un nouveau cas d'ictère grave qui vient consacrer de la manière la plus rigoureuse le type décrit par le professeur allemand.

Le nommé Burlot, âgé de 24 ans, soldat depuis six mois à la deuxième section d'ouvriers d'administration (caserné à Grenelle), éprouve le 28 octobre 1862 quelques symptômes d'em-

(1) *Traité pratique des maladies du foie*, traduit par L. Duménil et J. Pellagot. Paris, 1862, chap. v.

barras gastrique, courbature, inappétence, mais continue à faire
son service à la manutention jusqu'au 31 octobre.

Ce jour-là, il se présente, ayant un léger ictère, à l'infirmerie
de son corps, située au quartier Saint-Pierre (quai de Billy). Le
soir même il veut retourner à la caserne de Grenelle ; quelques
instants après, on le rencontrait sur le pont d'Iéna, en proie à
une extrême agitation, puis s'affaissant sur lui-même ; il fut en
cet état ramené à l'infirmerie, où son délire éclata plus violent
et où, pendant toute la nuit, il dut être maintenu dans son lit
par deux de ses camarades.

Le lendemain 1er novembre, on l'apporte dans l'après-midi
au Val-de-Grâce (salle 26, n° 33), service de M. Colin, qui le vit à
huit heures du soir. A ce moment, l'agitation qui avait motivé
tout d'abord l'emploi de la camisole faisait place au coma; il ne
restait qu'un peu de contracture des membres supérieurs, et du
trismus ; pupilles également et considérablement dilatées, insen-
sibles à la lumière et à toute excitation, cachées en partie sous
les paupières supérieures. Légère expression de douleur quand
on pince fortement la peau. Du reste, abolition complète des fa-
cultés intellectuelles.

La peau est assez fraîche, le pouls un peu irrégulier et petit,
à 90 ; la respiration fréquente, mais encore assez douce et facile.

La chemise est colorée en jaune foncé par l'urine qui coule
involontairement. Le médecin de garde a de plus constaté dans
la journée la suffusion ictérique cutanée, actuellement inappréciable à la lumière artificielle. Ces deux motifs empêchent de
porter le diagnostic qui, sous tout autre rapport, paraissait le
plus logique : méningite aiguë.

On pratique alors une exploration plus attentive de l'abdomen,
et l'on constate que dans l'hypochondre droit la sonorité intestinale remonte jusqu'à la huitième côte, où l'on passe directement
au son pulmonal, sans intermédiaire de la matité hépatique. La
percussion, pratiquée à plusieurs reprises sur la ligne mamelonnaire, donne, de la manière la plus nette, le même résultat.

Prescription : On avait appliqué dès l'entrée vingt sangsues aux
apophyses mastoïdes, des sinapismes aux jambes, de la glace sur
la tête ; le trismus s'oppose à l'administration de toutes boissons
par le haut, et les lèvres, par un mouvement de sputation, re-

poussent tout ce qu'on veut faire prendre au malade. (Lavement purgatif, vésicatoires aux cuisses.)

Le 2, à la visite du matin, coma profond, résolution complète des quatre membres, persistance du trismus et du renversement des globes oculaires; pupilles toujours très-dilatées; l'ictère est très-évident, sans être plus foncé que la veille. La percussion de l'abdomen donne toujours le même résultat. La respiration est haute, bruyante (30 par minute); le pouls a pris un accroissement remarquable (130), et beaucoup d'irrégularité. (Diagnostic : ictère grave par atrophie aiguë du foie.)

Le même jour, à trois heures, état asphyxique, pouls misérable, à 140; un peu de moiteur à la peau.

Mort à cinq heures du soir.

Autopsie, 36 heures après la mort.

Le sternum étant enlevé ainsi que la paroi abdominale antérieure, on constate que le foie est complétement recouvert en avant par le poumon droit et par la masse intestinale. Son bord tranchant n'apparaît qu'en relevant le diaphragme vers la cavité thoracique.

Abdomen. — L'estomac est distendu par des gaz et par un litre environ de liquide brunâtre, couleur chocolat au lait. La grande courbure présente un peu de rougeur mamelonnée. Quelques granulations psorentériques dans l'intestin grêle.

Le foie est notablement diminué de volume; le lobe gauche surtout paraît réduit au moins de moitié, et ses bords sont recoquevillés en dessous. Le poids de l'organe non lavé, pesé immédiatement, est de 900 grammes; sa couleur, pâle à la périphérie, est d'un jaune rhubarbe uniforme à la coupe, et l'on n'y distingue plus une seule granulation rouge.

L'examen microscopique du parenchyme hépatique ne révèle qu'une quantité considérable de granulations moléculaires et de globules graisseux de toute dimension. Çà et là apparaissent quelques cellules déformées, infiltrées de gouttelettes graisseuses. Toutes les préparations examinées sont d'une identité et d'une netteté remarquables.

La vésicule, comme ratatinée à sa surface, ne renferme qu'une demi-cuillerée de mucus grisâtre, très-poisseux, faiblement coloré en brun; liberté complète des conduits biliaires.

La rate, un peu molle, est normale comme poids et comme volume.

Les reins, d'une coloration jaune dans la substance corticale, présentent des stries brunâtres très-foncées le long des tubes de Bellini (substance médullaire), qui donnent lieu à un aspect marbré par le contraste des deux substances. Le microscope y découvre également une grande quantité de graisse.

Thorax. — Le cœur est petit, intimement appliqué, sans adhérence, au feuillet externe du péricarde, vu l'absence de tout liquide dans cette poche séreuse.

Le ventricule gauche, très-dur et contracté comme dans l'état désigné sous le nom d'hypertrophie concentrique, ne renferme aucun caillot. Absence également de sang liquide ou coagulé dans le ventricule droit. Coloration jaunâtre de la substance musculaire, mais surtout de l'endocarde.

A l'ouverture de la poitrine, les poumons sont revenus sur eux-mêmes, comme par l'effet de l'extrême viduité de cette cavité; tous deux sont rouges, violacés, partout crépitants, et donnent à la coupe, par la pression, un écoulement de sang noir spumeux.

Crâne. — Dès que la calotte osseuse est enlevée, le cerveau revient aussi sur lui-même, et semble d'un volume inférieur à la contenance de la cavité crânienne.

Les méninges, examinées avec le plus grand soin, sont complétement normales ; absence de liquide intra-arachnoïdien, d'où aspect brillant et légèrement onctueux de cette membrane séreuse.

La consistance du cerveau est remarquable. Cet organe ne s'affaisse pas, et, placé sur la table d'autopsie, il se tient ferme comme après une légère macération dans l'alcool. Cette consistance semble tenir en partie à l'absence de toute sérosité dans les ventricules, dont la surface présente aussi l'aspect luisant de l'arachnoïde.

On ne trouve aucun épanchement sanguin dans les systèmes celluleux et musculaire, excepté à la partie antérieure du cinquième espace intercostal gauche, où existe sous la plèvre pariétale une ecchymose arrondie, de 0^m,01 de diamètre, en rapport sans doute avec la mort par asphyxie.

Réflexions. — En résumé, pendant deux jours ictère bénin en apparence, puis explosion de phénomènes formidables qui, en moins de quarante-huit heures (du vendredi à huit heures du soir au dimanche à cinq heures), entraînent la mort, cette deuxième scène elle-même scindée en deux périodes bien nettes, l'une d'excitation, l'autre de collapsus, comme dans les méningites, dont tous les traits et ceux de la forme la plus rapidement mortelle semblent reproduits chez notre sujet; seulement il y avait en plus un léger ictère !

Et pourtant l'autopsie nous révèle l'intégrité complète en apparence et des méninges et des centres nerveux; n'est-on pas amené forcément, devant ces troubles fonctionnels, à supposer tout d'abord ce que l'analyse a prouvé déjà dans des cas analogues, une intoxication du sang?

Quoi qu'il en soit, ce nouveau fait, le premier que j'aie observé, et qui seul m'a pleinement convaincu, qui a vivement frappé aussi un de mes maîtres, dont le savant concours m'a été si utile pour l'étude de ces lésions anatomiques, est un type bien évident et irrécusable de l'affection décrite par Budd, Rokitansky, et surtout par Frerichs (1).

Il y a bien eu, chez notre sujet, absence et de pétéchies et d'hémorrhagies par les muqueuses ; mais Frerichs ne les note que dans un certain nombre de cas, les pétéchies ayant manqué chez un tiers de ses malades, les hémorrhagies chez la moitié.

N'est-il pas logique de conclure de cette première considération qu'il faut hésiter à regarder l'ictère grave comme en rapport surtout avec le trouble de la fonction hématosique du foie, et non avec celui de la sécrétion biliaire?

Il y a eu également, chez ce malade, absence de vomissements, fait infiniment plus rare, qui distinguerait peut-être ce cas particulier d'un cas de fièvre jaune. Rappelons ce-

(1) *Traité pratique des maladies du foie,* traduit par L. Duménil et Pellagot. Paris, 1862, chap. v.

pendant qu'à l'autopsie, on a trouvé l'estomac rempli d'un de ces liquides d'une couleur spéciale, due à des éléments sanguins altérés, et dont le rejet, s'il avait eu lieu, eût sans doute été qualifié d'hématémèse.

Enfin le volume de la rate était normal, comme chez trois des malades observés par le professeur de Berlin. Quant à la viduité des cavités splanchniques, d'où retrait du cerveau après l'ouverture du crâne, des poumons après l'enlèvement du sternum, pelotonnement étroit du cœur dans son enveloppe, faits qui semblent tenir à la suppression des exhalations séreuses, elle paraît avoir été partiellement mentionnée par Budd, qui note l'atrophie aiguë du cerveau comme coexistant avec l'atrophie du foie (Frerichs).

Mais, à côté de ces quelques détails, qui constituent la physionomie propre de ce cas particulier, combien tout l'ensemble de sa symptomatologie ne vient-il pas consacrer le tableau de l'ictère grave décrit par Frerichs comme conséquence de l'atrophie aiguë du foie? Ainsi :

1° L'affection a été sporadique (caractère poussé ici à l'extrême, pour ainsi dire, ce cas étant le premier observé dans un hôpital aussi fréquenté que le Val-de-Grâce, depuis que l'attention est portée vers cette maladie).

2° Le sujet était dans les conditions d'âge les plus favorables au développement de l'ictère grave (20 à 30 ans, Frerichs).

3° La maladie n'a duré que deux jours après l'explosion (le terme ordinaire est de deux à cinq jours, suivant Frerichs, quelquefois vingt-quatre heures, rarement plus d'une semaine).

4° La terminaison a été funeste, comme dans tous les cas, ou à peu près.

5° L'évolution de la maladie confirmée s'est divisée en deux périodes bien nettes : l'une de délire, où le malade cherche toujours à se lever (Frerichs); l'autre de coma, où les pupilles se dilatent, où la respiration devient suspi-

rieuse, puis stertoreuse, pendant que le pouls monte à 120,
130 pulsations, en offrant des intermittences (Frerichs).

6° Le foie atrophié s'était dérobé à la percussion de l'hypochondre, où le doigt ne trouvait plus que les sonorités
pulmonale et intestinale, signe précieux sur lequel insiste
précisément Frerichs, quand l'ictère grave se développe
sous les allures de la méningite, et qui a contribué à déterminer notre diagnostic. A l'autopsie se confirmait naturellement cette disposition du foie, caché derrière le poumon et l'intestin, ainsi que le représente la figure 33 de
l'ouvrage allemand (p. 174).

7° L'ictère était léger, et Frerichs insiste sur ce point.

8° Enfin identité encore entre les lésions décrites par cet
auteur et celles que nous a révélées, chez notre sujet,
l'examen soit général, soit microscopique du foie, réduit
au moins d'un tiers, de la vésicule biliaire, des reins et des
autres viscères (1).

OBSERVATION XXXIV. — *Dyssenterie chronique ; abcès volumineux
du petit lobe du foie ; compression de la veine inférieure.*

Le 10 avril 1862, nous recevions dans notre service, salle 26,
n° 7, un militaire âgé de 34 ans, qui avait contracté la dyssenterie au mois de septembre 1859, pendant la campagne d'Italie.
Depuis sa rentrée en France, il avait été envoyé maintes fois aux
hôpitaux, et y revenait cette fois dans un état de marasme et
d'affaiblissement extrêmes.

Les selles purulentes, mêlées de sang, indiquaient parfaitement une dyssenterie chronique, caractérisée du reste par les
symptômes habituels; mais, de plus, existaient deux phénomènes d'un ordre tout différent, épanchement intrapéritonéal
assez considérable, et anasarque des membres inférieurs; l'auscultation du cœur, l'examen des urines, éliminaient, par leurs
résultats négatifs, toute idée soit d'albuminurie, soit d'affection
du centre circulatoire ; l'absence de dilatations veineuses sous-
cutanées dans les parois abdominales, le début de l'hydropisie

1) *Gazette hebdomadaire*, 5 décembre 1862.

par les membres inférieurs, indiquaient d'autre part une grande
probabilité de compression de la veine cave inférieure près de
son origine.

L'ascite rendait fort difficile l'exploration méthodique du foie
dont la percussion, suivant la ligne mammaire, indiquait simplement une légère réduction de la matité verticale, fait vulgaire dans tous les refoulements de cette glande vers le thorax,
avec ou sans atrophie consécutive. Jamais il n'y avait eu ni douleur soit à l'hypochondre droit, soit à l'épaule correspondante;
ni jaunisse, ni mouvement fébrile assez marqué pour que le
malade se le rappelât.

Quelques jours plus tard, le 20 avril, cet homme succombait,
épuisé par l'abondance des évacuations intestinales, que nulle
médication n'avait pu modifier.

Autopsie, 60 heures après la mort.

A l'ouverture de l'abdomen, écoulement (6 litres environ) de
sérosité limpide où nagent, en gros flocons parfaitement isolés,
des masses fibrineuses blanches, dont quelques-unes adhèrent
faiblement à la surface externe de l'S iliaque et au cul-de-sac
recto-vésical. Partout ailleurs absence d'exsudations à la surface
péritonéale et liberté complète de toutes les anses intestinales.

Le gros intestin présente les altérations classiques de la dyssenterie chronique : considéré à l'extérieur, avant son incision par
l'entérotome, il forme un cylindre dur, régulier, sans bosselures
ni dépressions, disposition bien marquée surtout dans ses parties
les plus inférieures où son diamètre est réduit à 0^m,04 environ;
il résiste à la pression, donnant la sensation du pylore squir-
rheux, premier fait qui permet, avant son ouverture, d'annoncer
les lésions suivantes :

Dans toute sa longueur, ulcération de la muqueuse dont les
deux tiers au moins sont détruits; cette vaste surface ulcéreuse,
plane dans le cœcum et le côlon ascendant, devient de plus en
plus rugueuse du côlon transverse au rectum, et, dans ce dernier
parcours, prend l'aspect d'un tronc d'arbre recouvert de lichen;
les rugosités en question tiennent au boursouflement des îlots
persistants de la muqueuse. Ceux-ci reposent sur le tissu cellulaire, notablement épaissi, d'une coloration blanche laiteuse qui
les sépare de la musculeuse dont l'aspect est remarquable : de

0^m,002 à 0^m,003 d'épaisseur, cette couche présente à la coupe un aspect fibro-cartilagineux; des cloisons blanchâtres, parallèles, circulaires, la traversent à des distances à peu près régulières d'un demi-millimètre, et semblent unir la couche celluleuse sous-muqueuse au tissu sous-péritonéal; c'est cette hypertrophie avec induration de la tunique musculeuse qui donne au gros intestin la résistance squirrheuse mentionnée plus haut. Que l'on se reporte à la description donnée par M. Louis de l'hypertrophie de la musculaire de l'estomac (1), et l'on pourra constater la presque identité des lésions qu'il a constatées en ce point du tube digestif et de celles qu'offrait le gros intestin de notre sujet dans sa couche musculaire.

Le foie, libre de toute adhérence, et remarquable par le volume de son lobe gauche dont le bord tranchant est effacé, et qui a pris les dimensions et la forme arrondie d'un estomac distendu; au moment où l'on veut enlever cette glande en contournant sa face supérieure, un flot de pus s'en échappe et jaillit au loin; on reconnaît alors que la légère pression exercée sur l'organe a déterminé, sur le lobe gauche, au centre d'une tache jaunâtre, la rupture d'un vaste abcès qui, à ce point, en affleurait la surface; la quantité totale du pus est d'environ 700 grammes, il est blanc, et s'écoule par masses à demi coagulées comme l'albumine liquide.

La poche, à peu près ronde, est tapissée d'une membrane pyogénique blanchâtre, garnie de nombreuses villosités qui donnent à sa face interne l'aspect d'un velours grossier plus apparent sous l'eau; cette membrane est immédiatement en contact avec la capsule de Glisson, à la face supérieure du petit lobe, dans tous les points correspondant à la tache jaune où siége la rupture, tandis que, dans le reste de son étendue, elle est directement accolée au parenchyme hépatique, où elle envoie quelques tractus blanchâtres. L'abcès, malgré son volume, appartient exclusivement au petit lobe, et son point le plus externe est en dedans d'une coupe verticale faite au foie, suivant le plan prolongé du ligament suspenseur.

Après l'évacuation du pus, des rides nombreuses se forment sur toute la superficie de ce lobe, et accusent encore ainsi la

---

(1) *Recherches anatomico-pathologiques.* Paris, 1826, p. 121.

distension qu'il avait subie; à cet égard, l'examen du lobe droit nous fournit quelques faits bien intéressants : 1° une réduction notable de son volume ; 2° à sa face supérieure, une scissure transversale, longue de 0ᵐ,07, profonde de 0ᵐ,05 environ, analogue, comme aspect général, aux empreintes résultant à la surface du foie d'une compression soit extérieure (corset), soit d'origine interne ; 3° dans le parenchyme même, et assez éloignés l'un de l'autre, trois noyaux d'un jaune clair, chacun du volume d'un haricot, comme incrustés tous trois dans une zone violette où leur coloration se détache très-nettement; leur consistance est forte, presque fibreuse, et ils nous paraissent, tant par eux-mêmes que par la teinte du parenchyme qui les entoure, les indices d'épanchements sanguins, multiples, d'ancienne date ; 4° le canal cystique oblitéré plonge, dès son émergence de la vésicule, dans le parenchyme hépatique qui lui forme un pont; résultat sans doute d'une plicature de la glande à ce niveau ; réduite au volume d'une grosse noisette, la vésicule biliaire a des parois épaisses de 0ᵐ,003, et, dans sa cavité, elle ne renferme qu'un mucus transparent où nagent quelques granulations comme crayeuses de cholestérine. — Ces quatre faits semblent devoir être nettement rapportés au tassement produit par l'abcès sur la substance du foie, à l'exception des noyaux hémorrhagiques, qui, peut-être, indiquent plutôt une congestion active initiale qu'une apoplexie par compression vasculaire.

D'autre part, le poids général du foie étant de 1,480 grammes, et cette légère diminution, relativement à la moyenne normale, pouvant être attribuée à la réduction de volume du lobe droit seul, vu qu'après l'évacuation du pus, le petit lobe est plus gros qu'à l'état physiologique, on peut, en définitive, établir cette conclusion : que l'atrophie de la glande tenait non à la fonte purulente de son parenchyme, mais à la compression purement mécanique par l'abcès.

Somme toute, on peut ainsi résumer cette étude anatomo-pathologique relativement au foie :

1° L'abcès était unique, comme dans la majorité des cas où il accompagne la dyssenterie.

2° Mais, par une fort rare exception, cet abcès, bien qu'unique, occupait le lobe gauche.

3° Son volume était remarquable; sa forme arrondie comme celle de tous les grands abcès.

4° Son développement n'a intéressé que mécaniquement le parenchyme voisin qui n'a subi aucune fonte purulente. Toutes les modifications existant en dehors de l'abcès semblaient tenir à l'effet du tassement subi par le tissu de la glande, à l'exception peut-être de ces noyaux hémorrhagiques si remarquables, et dont la science offre si peu d'exemples.

5° Aucune adhérence ou exsudation préservatrice n'existait sur la capsule de Glisson, et la facilité avec laquelle, dans la manœuvre de l'autopsie, on a rompu la poche, indiquait l'imminence bien prochaine d'une rupture spontanée si le sujet avait vécu.

6° La membrane pyogénique offrait, à sa face externe, ces saillies et villosités, sur l'existence desquelles M. Louis a basé sa théorie de développement des grands abcès par l'agrégation de foyers plus petits. On a aussi rapporté ces deux faits à la persistance du tissu interstitiel du foie, les lobules seuls étant détruits par la fonte purulente : or, dans le cas actuel, il est bien établi que ce parenchyme n'avait subi aucune altération autre qu'une compression mécanique.

7° M. Andral cite un fait où le pus d'un abcès du foie aurait pénétré dans la veine cave inférieure; mais dans aucune observation, nous n'avons trouvé mentionnée la compression de ce vaisseau, d'où résultait, chez notre sujet, l'hydropisie des membres inférieurs et de l'abdomen; on peut même se demander, vu le volume énorme du petit lobe avant l'évacuation du pus, si la compression ne remontait pas jusqu'à la base de l'oreillette droite évidemment refoulée en haut.

(1) Voir *Union Médicale*, 24 juillet 1847, mém. de M. Fauconneau-Dufresne.

8° Enfin, comme fait vulgaire dans les abcès du foie, mentionnons l'indolence complète de cette tumeur, l'absence d'ictère, de fièvre, et les difficultés d'une exploration locale, alors que l'ascite, en la faisant soupçonner, la rendait en même temps moins accessible à toute investigation physique.

OBSERVATION XXXV. — *Tubercules du foie; ratatinement cirrhotique de cet organe.* (Observation recueillie par M. Dumayne, médecin stagiaire.)

Le 10 novembre 1862 entrait salle 27, n° 16, le nommé E..., âgé de 42 ans, fusilier au 26° de ligne.

Antécédents. — Soldat depuis vingt ans, il avait passé quelques années en Algérie, où il avait contracté en 1851 la fièvre intermittente; cette première affection avait été assez bénigne pour céder à de faibles doses de sulfate de quinine, administrées à l'ambulance, et le malade n'était même pas entré à l'hôpital.

Dix ans plus tard, en 1861, il venait prendre garnison au Havre, où, dès son arrivée, il éprouva de nouveaux accès fébriles qui nécessitèrent son entrée à l'hôpital; du reste, la fièvre céda dès la première administration du sulfate de quinine. Le malade espérait même sortir et reprendre immédiatement son service, lorsqu'il ressentit une assez vive douleur à l'hypochondre gauche; cette douleur disparut après l'application successive de ventouses et d'un vésicatoire, et, se croyant cette fois radicalement guéri, ce militaire retournait à son corps le 15 août 1861, deux mois après son admission à l'hôpital.

Le 16 octobre suivant, deuxième entrée encore à l'hôpital du Havre, pour cette même douleur, qui cette fois s'accompagnait d'un léger gonflement du ventre; en quelques jours la distension de l'abdomen devenait très-considérable, et consécutivement se manifestait un œdème des membres inférieurs, qui, du reste, rétrocéda rapidement.

Mais, à partir de cette époque, c'est-à-dire depuis la fin de l'année 1861, le malade ne quitta plus les hôpitaux, entra successivement à ceux de Beaune, de Rouen, puis de Vichy, où il passa la dernière saison de l'année 1862. En dernier lieu, il venait à Paris solliciter une pension de retraite, lorsqu'il dut, en raison de son extrême faiblesse, être dirigé sur le Val-de-Grâce.

État actuel. — A la première visite, 11 novembre 1862, on constate un amaigrissement considérable; les membres sont très-grêles sans trace d'œdème; teinte terreuse de toute la surface cutanée, décoloration des muqueuses.

L'abdomen, de forme globuleuse, est fortement distendu; veinosités superficielles; la paroi a cédé sur la ligne blanche, au niveau de l'ombilic, à travers lequel le liquide ascitique est venu faire saillie sous la peau, en y formant une tumeur de la grosseur d'une petite orange, adhérente par un mince pédicule; l'amincissement du derme qui en constitue les parois permet de constater la translucidité du liquide inclus dans cette petite poche, qu'on réduit très-facilement, comme une hernie, par la pression vers l'abdomen.

Le bord supérieur du foie remonte jusqu'au mamelon droit; son bord inférieur est inappréciable à la percussion, vu la présence du liquide, dont la matité se confond avec celle de cette glande; la palpation sous l'hypochondre droit permet seulement de reconnaître que cette limite inférieure n'atteint pas le rebord des fausses côtes.

La rate, au contraire, dont l'extrémité supérieure remonte au niveau de la cinquième côte, est très-appréciable jusqu'à son autre extrémité, par le refoulement brusque du liquide conseillé en pareil cas; on arrive ainsi à un corps dur dont le bord inférieur n'est qu'à 0^m,03 de l'ombilic, en sorte qu'on peut estimer la hauteur totale de cette glande à 0^m,20.

Tous ces signes, joints aux résultats négatifs fournis par l'exploration du cœur, du poumon, des urines, entraînaient naturellement ce diagnostic : cirrhose du foie, confirmée encore par l'apparition, depuis quelques temps, de vomissements alimentaires d'abord, puis noirâtres, revenant à intervalles irréguliers.

Pour résumer l'observation pendant la période de séjour au Val-de-Grâce, disons que l'on dut surtout, par une alimentation légère, par l'administration fréquente d'antispasmodiques, parer à cette susceptibilité de l'estomac; les hématémèses furent moins fréquentes durant quelques semaines; mais, à partir du 10 janvier, elles se renouvelèrent, au contraire, à intervalles de plus en plus courts.

A la visite du 18 janvier, le malade ne répond pas aux questions ; le regard est fixe, les pupilles un peu dilatées ; le pouls est lent ; les membres sont dans la résolution, mais on peut obtenir quelque réponse en interpellant vivement le malade. D'après le rapport de la sœur et des infirmiers, cet état de coma vigil aurait été précédé, depuis le matin seulement, de carphologie et de quelques cris plaintifs. La première pensée qui se présenta fut celle d'une compression cérébrale par œdème ventriculaire. — Synapisme ; vésicatoires aux cuisses.

L'état comateux se prononce de plus en plus pendant la journée, et le malade succombe la nuit suivante, après avoir vomi encore une grande quantité de liquide noirâtre.

Autopsie le 21 janvier.

Thorax. — Absence de toute altération du cœur et des poumons.

Abdomen. — Cette cavité renferme environ 6 litres de sérosité citrine et limpide ; absence de toute autre exsudation et d'adhérences entre les anses intestinales, et à la surface du péritoine pariétal. Mais cette séreuse présente un certain nombre d'altérations très-remarquables en ce dernier point ; il existe, en effet, une vingtaine de pertes de substances circulaires, de dimensions variables, les unes de $0^m,01$, les plus grandes de $0^m,05$ de diamètre ; leur fond blanchâtre est constitué par le *fascia transversalis* et les aponévroses des muscles des parois ; dans plusieurs, ce fond est ridé comme par rétraction cicatricielle.

L'une d'elles correspond à l'ombilic, et c'est à travers son éraillure qu'existe la communication entre la grande cavité péritonéale et la tumeur signalée plus haut pendant la vie.

Rate. — La rate, considérablement hypertrophiée, est environnée de pseudo-membranes cartilagineuses, surtout à sa face convexe, tissu plus résistant qu'à l'état normal, sans boue splénique ; poids 845 grammes.

Foie. — Comme la rate, le foie est remarquable par l'épaisseur et la résistance des exsudats organisés qui l'entourent ; il est renfermé dans une véritable coque cartilagineuse épaisse de $0^m,002$ à $0^m,008$, suivant les points ; de sa face convexe, de chaque côté du ligament falciforme, partent vers le diaphragme une vingtaine de trabécules cylindriques, indépendants les uns des autres, transparents, identiques comme structure et comme aspect aux tendons des valvules du cœur; cette ressemblance est parfaite et très-frappante.

Quant au foie lui-même, il est comme étranglé d'une manière irrégulière par cette coque cartilagineuse. Du petit lobe il reste à peine une petite languette longue de $0^m,01$, épaisse de $0^m,002$ ou $0^m,003$. Quant au grand lobe, il est extérieurement divisé en trois grosses bosselures par deux brides circulaires constituées par l'exsudat plastique, plus épais à leur niveau. Le volume de la glande hépatique est singulièrement diminué, son poids réduit à $1^{kg},012$. Cette diminution de volume, ces irrégularités de la surface du foie, les premières coupes du parenchyme qui faisaient apparaître des bandes épaisses de tissu fibreux isolant et comprimant les lobules, tout venait confirmer encore le diagnostic cirrhose, lorsqu'une dernière section pratiquée le long de la scissure antéro-postérieure mit à découvert quatre masses tuberculeuses crues, enkystées, du volume d'une petite noix, se touchant toutes quatre par un point de leur circonférence. Ces tumeurs siégeaient dans l'angle de bifurcation de la veine porte, et autour d'elles existait un semis de granulations également jaunes, grosses comme des têtes d'épingle.

Le parenchyme fut examiné au microscope avec grand soin; les cellules, dans toutes les préparations, furent remarquables par leur intégrité et l'absence de toute infiltration graisseuse.

Réflexions. — Cette observation est remarquable en ce que tout, chez ce malade, antécédents, symptômes actuels, et même lésions anatomiques, jusqu'au moment où le scalpel découvrit ces masses tuberculeuses, tout semblait indiquer une cirrhose du foie. Et de fait, la cirrhose n'existait-elle pas, vu cette hypertrophie si remarquable du tissu fibreux, cette réduction du nombre des lobules, bien que le microscope n'ait pas révélé l'infiltration graisseuse de quelques cellules hépatiques? Cette infiltration n'est, en somme, qu'un fait secondaire dans la cirrhose, dont l'altération primordiale et dominante est l'hypertrophie du tissu interlobulaire, si manifeste dans le cas actuel.

En second lieu, quel rapport peut-on établir entre ces deux lésions, tubercules et atrophie cirrhotique du foie ? Sont-ils bien distincts l'un de l'autre, sans filiation réciproque ? En cherchant quelque observation analogue pour éclairer cette question, nous avons trouvé dans l'ouvrage de MM. Rilliet et Barthez :

« Chez un enfant, Tonnelé trouva le foie réduit au vo-
« lume du poing ; sa surface offre plusieurs bosselures
« analogues à celles de certains melons ; ses enveloppes
« sont épaissies et semblables au fibro-cartilage. Le tissu
« est d'une couleur jaunâtre et d'une dureté remarquable ;
« il contient quatre ou cinq gros tubercules dont trois durs
« et comme crétacés. On remarquait çà et là un grand
« nombre de lignes celluleuses blanchâtres ; la vésicule
« biliaire était réduite au volume d'une amande (1).

Frerichs analyse ce fait, et regarde ces détails sur le foie comme en indiquant la cirrhose (bien que le microscope n'ait pas été consulté, et pour cause) ; pour le professeur allemand, les tubercules n'étaient que le fait secondaire, et s'étaient développés par un pur hasard dans le tissu du foie déjà cirrhotique (2).

Il y a déjà une chose très-remarquable chez notre sujet, c'est la présence de tubercules dans un organe où ils sont si rares, lorsqu'on n'en trouve en même temps ni dans les poumons, ni dans les plèvres, ni dans les ganglions, ni dans la rate, ce paratonnerre du foie contre les tubercules, a dit M. Cruveilhier.

Pourquoi, à cette première anomalie, en ajouter par le raisonnement une seconde, en soutenant que ce foie a subi deux diathèses bien distinctes, dont l'une s'est manifestée par la cirrhose, la deuxième par la tuberculisation ? N'est-

(1) *Traité clinique et pratique des maladies des enfants.* T. III, p. 451.
(2) *Loc. cit.*, p. 501.

il pas plus rationnel de renverser les faits, et de chercher dans l'évolution tuberculeuse tout ce qu'elle peut expliquer de ces lésions si diverses en apparence, et qu'il est cependant si facile de grouper sous son unique influence?

Ce foie tuberculeux, comprimé dans toute sa masse par l'exsudation fibro-cartilagineuse qui l'enveloppait, comprimé dans chacun de ses lobules par les exsudations émanant de la précédente, ne présente-t-il pas la plus grande analogie avec le poumon tuberculeux qui se coiffe de fausses membranes, en même temps que des dépôts plastiques sont sécrétés à son intérieur, autour du tissu morbide, d'où ratatinement cirrhotique consécutif à la tuberculisation?

Le voisinage entre les tubercules et le point d'immergence de la veine porte pouvait avoir été pour beaucoup dans la production de l'ascite, de l'hypertrophie de la rate (quadruplée de volume), et surtout des hématémèses qui sont devenues de plus en plus graves.

Enfin, un dernier fait très-remarquable, au moins très-singulier, ce sont ces ulcérations multiples de la séreuse péritonéale, sans aucune trace d'inflammation à sa surface.

L'inflammation des voies d'excrétion de la bile n'est pas un fait nouveau dans la fièvre typhoïde; dès la première édition de son livre, M. Louis en a déterminé le degré de fréquence dans cette maladie; mais la perforation de la vésicule y est sans doute fort rare. Les observations de MM. Cruveilhier, Andral (1), de M. Littré (2), sont des cas de perforation résultant soit d'inflammation idiopathique des voies biliaires, soit de l'extension à leur tissu, par continuité, d'une phlegmasie duodénale (première observation de M. Andral); soit surtout de la présence de calculs bi-

(1) *Clinique médicale.*
(2) *Dict. de médecine*, t. **V.**

liaires (M. Littré). Dans le cas si souvent cité de Martin-Solon qui a rencontré vingt-cinq ulcérations de la vésicule, dont deux avec perforation, chez un sujet mort de péritonite ai-guë, il ne semble pas qu'aucune influence morbide préa-lable ait déterminé cette singulière diathèse ulcéreuse. Dans le cas suivant, au contraire, le rapport le plus net existe entre ces graves accidents et une fièvre typhoïde en-core en période d'évolution ; l'observation en a été recueil-lie dans mes salles par M. le docteur Gavoy, médecin sta-giaire.

OBSERVATION XXXVI. — Au n° 2 de la salle 27 est couché le nommé Jacques V..., atteint d'une fièvre typhoïde de moyenne gravité, parvenue à son troisième septenaire, dont l'évolution n'a rien offert de particulier jusqu'à la date actuelle (25 octo-bre 1861), et qui se trahit encore par l'état suivant : adynamie assez considérable, facies pâle, plus d'éruption spéciale ; température normale ; pouls à 100 ; encore un peu de météorisme, plus de diarrhée, langue humide ; le malade commence à reprendre un peu de sommeil, et ne se plaint plus que d'un sentiment de sécheresse à la gorge, résultat de concrétions mucoso-sanguines adhérentes à la paroi postérieure du pharynx. — Bouillon, pru-neaux, gargarismes acidulés.

Le 26 octobre, sentiment de pesanteur dans l'hypochondre droit ; un peu de douleur à la palpation. — Cataplasmes.

Du 26 au 31, se développe une teinte ictérique légère, avec coloration des urines ; l'adynamie se prononce davantage ; lan-gue pâteuse ; on cherche en vain par l'exploration du thorax quelque complication en rapport avec cette aggravation ; du reste, la température ne s'est pas élevée, le pouls n'a repris aucun caractère fébrile ; il semble qu'il y ait un simple embar-ras gastrique, résultat possible d'une alimentation prématurée.

Le 31, une bouteille d'eau de Sedlitz.

Le 1er novembre, depuis la veille, douleur vive dans tout l'ab-domen sans que le malade parvienne à en préciser le point de départ ; palpation extrêmement douloureuse, vomissements abondants de matières bilieuses ; l'eau de Sedlitz n'a pu être prise; constipation depuis quatre jours, teinte ictérique un peu prononcée. — 20 sangsues à l'hypochondre droit, deux potions laudanisées, lavement huileux.

Le 2, exagération de la douleur abdominale; nécessité d'un cerceau pour supporter les couvertures; le malade n'urine plus qu'au moyen du cathétérisme; la respiration est courte, à 30 par minute, et cependant le pouls n'offre aucun changement notable, toujours de 96 à 100 pulsations. — Potion éthérée, 15 centigrammes d'extrait d'opium en pilules, bain de siège.

Le 3, hoquet, nouveaux vomissements bilieux; la langue redevient fuligineuse. — 20 sangsues; 0ᵍ,15 d'opium.

Le 4, ballonnement extrême du ventre; gène de la respiration. — Onctions mercurielles; vin de cannelle.

Le 5, hoquet et cris continuels; 36 respirations par minute; râle trachéal; pouls petit, à 110 pulsations.

Mort le 6, dans la matinée.

Autopsie 24 heures après la mort.

Abdomen. — Le péritoine pariétal est lisse, ainsi que la face antérieure du grand épiploon qui a conservé sa minceur et sa transparence normales, et n'a, d'autre part, contracté aucune adhérence avec les anses intestinales sous-jacentes; la face antérieure du foie, de l'estomac, du gros intestin est également lisse; absence complète de liquide dans la cavité du petit bassin; en résumé, pas de péritonite générale. Ce qui frappe le plus est la saillie de la vésicule biliaire, qui avance d'environ 0ᵐ,05 sur le bord tranchant du foie. En continuant l'exploration, on constate également la parfaite liberté des sillons qui séparent entre elles les anses de l'intestin grêle; mais entre celui-ci et le côlon ascendant existe une adhésion molle, glutineuse, se rompant à la moindre traction sans se diviser en lames fibrineuses, véritable type, en un mot, de la pseudo-membrane initiale (voir Cruveilhier, *Anatomie pathologique*, tome II, p. 275, et tome IV, p. 416). D'autre part, tout le bord droit du côlon ascendant et le bord postérieur de la première moitié du côlon transverse sont intimement soudés, le premier à la paroi abdominale, le second au bord tranchant du foie depuis le niveau de la crête iliaque jusqu'au fond de la vésicule biliaire; sur toute cette ligne, l'adhésion est complète, la fibrine stratifiée,

bien que cédant à une traction peu énergique qui fait pénétrer
dans l'intérieur d'un vaste foyer. Constitué en haut par toute la
face inférieure du lobe droit du foie, en arrière par la portion
réfléchie du diaphragme, en avant par le côlon et les adhérences
mentionnées plus haut, ce foyer comprend tout le cul-de-sac
péritonéal situé à droite de l'hiatus de Winslow; en dedans, il
est limité par les fausses membranes qui soudent la vésicule au
côlon transverse. Les parois sont colorées en vert par l'épanchement, qui est de la bile presque pure où nagent quelques flocons fibrineux; le calibre de ce foyer est réduit d'un tiers environ par le développement dans sa cavité de la vésicule elle-même
qui est d'un volume d'un œuf d'oie, et dont la face externe présente, à peu près au milieu de son corps et à droite, une altération fort remarquable : c'est une surface comme bourgeon-
née, à peu près circulaire, de $0^m,04$ de diamètre, constituée
par un groupe confluent de petits mamelons qui dépassent
d'environ $0^m,003$ ou $0^m,004$ le niveau de la séreuse; cette surface donne tout de suite l'idée d'une éraillure des tuniques,
et, en effet, en la pinçant entre deux doigts, on se rend compte
de l'amincissement extrême de la paroi cystique dont la pression
en ce point fait sourdre de la bile.

La vésicule, étant incisée dans toute sa longueur, laisse écouler environ 200 grammes de bile verte, parfaitement liquide,
sans calcul ni concrétion du moindre volume; la tunique muqueuse, épaissie surtout au niveau du col, est remarquable par
la saillie et la profondeur de ses aréoles; elle est brusquement
coupée à pic au niveau de l'ulcération, au fond de laquelle le
tissu sous-muqueux a pris une coloration claire jaunâtre qui
tranche parfaitement sur le vert très-foncé du reste de la poche;
les bords sont décollés et faciles à soulever avec l'ongle. Placée
à contre-jour, cette ulcération présente une infinité de petits
points transparents correspondant aux sommets des mamelons
de la surface extérieure, et à travers lesquels on fait suinter
différents liquides.

Rien de notable dans les conduits cystique et cholédoque;
beaucoup de bile dans toute l'étendue du tube digestif; dans
l'intestin grêle, développement de neuf plaques agminées,
molles, dont une seule présente une érosion superficielle; en-

gorgement des ganglions mésentériques. Rate doublée de volume ; le foie, jaune pâle, n'offre aucune augmentation de
volume.

Poumons durs donnant par incision écoulement à beaucoup
de liquides spumeux; aucun engorgement hypostatique.

Réflexions. — On a dit que c'était généralement dans les
cas légers de fièvre typhoïde qu'avait lieu la perforation
intestinale ; on voit que notre malade était atteint d'une
forme bénigne de l'affection. La nature, passive pour ainsi
dire, des manifestations anatomiques secondaires de la
fièvre typhoïde, même des ulcérations, semble expliquer
cette apyrétie presque complète si peu en rapport avec le
tableau des symptômes de la cholécystite, donné par
M. Littré (1).

D'autre part, la localisation de la péritonite, son enkyste-
ment ne résulte-t-il pas peut-être d'une condition anatomique également créée par l'influence typhoïde, le météorisme
du gros intestin, qui a pu former barrière à l'épanchement,
en attendant la formation toujours si rapide de fausses
membranes? Ce qui pourrait le faire supposer, c'est qu'à
part les cas de rupture de la vésicule biliaire par des calculs, la péritonite résultant de cette perforation a toujours
été générale.

L'ictère qui s'est manifesté huit jours avant l'explosion
de la péritonite a signalé sans doute le début de l'inflammation du réservoir de la bile ; c'est un des signes consi-
dérés par M. Littré comme constants dans la cholécystite.
Or, au point de vue de la précision du diagnostic, on comprend toute l'importance de ce phénomène précurseur
quand, chez un sujet atteint de fièvre typhoïde, éclate une
péritonite suraiguë. Sans cet ictère, quel est le praticien
qui ne croirait alors tout naturellement à une perforation

(1) *Loc. cit.*

intestinale, entraîné à cette conviction par l'observation de chaque jour?

Je ne puis mieux faire, en terminant ce chapitre, que de recommander la lecture du livre de Frerichs (1), livre qui renferme certainement les études cliniques les plus remarquables sur les maladies du foie.

ARTICLE VIII

Rate.

Par les modifications, de volume surtout, qu'elle subit dans un grand nombre d'affections, la rate occupe, au point de vue de la clinique et de l'anatomie pathologique, un rang d'une haute importance. Son extrême variabilité de dimensions la sépare des autres viscères; tandis qu'il est rare de voir le cœur, le foie, les reins s'accroître du triple et même du double de leur volume et de leur poids, une semblable augmentation est chose vulgaire pour la rate dans certaines maladies très-communes (ainsi la fièvre typhoïde), et les cas ne sont pas très-rares où elle arrive à être quintuplée, décuplée, etc; me bornant aux seuls faits de mon service, je rappellerai cette rate de $2^{kg},300$ trouvée chez un sujet atteint de cachexie palustre, et mort de pneumonie (voir page 131). Chez deux sujets morts de cirrhose du foie, j'ai vu la rate peser chez l'un 845 grammes, chez l'autre près de $1^{kg},200$ (2).

Mais, à côté de ces hypertrophies, survenues dans des conditions que personne n'ignore, j'ai observé un fait d'augmentation considérable de volume et de poids ($1^{kg},970$) chez un sujet dont l'histoire me semble digne d'être relatée; ici, en effet, l'affection de la rate, chose assez rare, a été primitive et traumatique; de plus, durant la maladie, il

(1) *Traité pratique des maladies du foie.* Paris, 1862.
(2) On sait que le poids moyen de la rate est d'environ 200 grammes.

ne s'est manifesté aucun de ces accès fébriles dont, par une singulière aberration de raisonnement, quelques organiciens ont voulu faire la conséquence des lésions spléniques, espérant introduire la prétendue simplicité de leur doctrine dans l'explication de l'intoxication palustre.

OBSERVATION XXXVII. — *Hypertrophie de la rate.* — *Abcès périsplénique.* — Ce malade était un jeune soldat de 23 ans environ, ayant toujours habité une localité salubre avant son entrée au service, et qui, depuis son incorporation, n'a été en garnison qu'à Paris et à Reims.

Jamais il n'avait eu de fièvre d'accès.

Il y a un an (en janvier 1862), il entrait dans mon service, se plaignant d'une douleur sourde dans l'hypochondre gauche, et présentant une teinte ictérique légère ; cette douleur, il la rapportait à une chute faite quelques jours auparavant sur le flanc gauche, où se trouvait placée sa giberne, qui avait ainsi exercé une brusque et violente compression sur ce côté de l'abdomen.

L'exploration physique ne permet de reconnaître, à cette époque, aucun développement anormal soit du foie, soit de la rate. Comme il existait en même temps un peu d'embarras gastrique, ce malade fut purgé et, au bout de quinze jours, il sortait à peu près délivré de sa douleur qu'une forte pression réveillait encore, et de son ictère, dont les conjonctives seules gardaient quelques traces.

Deuxième entrée au Val-de-Grâce au mois d'avril suivant (trois mois après la première sortie): l'ictère a reparu, ainsi que la douleur à la région de la rate qui est notablement développée, et dont la percussion accuse la matité dans une hauteur de 0m,16 ; légère augmentation du foie. Peu de symptômes digestifs. Le malade est envoyé à Vichy.

Enfin, au mois de novembre 1862, ce malade me revenait pour la troisième fois : le gâteau splénique était énorme, descendant jusqu'à l'ombilic et à la crête iliaque, sensible non-seulement à la palpation, mais à la vue, l'absence de tout épanchement dans le péritoine permettant aux parois abdominales de se mouler en quelque sorte sur cette vaste tumeur qui occupait tout le flanc gauche.

Il existe un zona sur le côté droit, au niveau de l'hypochondre, avec sensation de brûlure superficielle, mais sans vives
douleurs.

La matité hépatique était de 0^m,14 sur la ligne mamelonnaire.
L'ictère, qui n'a plus disparu depuis le mois d'avril, est devenu
un peu plus foncé.

Au reste, à part un peu d'épuisement et une douleur assez
sourde à la région splénique, le malade accuse fort peu de malaise.
L'appétit et le sommeil sont excellents.

Notons qu'à cette époque, et jusqu'au 17 décembre dernier,
jamais il n'y a eu ni diarrhée, ni vomissements, ni apparence
soit d'ascite, soit d'anasarque. *Jamais le moindre accès fébrile.*

Le sang, examiné avec soin, ne présentait aucune augmentation de globules blancs.

Le 19 et le 20 décembre, le malade accuse une douleur au
flanc gauche dont la palpation, même légère, ne peut être sup-
portée, le reste de l'abdomen étant indolore ; il y a en même
temps de l'anorexie et quelques nausées.

Le 21 décembre, à ma visite, je constate un de ces changements profonds qu'entraîne en quelques heures une péritonite
suraiguë : extrémités algides, yeux caves, voix éteinte, tronc et
cuisses fléchis sur l'abdomen, dont le malade éloigne tout contact, etc. La nuit, il y a eu des vomissements bilieux.

Je n'administrai plus que des opiacés, qui ne purent diminuer
l'intensité des souffrances ; et le malade succombait le lendemain,
22 décembre.

Voici ce que révéla l'autopsie :

A l'incision des parois abdominales, écoulement de sérosité
purulente, entraînant quelques flocons pseudo-membraneux ;
accolement de tous les viscères par une exsudation molle et récente. La rate est enveloppée d'une coque pseudo-membraneuse
épaisse, qui renferme une quantité de pus considérable (un litre
environ), et qui présente deux ouvertures irrégulières par où ce
liquide s'échappe si l'on comprime l'organe.

La première pensée que souleva la vue de cette lésion fut
celle d'un abcès énorme de la rate ayant produit, par la perforation de ses parois, une péritonite suraiguë. Mais, en continuant
la dissection, on voit que le pus provient, non point du tissu

propre de la rate, mais de la cavité interposée entre cette glande et les fausses membranes qui la circonscrivent et lui envoient des tractus assez résistants.

L'enveloppe fibreuse de la rate est épaissie en certains points surtout de sa face convexe, où elle présente des plaques blanchâtres, presque cartilagineuses, de $0^m,001$ à $0^m,002$ d'épaisseur.

Le poids total de l'organe est de $1^{kg},970$; son tissu, très-résistant à la pression, qui ne donne pas apparence de boue splénique.

Le foie est aussi considérablement hypertrophié; il pèse $2^{kg},600$; ses reliefs extérieurs sont nettement accusés, son enveloppe fibreuse très-épaissie; à la coupe, coloration jaune par îlots, avec exagération de la consistance du parenchyme, comme dans les formes auxquelles on a donné le nom de foie lardacé.

On recherche avec soin l'existence d'une perforation soit dans la vessie, soit dans le tube digestif, qui sont parfaitement sains.

Rien de particulier dans le crâne ni dans le thorax.

Réflexions. — Cette observation m'a semblé remarquable comme nouvelle preuve de la solidarité pathologique du foie et de la rate.

Bien que toute influence palustre soit éliminée de l'étiologie de ce cas particulier, bien que nous ne regardions pas la chute faite au début par le malade comme étant, d'une manière complétement irréfutable, la cause de son affection, la marche de celle-ci semble bien indiquer que c'est la rate qui, la première, a été atteinte.

Il est à noter que, pendant la vie, on n'a observé ni un seul accès fébrile, ni la moindre augmentation des globules blancs du sang.

Enfin la vive douleur dans l'hypochondre gauche éprouvée par ce sujet deux ou trois jours avant l'explosion de la péritonite semble bien, vu l'absence de toute autre perforation, indiquer la formation d'un foyer purulent autour de la rate, foyer dont l'évacuation dans le péritoine a généralisé à toute la séreuse abdominale l'inflammation limitée d'abord à l'enveloppe de cette glande.

Cette hypertrophie si considérable ne s'est donc pas accompagnée de leucémie, affection réelle, mais dont on a singulièrement exagéré la fréquence.

Parmi les maladies de nos climats, après la fièvre typhoïde, c'est la tuberculisation aiguë qui m'a semblé le plus fréquemment hypertrophier la rate (1) ; dans la phthisie classique, la rate présente parfois des tubercules, mais sans offrir en même temps cette augmentation de volume qui est le propre des maladies générales infectant tout l'organisme, comme la fièvre typhoïde, et la tuberculisation aiguë, ces deux affections si connexes.

Quant à l'appréciation clinique du volume de la rate, c'est ici surtout qu'il faut se rappeler que les moyens d'investigation physique s'adressent à un organisme vivant, dont les différents viscères ne sont pas mécaniquement emboîtés les uns dans les autres. Celui qui dira « la rate a tant de centimètres de haut à la percussion, tant de centimètres de large, au delà il y a hypertrophie » cessera d'être logique, et prouvera qu'il ignore que d'une part la position de la rate est variable suivant son mode d'attache à l'estomac, que, d'autre part, dans grand nombre d'affections, les organes voisins de la rate viennent la recouvrir (ainsi l'intestin météorisé dans la fièvre typhoïde), en sorte que la portion superficielle de cette glande est très-diverse, dans ses dimensions, suivant les sujets, suivant les maladies.

Je suis le premier à reconnaître la haute valeur des signes physiques ; j'ai toujours tâché de les faire prévaloir au lit des malades ; j'ai percuté, limité, ou fait délimiter peut-

(1) Généralement, dans ces deux affections, la rate est hypertrophiée au même degré ; cependant, chez le nommé Vaudry, mort le 16 mai 1862, de tuberculisation aiguë, la rate pesait 650 grammes, poids que je n'ai jamais trouvé dans la fièvre typhoïde, où il dépasse rarement 550.

être plus de 500 rates; et c'est avec la conviction qu'à l'état normal la matité splénique, suivant la ligne axillo-iliaque, varie de $0^m,04$ à $0^m,09$ au moins, que je me sens le droit de réfuter cette étrange doctrine de la fixation des limites de cette matité à un centimètre près.

Dans un travail, remarquable aussi à d'autres points de vue, d'un de mes collègues, M. le médecin major Sistach (1), je trouve le résumé suivant des opinions de M. Piorry :

« Dans l'état parfaitement sain, dit-il (2), la rate, me-« surée pendant la vie, ne présente guère que $0^m,08$, « $0^m,09$ ou $0^m,10$ de haut en bas. J'avais cru, lorsque « je publiai le *Traité de la percussion médiate*, qu'elle « offrait parfois en santé 4 pouces de hauteur; mais j'avais « pris ces mesures en partie sur des cadavres chez les-« quels, *par suite de l'agonie* ou de diverses circonstances, « *cet organe avait dû se trouver plus ou moins tuméfié.* »

A l'Académie de médecine, en 1850 (3), M. Piorry affirme avoir trouvé la veille sur 23 individus dont la rate était saine, qu'elle présente une dimension de $0^m,07$ à $0^m,075$ dans la direction de la ligne verticale axillo-iliaque. *C'est encore une question de savoir*, ajoute-t-il, *si pendant certaines agonies la rate prend du développement.* Toutefois, M. Piorry admet qu'à l'état sain, les variations de la rate sont tout au plus de $0^m,01$ à $0^m,015$. Enfin, en 1856, dans une leçon clinique (4), M. le professeur Piorry adopte la dimension de $0^m,05$ à $0^m,06$ comme mesure moyenne de la rate chez l'adulte; et c'est en se basant sur ces dernières données que chez un soldat qui présentait une rate de $0^m,085$, « il a pu constater la splénomégalie dès le deuxième

(1) *De l'emploi des préparations arsénicales dans le traitement des fièvres intermittentes* (*Gazette médicale de Paris*, 1861.)

(2) *Traité de méd. prat.*, 1845, t. VI, p. 31 et 32.

(3) *Bulletin de l'Académie de médecine*, séance du 8 janvier 1850.

(4) *Gazette des hôpitaux*, 1856, p. 268.

accès (1). » Que prouve cette variabilité des dimensions as-
signées à la rate par un observateur aussi remarquable que
M. le professeur Piorry? C'est qu'il n'est pas possible d'obtenir du plessimètre plus qu'il ne peut donner; c'est que
de nombreuses causes peuvent modifier momentanément
le volume de la rate, et donner lieu à des mensurations
qui ne représentent les dimensions approximatives de cet
organe qu'à un moment donné.

Que doit-on penser dès lors des premiers résultats obtenus par M. Piorry, de ceux où il prenait pour type normal
ce qu'il appelle aujourd'hui de l'hypertrophie?

Quant aux rapports des modifications de volume de la
rate avec l'intoxication palustre, je me contenterai de dire
ici combien, devant un état général aussi prononcé, aussi
frappant que celui dont cet empoisonnement est la source,
on aurait tort de restreindre encore l'investigation clinique
à l'étude d'un organe dont la lésion peut être utile au diagnostic, mais ne constitue, en somme, qu'un fait complétement secondaire.

ARTICLE IX

Tumeurs phlegmoneuses de la fosse iliaque droite.

Il est une affection qui, depuis trente ans, a fixé fréquemment l'attention des pathologistes et donné naissance à des monographies intéressantes de la part d'observateurs très-distingués. Elle ne le doit ni à sa fréquence,
plusieurs années d'une pratique médicale pouvant s'écouler
sans en offrir un seul cas, ni à des conditions frappantes
soit dans ses apparitions, soit dans son mode d'évolution,
vu que d'une part elle est toujours sporadique, que de
l'autre elle se résume en l'accomplissement d'un fait mor-

(1) *Gazette des hôpitaux*, 1856, p. 262.

bide bien connu, la phlegmasie du tissu cellulaire. Mais la
gravité du pronostic, et en revanche les chances d'une
thérapeutique bien dirigée, expliquent suffisamment l'intérêt de l'étude des tumeurs phlegmoneuses de la fosse
iliaque.

Le savant travail de M. Grisolle (1), l'article classique du
Compendium de médecine, résument d'une manière complète
et méthodique tous les travaux faits sur ce sujet depuis les
Leçons cliniques de Dupuytren et le Mémoire de Husson et
Dance. Je me borne donc à rappeler la classification anatomique de ces phlegmons, suivant qu'ils sont : 1° intra-
péritonéaux ; 2° sous-péritonéaux (pérityphlites) ; 3° sous-
aponévrotiques (psoïtis), me réservant d'appliquer, s'il y a
lieu, cette division aux trois cas suivants.

Ces trois cas se sont successivement produits dans mon
service durant l'hiver 1860-61, à intervalle à peu près
régulier de 4 mois l'un de l'autre. Deux ont offert entre eux
une grande analogie de symptômes, de gravité, de traitement, de terminaison, et fort probablement de siége anatomique. Dans le troisième, l'obscurité du début, la différence du siége, ont modifié et aggravé les symptômes,
donné lieu à une terminaison et à une médication complétement différentes. Dans chaque cas, la guérison est venue
donner la preuve des chances du traitement d'une affection
toujours si grave par son voisinage du péritoine ; dans le
troisième en particulier, notre intervention a eu un de ces
bénéfices rapides et évidents qui donnent la conviction d'a-
voir sauvé un malade, compensation bien légitime aux
fréquentes incertitudes de la thérapeutique.

OBSERVATION XXXVIII. — *Phlegmon iliaque sous-péritonéal.* —
Résolution. — Thuet, sapeur-pompier, âgé de 25 ans, entré, le
17 décembre 1860, salle 26, n° 5.

Ce malade, d'une forte constitution, d'une santé habituelle-

(1) *Archives de médecine*, 1839.

ment bonne, a éprouvé, il y a huit jours, à la suite d'un repas trop copieux, les symptômes ordinaires de l'indigestion : céphalalgie, vomissements, diarrhée. Il eût cependant repris son service dès le lendemain, sans une douleur sourde à l'aine droite, douleur qui depuis est allée en augmentant, et sur laquelle, dès ma première visite, le 18 décembre, il appelle mon attention.

A l'examen de l'abdomen, on est frappé de l'intumescence uniforme de toute la région comprise entre la ligne blanche et l'épine iliaque antéro-supérieure droite, d'où dépression apparente de tout le flanc gauche ; à son point central, cette saillie proémine d'environ 0ᵐ,04, et semble, par ses dimensions et sa forme, accuser le relief d'une tumeur sphérique du volume d'une tête d'adulte ; le malade en ressent surtout de la gêne ; la douleur n'est pas assez vive pour empêcher d'en palper et percuter toute la surface, et de constater par ce double moyen un empâtement profond avec résonnance intestinale superficielle.

Au dire du malade, la tumeur a grossi peu à peu ; depuis les accidents du début, il éprouve de l'anorexie, une constipation opiniâtre, parfois de légers frissons. Le pouls est plein sans exagération de sa fréquence, non plus que la température ; aucune gêne dans les mouvements d'extension ou d'abduction de la cuisse.

Prescription : 20 sangsues loc. dol., bain de siége, lavement huileux.

19 et 20 décembre. Même état, quelques nausées (20 sangsues, bain de siége, lavement huileux).

21. Vomissements bilieux, pouls à 100, sueurs abondantes (3 prises de calomel de 0ᵍʳ,50, 20 sangsues, lavement purgatif).

22. Sentiment de bien-être ; diminution de l'empâtement et de l'anorexie (onctions mercurielles, bain de siége).

Une quatrième application de sangsues eut lieu le 26, les bains et les onctions mercurielles étaient continués chaque jour.

Le 27, la tumeur présentait un changement remarquable : au lieu de cet empâtement de toute la fosse iliaque, on ne percevait plus qu'une bosselure du volume d'un œuf de poule, facile à limiter et à déplacer latéralement ; le malade avait eu la nuit précédente une selle spontanée, et réclamait des aliments. Dès

COLIN.   14

le 28, on commença l'alimentation qui fut graduellement augmentée jusqu'aux trois quarts d'aliments (10 janvier). A cette date, la résolution était si complète que la pression permettait de déprimer les parois abdominales jusqu'à la colonne vertébrale sans produire la moindre douleur, la moindre sensation d'empâtement. A cette date seulement aussi furent supprimés les bains de siége et les onctions mercurielles, jusque-là continués chaque jour.

Le 13 janvier, sortie du malade.

OBSERVATION XXXIX. — *Phlegmon iliaque sous-péritonéal.* — *Résolution.* — Marthy (Pierre), fusilier au 78° de ligne, âgé de 26 ans, d'une constitution forte, d'un tempérament sanguin, entré le 13 septembre 1861, salle 27, n° 4.

Depuis quatre jours, sans cause appréciable, ce malade ressent de la courbature, des frissons irréguliers, quelques sueurs nocturnes; depuis huit jours il est constipé, n'a pas eu de vomissements spontanés, mais, à la suite d'un éméto-cathartique administré à l'infirmerie, a vomi un peu de bile sans avoir de garderobe; la peau est un peu chaude, la langue blanchâtre, sans rougeur aux bords; l'état des forces étant du reste fort rassurant, je n'examine que rapidement le thorax et l'abdomen, et, vu le résultat négatif de cette exploration, le diagnostic est formulé : Embarras gastrique fébrile.

Prescription : Diète, eau de Sedlitz.

Le 15, persistance de la constipation (diète, potion purgative avec manne et rhubarbe, demi-lavement huileux).

Le 16, ce second purgatif n'a produit aucun effet; mais, de plus, le malade ressent depuis la veille une douleur obscure dans la région iliaque droite; en découvrant l'abdomen, on n'aperçoit aucune tuméfaction, mais la palpation dénote un engorgement du volume d'un petit œuf, couché au-dessus du ligament de Fallope, et parallèlement à ce ligament ; la pression en est très-douloureuse; la percussion, supportable par l'intermédiaire du plessimètre, accuse une sonorité superficielle ; un appareil fébrile assez intense, précédé de frissons, s'est développé pendant la nuit, pouls à 110 pulsations, plus de 39° sous l'ais selle (3 prises de calomel de 0gr,50, demi-lavement huileux, 20 sangsues).

Le 17, douleur plus vive, tuméfaction presque doublée, appréciable à la vue ; un peu de gêne aux mouvements de la cuisse, mais les deux membres inférieurs peuvent toujours être symétriquement placés et allongés, ce qui exclut toute idée de psoïtis. Le lavement a été rendu sans provoquer de selle ; pouls toujours à 110, chaleur élevée (3 nouvelles prises de calomel, 20 sangsues, bain de siége).

Le 18. Deux selles verdâtres caractéristiques de l'action du calomel ; tumeur toujours douloureuse, stationnaire. Légère rémission de l'appareil fébrile (onctions mercurielles, bain de siége).

Le 19. Douleur moins vive, soit spontanée, soit à la pression ; diminution notable de la tumeur, qui est revenue à son volume du premier jour ; pour la première fois le malade accuse de l'appétit ; une selle spontanée, la première aussi depuis son entrée (15 sangsues, bain de siége).

Le 20. La fièvre est complétement tombée, et le malade reçoit ses premiers aliments (soupe maigre, onctions mercurielles, bain de siége).

Du 20 au 28. La convalescence marcha rapidement, et, en ces quelques jours, l'alimentation fut portée aux trois quarts.

Le 29. On ne trouvait plus, au siége de la tumeur, qu'un noyau comparable, comme indolence, mobilité, volume, à un ganglion lymphatique chroniquement engorgé. Le malade, perruquier à son corps, par suite, exempt des fatigues du service, demande instamment et obtient sa sortie.

Réflexions. — Je crois pouvoir donner ces deux cas comme types de phlegmons sous-péritonéaux de la fosse iliaque ; leur siége n'est-il pas accusé par la sonorité de la tumeur, qui les exclut de la cavité péritonéale, par la proéminence de cette même tumeur et la liberté des mouvements de la cuisse qui les excluent d'autre part du tissu cellulaire sousaponévrotique? La rapidité du développement, la tendance à saillir en avant sont des caractères de la pérityphlite, vu la continuité du tissu cellulaire primitivement envahi avec tout le tissu cellulaire sous-péritonéal, et par suite expan-

sion facile de la phlegmasie en l'absence de toute barrière
aponévrotique au-devant d'elle. Cette latitude de l'affection
dans sa marche reçoit dans les deux cas actuels une contre-
épreuve de la rapidité de son déclin ; une phlegmasie
intra-péritonéale à expansion aussi prompte tuerait un
malade en quelques jours, et, d'autre part, un phlegmon
sous-aponévrotique, avant de faire saillie en avant, eût dé-
sorganisé les muscles psoas et iliaque.

Dans la deuxième de ces observations, la forme de la tumeur, la netteté de ses limites, sa coïncidence avec une
constipation opiniâtre pouvaient faire supposer simplement
une tumeur stercorale ; mais la douleur à la pression, l'inu-
tilité des purgatifs, et bientôt l'appareil fébrile ruinaient
cette hypothèse.

Dans les deux cas, le début a été obscur : ainsi rien n'indique que le phlegmon ait été soit la cause, soit au contraire l'effet des troubles intestinaux qui, dans la première
observation surtout, ont semblé ouvrir la scène ; chez ce
malade brusquement pris de vomissements et de diarrhée,
cette perturbation initiale indiquait-elle l'inflammation
iléo-cœcale qui, suivant M. Ménière, serait le point de départ obligé des phlegmons iliaques? ou bien, comme on l'a
tant de fois objecté, cette dernière phlegmasie existait-elle
antérieurement, trop obscure encore pour éveiller l'attention du malade jusqu'au moment de l'explosion des
phénomènes réputés initiaux ? On sait que, ni dans la fièvre
typhoïde, ni dans la dyssenterie, ni dans l'entérite tuberculeuse, toutes maladies où cette région de l'intestin présente le plus d'altérations, il ne se manifeste de phlegmons
iliaques, nouvelle preuve de leur indépendance des affections du tube digestif.

Nos deux malades ont eu le bénéfice de la terminaison à
la fois la plus heureuse et la plus rare, la résolution, que
M. Grisolle n'a vue s'opérer que deux fois dans les 12 observations qu'il a recueillies. Et pourtant, dans l'un et l'au-

tre cas, l'invasion datait de huit jours quand eut lieu la première application de sangsues : or ce moyen très-utile au début n'aurait plus, suivant le même observateur, qu'une action très-bornée après le cinquième ou sixième jour ; et sur 30 faits où il fut employé dans ces dernières conditions, il n'y a effectivement que deux cas de résolution (1).

OBSERVATION XL°. — *Phlegmon iliaque sous-aponévrotique.* — *Suppuration.* — *Ouverture par le bistouri.* — *Guérison.*

Poidevin (Alfred), musicien au 2e régiment de grenadiers de la garde, âgé de 26 ans, d'une constitution moyenne, n'a jamais eu de maladie grave. A la fin du mois de février 1861, il ressent un peu de courbature, d'inappétence, de céphalalgie. Il continuait son service, quand, au commencement de mars, après une longue course pour se rendre à l'appel du soir, il éprouva en se couchant une douleur sourde à la région lombaire.

Stationnaire jusque vers le 15 mars, cette douleur commence alors à s'irradier vers le flanc et la cuisse droite, tout en restant plus vive à son point d'origine.

A dater du 19 mars, le malade, obligé de garder le lit, éprouva chaque soir, vers quatre heures, un mouvement fébrile précédé de frissons, et, finalement, il est envoyé à l'hôpital du Val-de-Grâce le 3 avril suivant (salle 26, n° 15).

Visite du 4 avril. — A cette époque, en raison sans doute du repos conservé par le malade depuis plusieurs jours, les douleurs lombaires avaient assez diminué pour qu'il ne les accusât pas, et je fus presque exclusivement frappé des symptômes généraux, inappétence, insomnie, céphalalgie, appareil fébrile à rémittence quotidienne ; un peu d'adynamie, décubitus dorsal, teinte subictérique et décoloration des muqueuses. Rien à l'auscultation de la poitrine, ventre souple ; constipation habituelle depuis un mois ; jamais il n'y a eu de vomissements. (Diète, eau de Sedlitz.)

Le 5 et le 6. Deux doses de sulfate de quinine à 0gr,50.

Le 7. L'accès fébrile de la veille a été moins intense, la constipation persiste ; pour la première fois, le malade accuse les

(1) Grisolle, *Archives de médecine,* 3e série, t. IV, p. 312.

douleurs lombaires, qui ont reparu aussi intenses qu'au début;
il en rapporte le siége au-dessus de la crête iliaque droite, le
long du bord externe de la masse du sacro-spinal; la pression
à ce niveau est peu douloureuse, non plus que dans tout le flanc
droit; une palpation méthodique ne révèle également aucun
point douloureux sur le trajet des branches superficielles du plexus
lombaire. (Diète, demi-lavement purgatif, liniment camphré.)

Les jours suivants se manifeste, à part la persistance de la
constipation, un appareil typhoïde presque complet : céphalalgie continue, rêvasseries nocturnes, peau chaude, langue sèche,
pouls tremblotant à 100 pulsations. (Diète, lavements huileux,
potions avec extrait de quinquina.)

Le 15. Exagération de tous ces symptômes; pouls complète-
ment dédoublé; quelques sudamina sur l'abdomen.

Le 18. L'éruption sudorale est confluente et semble avoir agi
d'une manière critique; pour la première fois un peu d'appétit,
langue plus humide, pouls toujours dicrote. (Bouillon, lavement émollient.)

Le 20. L'amélioration continue; peau fraîche, pouls à 80; le
malade semble en convalescence d'une fièvre typhoïde, mais
continue à souffrir de la persistance de la constipation et des
douleurs lombaires, dont l'intensité lui enlève tout sommeil.
(Vésicatoire volant loc. dol.)

Ces douleurs, chaque jour plus insupportables, s'irradient
dans la cuisse droite, suivant le trajet du nerf crural; c'est à
cette époque que les mouvements d'extension, d'abduction, de
rotation en dehors de ce membre deviennent difficiles, et bientôt
impossibles.

Le 25 avril, le pli inguinal est fermé, pour ainsi dire, en permanence, par la cuisse complétement fléchie et tournée en dedans; le moindre mouvement imprimé au genou de ce côté
éveille des douleurs très-vives dans la région lombaire droite;
léger œdème malléolaire du même côté, induration de la veine
saphène interne; pas de diminution relative du volume des
battements de l'artère crurale. Le malade, doué d'une grande
énergie, essaie encore de se lever, et présente dans son mode
d'ambulation les symptômes si bien décrits par Kyll (1). « Le

_____

(1) *Archives de médecine*, 1834.

malade ne peut marcher sans se courber beaucoup en avant ; si l'on cherche à le redresser, on lui fait éprouver une vive douleur ; il monte un escalier beaucoup plus facilement qu'il ne le descend, etc. »

Dès le 27 avril, non-seulement la marche fut impossible, mais les souffrances réduisaient le malade à la plus complète immobilité dans son lit. A cette époque, la fosse iliaque droite était le siége d'une douleur obscure, s'exagérant sous l'influence d'une pression profonde ; il y avait superficiellement souplesse et résonnance normales, tandis qu'en déprimant on arrivait sur un plan résistant, ne présentant aucune bosselure ; l'exploration du flanc droit, de la région lombaire, du canal crural est complétement négative.

Le 28. Violent frisson, suivi d'une légère réaction fébrile ; réapparition de sudamina sur le thorax et l'abdomen.

29. Douleur vive à la palpation au-dessus de la crête iliaque droite ; ni chaleur locale, ni rougeur, ni tuméfaction ; sensation seulement d'une résistance profonde, analogue à celle de la fosse iliaque, température élevée (40°), pouls à 110 ; confluence de l'éruption sudorale. (Application de 20 sangsues loc. dol.)

Le 30. Une tuméfaction se prononce enfin au-dessus de la crête iliaque, juste en dehors de la masse sacro-spinale ; très-peu apparente à l'œil, elle est facile à circonscrire par la palpation, vu l'absence d'œdème du tissu cellulaire sous-cutané ; douleur plus vive que la veille au même point. Le malade ressent dans la cuisse des élancements qui lui arrachent des cris continuels ; d'autre part, il éprouve une très-vive anxiété précordiale ; le pouls est devenu petit, fréquent, les extrémités légèrement cyanosées ; 36 respirations par minute ; quelques quintes de toux donnent lieu à de violentes douleurs jusque dans la cuisse droite.

En présence d'un état aussi grave, je regardai comme une bonne fortune l'apparition de la tumeur : j'attendis néanmoins au lendemain et la fis recouvrir de cataplasmes.

Le 1er mai, la saillie a augmenté de volume ; on sent profondément un peu de fluctuation ; du reste, aucune rougeur, aucun œdème superficiel ; évidemment la paroi abdominale est intacte, bien que soulevée par le pus ; les symptômes généraux

sont toujours plus graves, le malade est encore dans un véritable état asphyxique.

Encouragé par l'avis de M. le médecin en chef, je plonge,
à titre d'ouverture exploratrice, un bistouri étroit au point
le plus saillant, et le fais pénétrer d'environ 0^m,06, en le
portant directement d'avant en arrière en dehors du sacro-
spinal; un jet de pus blanc, inodore, s'échappe par cette ouverture. Une nouvelle indication surgissait; sur une sonde
cannelée est immédiatement pratiqué un débridement large
de 0^m,04 au moins, et alors le pus s'écoule à flots; en quelques secondes, il en sortit plus d'un litre, et, séance te-
nante, le malade éprouve un soulagement infini; je l'engage à
faire quelques grandes inspirations, à tousser, et chacun de ses
mouvements donne lieu encore à d'abondants jets de pus; une
sonde élastique introduite dans la plaie pénétrait à 0^m,15
presque directement en avant. (Pansement méthodique, mèche
profondément portée dans la plaie.)

A chaque pansement que je renouvelle moi-même à mes visites, l'écoulement du pus est considérable, notablement augmenté par des pressions sur la paroi abdominale, par les mouvements de toux que je recommande alors au malade. Peu à
peu l'œdème malléolaire, les douleurs de la cuisse disparaissent; mais la flexion de ce membre sur l'abdomen est toujours
considérable, et la douleur excessive si l'on cherche à lui impri-
mer un mouvement, soit d'extension, soit d'abduction.

La constipation persiste encore, et, ce qui m'inquiète le plus,
chaque soir reparaît un mouvement fébrile; la peau est jaune,
terreuse, l'adynamie considérable; du 8 au 15 mai se développe
une nouvelle éruption confluente de sudamina; la suppuration
devient claire, un peu fétide; et, pendant quelques jours, je
craignis, soit d'avoir ouvert un abcès froid, malgré l'appareil
fébrile qui avait précédé (1), soit de n'avoir donné issue au pus
qu'après une désorganisation trop avancée des parois du foyer.

A partir du 16, je pratiquai dans la poche des injections
iodées, d'abord au cinquième, puis graduellement à mélange

_____

(1) P. Bérard cite (Dict. de médecine en 30 volumes, t. I) deux cas où
des abcès par congestion se sont prononcés avec les symptômes d'un
phlegmon aigu.

égal avec de l'eau tiède; et de cette époque data la marche franche de l'affection vers une guérison que rien ne vint plus entraver. La suppuration, toujours abondante, redevient de bonne nature; l'appétit, plus marqué, permet de soumettre le malade à un régime réparateur; enfin la cuisse peut être détachée de l'abdomen par un mouvement d'extension modérée.

Le 21 mai. Première selle spontanée; diminution marquée de la suppuration.

Le 1er juin. Le malade est aux trois quarts d'aliments; il s'essaye à marcher, tout en conservant encore l'attitude spéciale à son affection.

Le 20 juin. La suppuration est réduite à un léger suintement; les injections iodées, les mèches sont définitivement supprimées; le malade marche presque complétement droit.

Le 28 juin. Sortie de l'hôpital.

Le malade étant en convalescence à Paris, je le fis revenir un mois plus tard, le 1er août, et je fus alors frappé de son embonpoint, qui le rendait presque méconnaissable; sous cette influence, sans doute, les parois du foyer avaient pu s'accoler sans donner lieu à une rétraction que je redoutais pour les parties voisines. Je constate, par une mensuration comparative, que l'espace qui sépare la crête iliaque droite des fausses côtes n'est en rien diminué; du reste, l'attitude du malade, la liberté des mouvements que je lui fais exécuter me confirment dans l'opinion de sa parfaite guérison. L'ouverture de la plaie est complétement fermée, et à son niveau existe un léger infundibulum cicatriciel.

Réflexions. — D'après la marche de la maladie, on peut juger de toute l'incertitude du diagnostic au début. J'ai cru, pendant plusieurs jours, à une fièvre typhoïde grave. Ce n'est qu'au moment où les douleurs lombaires sont redevenues le symptôme dominant que j'ai pensé à un travail de suppuration, plaçant alors seulement en celui-ci la cause probable de ces accès fébriles et de deux symptômes qui, réunis, sont presque toujours pathognomiques de la fièvre typhoïde, le dicrotisme du pouls et les sudamina. Dans ce cas particulier, les trois éruptions sudorales successives ont-elles été en rapport avec la formation du pus, travail accompagné parfois d'exanthèmes variés (1), mais parmi lesquels les auteurs ne mentionnent pas cette forme de miliaire? Quant au dicrotisme du pouls, ce symptôme critique par excellence depuis Galien jusqu'à Bordeu, peut-être était-il également en rapport avec la crise pyogénique?

On pourrait croire du reste qu'il y a réellement eu fièvre typhoïde chez notre sujet; le fait actuel serait ainsi un fait exceptionnel de phlegmon iliaque consécutif à cette affection; mais les douleurs lombaires se sont manifestées un mois avant l'ensemble de symptômes qui donnerait lieu à semblable hypothèse; d'autre part, de tous les phlegmons iliaques, le sous-aponévrotique est précisément celui dont on concevrait le moins la filiation par une affection intestinale; et, en dernière analyse, ce fait nous donnerait un bien singulier exemple de constipation opiniâtre au début, pendant le cours, et au déclin d'une fièvre typhoïde si anomale déjà par sa brièveté, puisqu'elle n'aurait duré, comme l'indique l'observation, que du 10 au 20 avril.

Je n'insisterai pas sur les caractères bien tranchés du siége du phlegmon; l'absence de saillie antérieure, la forme aplatie et la profondeur de l'empâtement de la fosse iliaque, les symptômes fournis par l'attitude de la cuisse, par les nerfs et les vaisseaux cruraux, me semblent catégoriques.

La longue durée du décubitus dorsal est sans doute la cause déterminante mécanique de la saillie du dépôt purulent au-dessus de la crête iliaque, par une raison que j'ai déjà mentionnée dans un autre travail sur un sujet analogue (2), ne pouvant se porter en avant à cause du fascia

_____

(1) Trousseau, *Clinique médicale de l'Hôtel-Dieu*, 2e édition. Paris, 1864.
— H. Roger, *Thèse d'agrégation de la Faculté.*
(2) *Recueil des mémoires de médecine militaire*, 2e série, t. XIII, p. 368.

iliaque, le pus est amené à saillir soit au-dessous de l'anneau crural, soit au-dessus de l'os des îles.

L'absence de tout œdème superficiel au niveau de la tumeur, la profondeur à laquelle il a fallu porter l'incision,
indiquent que la paroi musculaire abdominale était encore
nettement séparée du foyer par les feuillets aponévrotiques
du muscle transverse; comprimé donc d'une part par ceux-
ci, de l'autre par l'aponévrose iliaque, le pus avait dû remonter jusqu'à l'arcade tendineuse du diaphragme, soulevant sans doute ce dernier muscle dans la cavité thoracique
(Voir le cas présenté par M. Vigla à la Société anatomique),
d'où symptômes de suffocation et, après l'ouverture, expulsion du liquide par saccades comme dans la thoracentèse,
sous l'influence de la toux et des grands mouvements respiratoires. Le mot *psoïtis*, généralement consacré à ces
phlegmons sous-aponévrotiques, paraît bien insuffisant
quand le foyer a pris de telles proportions, ce qui n'est pas
rare.

Y a-t-il lieu, dans ce troisième cas encore, de chercher
la cause du mal dans un traumatisme, le malade ayant
ressenti la première douleur lombaire après une course
forcée? On sait que Kyll (1) attribuait les phlegmons iliaques des nouvelles accouchées au tiraillement du psoas
dans les efforts d'une parturition difficile; mais je rappellerai de nouveau ici que la courbature, l'inappétence, la
fièvre existaient chez notre malade avant cette première
douleur qui, pour se développer, n'attendait sans doute
qu'une occasion particulière de fatigue ou de mouvements
exagérés; la course en question ne me paraît avoir agi qu'à
ce dernier titre.

L'ouverture a été pratiquée, suivant le conseil de M. Vel-
peau, dès qu'il y a eu tuméfaction apparente, et, en portant
le bistouri directement en avant le long du bord externe

(1) *Loc. cit.*

du sacro-spinal; en cette région on pouvait pénétrer de confiance, sans crainte de blesser soit le péritoine, soit l'intestin. L'aggravation de l'état du malade peu de jours après me semble prouver que, malgré la ponction du foyer, le pronostic demeurait extrêmement grave, si un large débridement n'eût été de suite pratiqué ; et, en effet, que de cas où l'abcès s'est spontanément ouvert soit au dehors, soit dans l'intestin, soit dans le vagin (1), et dans lesquels néanmoins la terminaison a été funeste, parce qu'on avait jugé inutile de hâter par le bistouri l'évacuation du pus!

Comme conclusions générales, ces trois faits se sont produits dans les conditions d'âge (20 à 30 ans), de sexe, les plus favorables, de par la statistique, au développement du phlegmon iliaque ; dans chacun, celui-ci occupe le côté droit, comme dans l'immense majorité des cas observés chez les hommes.

Ces trois observations ne nous offrent que les deux variétés sous-péritonéale et sous-aponévrotique des phlegmons de la fosse iliaque droite. Or peut-on regarder comme une affection analogue la troisième variété mentionnée au début de cette étude, le phlegmon dit intrapéritonéal? Je reconnais parfaitement l'existence de péritonites circonscrites, enkystées, en avant, ou sur les côtés du cœcum, qu'elles succèdent ou non à une perforation intestinale; mais leur emprisonnement immédiat par de fausses membranes, l'absence de tissu cellulaire où la phlegmasie puisse s'étendre, comme conditions anatomiques, d'autre part leur symptomatologie si spéciale, surtout dans son invasion brusque et nettement tranchée, dans sa terminaison qui est la chronicité, enfin leur pronostic toujours grave, même dans un avenir éloigné, en raison de l'imminence des récidives, me semblent en faire une affection

(1) Mémoire cité de M. Grisolle.

complétement distincte des deux précédentes, sauf les cas
assez rares où elle vient les compliquer.

Aussi n'est-ce pas sous le titre de phlegmon, mais sous
celui de péritonite circonscrite de la région iliaque droite,
que je donne, pour terminer, l'observation suivante, où se
rencontrent bien accusés ces signes différentiels : netteté
de l'explosion initiale, gravité des symptômes abdominaux,
et surtout tendance aux récidives, le malade faisant depuis
six mois sa troisième entrée aux hôpitaux pour la même
affection.

OBSERVATION XLIe. — *Péritonite circonscrite de la région iliaque*
droite.

Bugear, 23 ans, caporal au 78e de ligne, constitution
moyenne, tempérament bilieux, entré le 7 novembre dernier,
salle 26, n° 37.

La veille de son entrée, à la suite d'un excès de table, il a
éprouvé un violent frisson, des vomissements, de la gêne pour
uriner, et surtout une vive douleur dans la fosse iliaque droite;
constipation depuis trois jours.

Cet ensemble de symptômes est l'exacte répétition de ce que
le malade a éprouvé une première fois, le 13 juin dernier,
étant en garnison à Avesnes, une deuxième fois, le 11 août suivant, étant en convalescence à Paris, où déjà on l'avait envoyé
au Val-de-Grâce; cette troisième fois, il est précisément de nouveau transporté dans mon service, qu'il avait quitté quinze
jours auparavant.

Le 8 novembre, jour de ma première visite : face grippée,
extrémités froides, pouls petit, à 110; hoquet, persistance de la
constipation; le malade n'a pas uriné depuis 24 heures; la douleur, plus vive dans la région iliaque droite, s'irradie à tout
l'abdomen, qui est légèrement ballonné, et dont la palpation
est impossible. (30 sangsues à l'hypogastre, 0^{gr},15 d'opium en
pilules, potion éthérée, bain de siége.)

Le 9 novembre. Le malade a uriné dans le bain de siége;
pouls un peu relevé; météorisme plus marqué, avec développement des veines sous-cutanées; persistance de la constipation.

(30 sangsues au flanc droit, 0^{gr},15 d'opium, lavement huileux, bain de siége.)

Le 10. Vomissement bilieux, ballonnement extrême du ventre, dyspnée causée par la tension des hypochondres; mais les extrémités ont repris un peu de chaleur, et la douleur abdominale est beaucoup moins vive. (20 sangsues, 0^{gr},10 d'opium.)

Le 12. La douleur va toujours diminuant; il est possible de palper et de percuter très-légèrement l'abdomen; submatité superficielle au-devant du cœcum; aucune sensation de résistance autre que la contraction musculaire, excitée par la douleur; la constipation persistant toujours, je prescris un lavement purgatif.

Le 13. Évacuations alvines abondantes; le hoquet a reparu pendant la nuit; le malade est très-faible et demande un peu de vin. (Vin sucré, eau de Seltz, onctions mercurielles, bain de siége.)

Le 14. Une selle spontanée, plus de hoquet; pouls à 80, légère moiteur, sensation de bien-être et d'appétit. (Premiers aliments, continuation des bains de siége pendant les jours suivants.)

L'alimentation est graduellement augmentée, sans provoquer de rechute; toutes les fonctions digestives reprennent leur régularité.

Réflexions. — L'amélioration se prononce chaque jour; mais les grands mouvements du tronc sont difficiles et douloureux; l'abdomen demeure empâté, bien qu'accessible à une exploration profonde; tout danger immédiat semble bien conjuré, mais, encore une fois, on comprend, devant la persistance de cette imminence morbide, basée sans doute sur des désordres anatomo-pathologiques qui s'aggravent à chaque nouvelle atteinte, combien le pronostic doit demeurer réservé.

Depuis que cet article a été écrit (1861) (1), j'ai observé

(1) Observations de tumeurs phlegmoneuses de la fosse iliaque droite (in *Recueil de mémoires de médecine militaire*, décembre, 1861).

6 nouveaux cas de phlegmon iliaque ; tous ont été suivis de guérison, et chez tous l'application de sangsues a procuré soulagement immédiat et très-notable ; en raison de la constance de ces résultats, je serais donc autorisé à dire que le phlegmon iliaque chez l'homme jeune, bien constitué, est en somme une maladie plus effrayante que réellement dangereuse.

Chose remarquable, presque tous ces malades ont présenté des sudamina. Y a-t-il quelque corrélation entre cette forme de miliaire, et les diverses évolutions morbides qui ont pour domaine la fosse iliaque, depuis la fièvre typhoïde jusqu'au phlegmon du tissu cellulaire ?

CHAPITRE IV

ARTICLE Ier.

Fièvre typhoïde.

La permanence de cette affection dans la garnison de Paris repose sur la double influence des arrivées successives dans la capitale d'un grand nombre de soldats, et sur la présence parmi ceux-ci d'une quantité plus ou moins considérable de recrues. Le jeune soldat, qui arrive dans nos murs, a deux genres d'acclimatation à subir: l'acclimatation à la vie militaire, l'acclimatation à la résidence de Paris, et chacun de ces noviciats prédispose à la fièvre typhoïde.

Aussi n'ai-je pas vu manquer cette affection durant un seul mois de ces quatre années; les moments où il m'en est entré le plus grand nombre sont les mois de :

Septembre 1859........ 28 cas.
Janvier 1860........... 18
Avril 1861............. 20
Novembre 1861........ 25
Décembre 1861........ 16
Janvier 1862.......... 16
Septembre 1862....... 16
Décembre 1862........ 16

Ce tableau semble indiquer que les paroxysmes de l'endémie typhoïde, dans notre garnison de Paris, se manifestent surtout après l'équinoxe d'automne, aux approches et pendant le règne de la saison froide. Durant les mois de juillet et d'août des deux années 1860, 1861, nous n'avons en effet reçu que 2 malades, en moyenne, par mois, atteints de fièvre typhoïde. Il est vrai que notre dernier été vient de prouver combien, dans nos climats, la fièvre typhoïde peut s'adapter aux saisons les plus diverses ; ces deux mêmes mois de juillet et d'août, exceptionnels par l'intensité de la chaleur, m'ont en effet fourni en 1863 les fièvres typhoïdes, sinon les plus nombreuses (j'en ai reçu plus de 40 dans le service seulement de clinique dont j'étais alors chargé), du moins les plus graves que j'aie rencontrées au Val-de-Grâce. Des malades sont morts avant la fin du premier septénaire, le coma remplaçant dès le quatrième ou le cinquième jour les autres accidents cérébraux dont l'explosion avait signalé le début de la maladie.

La forme cérébrale de la fièvre typhoïde est du reste toujours le mode le plus grave sous lequel se manifeste cette affection, quand elle quitte son allure habituelle ; en semblable cas, un fait qui m'a constamment frappé, c'est que la fièvre typhoïde ne reste plus la maladie du jeune soldat, nouvellement arrivé dans notre garnison ; elle fait invasion parmi les types les plus incontestables de l'acclimatation à la vie militaire et à la vie de Paris, les gardes de Paris et les sapeurs-pompiers, comme je l'ai signalé déjà en 1862, à la Société des hôpitaux.

Ce qui ressort pour moi de plus net de l'observation quotidienne de cette affection dont j'ai reçu plus de 350 cas, c'est l'exagération de la valeur clinique attribuée aux signes abdominaux de la fièvre typhoïde ; j'ai noté plus de 40 malades chez lesquels il y avait au début constipation, plus de 100 chez lesquels il n'y avait pas de diarrhée. Le météorisme est, il est vrai, relativement plus constant, et bien des médecins le négligent, ne le reconnaissant que lorsque le ventre a pris à l'œil une forme ballonnée, tandis que la percussion des hypochondres leur en fournirait la preuve dans la plupart des cas.

Le plus grand caractère clinique de la fièvre typhoïde est fourni, dès son début, par l'abattement des forces ; et cependant, tel qui va chercher une sensation de gargouillement dans la fosse iliaque droite pour y appuyer son diagnostic, négligera souvent de s'enquérir si le malade peut se lever, s'asseoir, etc., renseignements d'une haute valeur dès les premiers jours, l'adynamie ayant une signification prodromique au moins aussi certaine que celle de la diarrhée.

Les râles bronchiques enfin constituent également par leur fréquence un signe dont l'importance ne le cède en rien à celle des symptômes abdominaux.

A deux époques différentes, en septembre 1859 et en octobre 1862, j'ai vu la roséole classique, si admirablement décrite par M. Louis, faire place à une éruption papuleuse beaucoup moins discrète, et se produisant d'une seule venue ; au lieu de ces taches rosées à peine proéminentes, se succédant durant 7 ou 8 jours par groupes de 3 ou 4, limitées aux hypochondres et à l'abdomen, c'étaient des papules acuminées, aussi nombreuses que celles d'une variole discrète, s'étendant à toute la face antérieure du tronc et des membres, faisant toutes leur évolution simultanément comme dans une véritable fièvre éruptive.

L'éruption sudorale (sudamina) m'a bien semblé parfois être plus abondante que d'habitude, durant une période donnée, chez certains groupes de malades dont elle envahissait tout le tronc et la face antérieure des membres ; mais jamais elle ne m'a offert de modification soit de nature, soit d'évolution, comparable à celle dont je viens de parler pour l'éruption lenticulaire.

Contrairement à cette dernière aussi, l'éruption sudorale a pour moi une grande valeur pronostique ; malgré les doutes émis à cet égard, je suis amené par les faits à con-

sidérer en général les sudamina comme indices d'un
excellent augure ; je suis bien loin de les proclamer les
prodromes d'une guérison certaine, mais presque constamment je les ai vus précéder ou accompagner la rémission des symptômes les plus inquiétants ; dans les formes
cérébrales en particulier, cette éruption m'a presque toujours annoncé le retour de l'intelligence, et a, par conséquent, toujours modifié favorablement mon pronostic.

Au point de vue diagnostique, la valeur des sudamina
est également très-grande ; bien qu'ils soient moins propres
à la fièvre typhoïde que l'éruption rosée, en ce sens qu'on
les rencontre plus souvent que celle-ci dans d'autres affections, ils ont sur cette éruption l'avantage de signaler
très-fréquemment les formes les plus légères de la maladie
qui nous occupe ; dans ces cas de fièvre typhoïde latente,
où le malade va, vient, ne présente qu'abattement et stupeur légère, l'éruption sudorale apparaît, malgré le peu
d'élévation du pouls et de la chaleur, et conduit à un diagnostic que confirment les symptômes ultérieurs ; ce fait de
l'apparition des sudamina dans les fièvres typhoïdes où il
y a peu de chaleur, peu de mouvement fébrile, m'engage à
révoquer en doute le rapport qu'une école savante, mais
trop portée aux explications rationnelles, a voulu établir
entre l'éruption sudorale et l'abondance des sueurs ; maintes fois, il est vrai, j'ai vérifié la réaction acide des sudamina, l'identité probable par conséquent de leur contenu
et de la transpiration ; mais, quand je les vois manquer
dans l'immense majorité des cas de pneumonie, de rhumatisme articulaire aigu, d'érysipèle, où cependant la chaleur
est si élevée et les sueurs si profuses, je me laisse aller à
les considérer comme une éruption spéciale à la fièvre
typhoïde, où ils résultent beaucoup plus de la nature même
de l'affection que de la chaleur et des sueurs qu'elle provoque, puisqu'ils s'y rencontrent même dans les formes les
plus apyrétiques.

Jamais, à Paris, je n'ai vu de pétéchies dans la fièvre typhoïde ; comme accidents gangréneux, j'ai observé une
gangrène du scrotum, et, à part les eschares si fréquentes aux parties déclives, j'ai vu chez un de mes malades
une nécrose considérable du maxillaire supérieur, qui en-
traîna, par infection purulente, la mort quelques semaines
après la terminaison de la fièvre elle-même.

Mentionnons enfin un des caractères les plus fréquents,
les plus fréquemment méconnus de la fièvre typhoïde, le
pouls dicrote ; c'est là un signe sur lequel insiste avec la
plus grande raison M. le professeur Bouillaud : il est remarquable de voir combien ce phénomène est connu depuis longtemps, combien il s'accorde avec certains résultats tout modernes de physiologie expérimentale ; pour
Bordeu, le pouls dicrote est le pouls des hémorrhagies, des
épistaxis en particulier ; pour Solano, c'est le pouls des
affections putrides, entraînées par les fuliginosités des artères ; épistaxis, fuliginosités chez les anciens, ne se rap-
portent-elles pas à nos fièvres typhoïdes d'aujourd'hui ?
D'autre part, M. Marey a établi, dans ses expériences si ingénieuses, le rapport qui existe entre le dicrotisme du
pouls et la diminution de la tension artérielle ; dans la fièvre typhoïde, que de congestions sanguines dans les organes les plus divers, les poumons, la rate, le cerveau, les
parties déclives du derme, congestions qui diminuent d'autant la masse du sang livrée à la circulation, d'où diminution de la tension artérielle, et dicrotisme du pouls!

L'emploi des purgations modérées m'a toujours semblé
le meilleur moyen de traitement de la fièvre typhoïde ; le
musc m'a rendu, dans les formes cérébrales, plus de services qu'aucun autre antispasmodique. Il est peu de malades
que je n'aie soumis, dès la fin du deuxième septénaire, à
l'extrait de quinquina, à la dose de 2 ou 4 grammes. Quant
à l'alimentation, je l'ai proportionnée toujours aux manifestations de l'appétit ; et, si le défaut de conviction abso-

lue m'empêche de m'étendre davantage sur le traitement d'une affection aussi incertaine dans ses chances pronostiques et ses indications, je puis dire au moins avoir eu toujours à me repentir quand, sur les traces d'une école qui est devenue aveugle en devenant systématique, j'ai voulu forcer le désir des malades et leur faire prendre trop tôt une nourriture qu'ils ne pouvaient supporter.

Le total de mes décès sur 350 cas s'est élevé à 36, dont 2 causés par des hémorrhagies internes (l'un figure, il est vrai, aussi, dans les décès par dyssenterie, voir page 175), 2 par perforation intestinale, un cinquième par perforation de la vésicule biliaire (voir, page 197).

ARTICLE II.

Des éruptions dans les maladies fébriles.

Le titre de ce paragraphe fait comprendre que je m'arrêterai peu aux fièvres éruptives proprement dites; traitées dans un service spécial, ces affections n'ont passé sous mes yeux qu'autant qu'elles éclataient dans mes salles, ou que les sujets arrivaient à l'hôpital dans une période prodromique incertaine où rien d'extérieur n'indiquait encore vers quelle division il fallait diriger le malade.

En 1860 seulement, durant l'épidémie de rougeole, le chiffre des hommes atteints a été trop considérable pour que chaque service n'en reçût pas un grand nombre, sans parler de tous ceux qui, une fois sortis, rentraient avec de graves complications vers les bronches et vers l'intestin.

La variole, la scarlatine sont toujours, pour ainsi dire, à l'état de levain dans la garnison de Paris, prêtes à éclater épidémiquement sous l'influence de quelque constitution médicale nouvelle, ou de causes plus appréciables, comme une agglomération exceptionnelle de troupes dans les casernes ; cette permanence des fièvres éruptives se révèle à chaque instant par des cas sporadiques qui sont parfois d'une gravité que généralement on ne reconnaît pas à ces affections en dehors de leurs manifestations épidémiques. Ainsi j'ai perdu 2 malades de scarlatine (1), et 3 de variole hémorrhagique.

L'un de ces derniers a été un exemple frappant d'aptitude à subir simultanément les impressions morbides les plus diverses. C'était un infirmier de mon service où venaient de passer à cette époque (février 1863) quelques cas de scarlatine, de varicelle, d'érysipèle et de purpura. Cet infirmier est atteint d'érysipèle de la face, qui envahit le front, une oreille, sans s'étendre au cuir chevelu ; 3 jours après, frisson, vomissements, mal de gorge, suivis le surlendemain (cinquième jour en tout) d'une éruption scarlatineuse confirmée par l'examen de l'isthme du gosier où se développe l'angine spéciale. 2 jours après, nouveaux frissons, nouveaux vomissements, auxquels correspond le surlendemain (8 jours après l'entrée à l'hôpital) une éruption confluente, hémorrhagique de pustules varioleuses qui envahissent spécialement les membres inférieurs. L'individu succombe rapidement, après avoir éprouvé des hémorrhagies des diverses muqueuses. Il avait, en 10 jours, subi les manifestations de ces trois maladies : érysipèle, scarlatine, variole ; et peut-être la forme hémorrhagique de cette dernière dépendait-elle d'une quatrième influence morbide, celle qui présidait alors au développement du purpura dont j'avais trois cas dans mes salles.

En tout cas, les phénomènes bien nets d'invasion et d'existence de la scarlatine (éruption et angine), l'époque bien distincte d'invasion de la variole ne laisseront supposer à personne qu'il y ait eu ici, comme dans certains cas

(1) L'un d'eux a été enlevé par une pneumonie lobulaire, identique à celle de la rougeole.

de variole grave, une simple suffusion scarlatiniforme du derme préalablement à l'éruption des pustules.

Quant aux éruptions dans les fièvres en général, ce que j'ai dit à propos de la fièvre typhoïde me permettra de passer plus rapidement sur celles de ces éruptions qui ont la plus grande valeur clinique.

1° *Éruption lenticulaire.* — Je n'ai rencontré les taches rosées, telles que les a décrites M. Louis (1), que dans la fièvre typhoïde où elles ne sont pas constantes, et dans la tuberculisation aiguë où elles sont fort rares ; à l'époque où cette éruption avait subi dans la fièvre typhoïde les modifications que j'ai précédemment indiquées (voir page 226), je l'ai vue apparaître chez deux pneumoniques ; mais le nombre et la forme acuminée des papules en font réellement alors quelque chose de complétement distinct de l'éruption rosée de M. Louis.

2° *Érythème noueux rhumatismal.* — J'ai observé deux fois cette éruption, et chaque fois la réaction générale était peu considérable chez les rhumatisants ; l'un n'eut que deux articulations prises, le genou et le cou-de-pied. Chez celui-ci, en revanche, les nodosités érythémateuses, situées en avant des tibias, étaient excessivement douloureuses ; leur évolution ne fut pas simultanée, elles se succédèrent comme des furoncles, se terminant toujours par résolution, et l'éruption dura 15 jours en tout. Chez le second malade, il n'y eut que quatre plaques d'érythème, également à la partie antérieure des jambes, mais les douleurs furent infiniment moins vives.

3° *Erysipèle.* — J'ai perdu deux malades d'érysipèle spontané, tous deux atteints durant la longue période (1860-1862), où cette affection régna dans Paris ; ils furent enlevés, l'un en 5 jours, l'autre en 8 par les accidents cérébraux ; ni chez l'un ni chez l'autre, l'érysipèle, qui de la face avait

(1) *Recherches sur la fièvre typhoïde,* Paris, 1841, t. II, p. 96.

gagné le cuir chevelu, ne descendit plus bas que la nuque.

Dans les affections chroniques, j'ai pu apprécier la réalité de la gravité pronostique de l'apparition d'un érysipèle, même bénin en lui-même ; chez 4 tuberculeux, chez 2 dyssentériques, cette éruption est apparue quelques jours avant la mort.

Si la mortalité est la règle dans cette seconde catégorie d'érysipèles, il est bon d'être également prémuni contre les érysipèles spontanés, généralement regardés comme des affections légères plus effrayantes que dangereuses ; les deux décès que je mentionne plus haut à ce titre n'expliquent que trop ma manière de voir.

De toutes les affections où les évacuants sont préconisés, il n'en est pas, à mon avis, où leur emploi doive être prolongé aussi longtemps que dans l'érysipèle ; il est rare que je n'administre pas l'émétique durant deux ou trois jours, le remplaçant ensuite par les purgatifs salins.

Ajoutons enfin qu'au lit du malade on oublie trop souvent un précepte que donnait toujours Chomel ; des médecins croient pouvoir constater l'envahissement du cuir chevelu, en y cherchant la rougeur qui, en tout autre point, signale tout d'abord l'érysipèle ; il est bon de savoir, comme l'enseignait ce savant clinicien, que le cuir chevelu ne devient pas rouge par le fait de cet envahissement ; il n'y survient qu'œdème et douleur ; de façon que, pour reconnaître la propagation de la maladie au cuir chevelu, il faut y appliquer la pulpe du doigt qui percevra, dès lors, l'œdème par la dépression qu'elle produira, en même temps que cette même manœuvre produira, de la part du malade, le second signe, la douleur.

4° *Taches ombrées*. — Tout le monde connaît aujourd'hui, grâce à Forget (1) et à M. Davasse (2), cette forme d'éruption,

(1) *Traité de l'entérite folliculeuse*, Paris, 1841, p. 226.
(2) *Des fièvres éphémère et synoque*, Paris, 1847.

dite *taches ombrées, taches bleues, taches bleuâtres, taches d'encre lavées*. Cette dernière expression a le mérite de représenter au mieux le caractère apparent de ces taches qui sont irrégulières comme forme, comme dimension, quelquefois longues de 0^m,04 à 0^m,05, quelquefois petites comme un grain de millet, qui jamais ne font saillie sous la peau, et ne disparaissent pas à la pression ; leur siége le plus fréquent, d'après les auteurs, est l'abdomen ; je les ai rencontrées presque aussi souvent à la face antérieure des cuisses.

Leur fréquente coïncidence avec des maladies légères m'aura sans doute empêché de noter toujours cette éruption, qui a cependant été 11 fois reconnue dans mes salles ; l'époque de sa plus grande fréquence fut l'hiver 1861-1862, pendant lequel j'ai pu en signaler plusieurs cas dans mes conférences.

Les 11 cas notés de cette éruption appartiennent :

1° A la fièvre typhoïde, 5 fois : sur ces 5 cas, il y eut 2 décès, et 1 malade guéri après l'élimination d'une eschare au sacrum ;

2° A la pneumonie 2 fois : chaque fois guérison ;

3° A l'embarras gastrique fébrile, 3 fois ;

4° Une fois enfin à une diarrhée simple, sans mouvement fébrile.

Ainsi l'on pourrait, d'après ce résumé, supposer que les conditions d'heureux pronostic attachées à cette éruption tiennent à ce qu'elle se manifeste dans beaucoup de maladies inégales en gravité, d'où mortalité peu élevée sur les sujets en général qui la présentent ; tandis que, dans la fièvre typhoïde en particulier, elle paraîtrait, contrairement à l'opinion de Forget, signaler plutôt les cas graves. Tirer cette dernière conclusion d'un si petit nombre de faits serait un déplorable abus de la statistique ; je dirai seulement que dans un mémoire intéressant (1),

(1) Voir *Gazette hebdomadaire*, 1863, p. 733.

M. Délioux de Savignac apporte lui-même un contingent d'observations d'où il résulte que, dans la fièvre typhoïde, les taches bleues ne sont nullement exclusives aux cas heureux.

5° *Purpura.* — Je n'ai jamais observé au Val-de-Grâce que cette forme de purpura dont Forget a dit qu'elle différait du scorbut en ce que rien, dans son développement, ne semble indiquer le vice des conditions hygiéniques où se trouvait le malade; je n'en ai vu que 5 cas, dont 3 pendant le même mois, et toujours chez des sujets robustes ; un seul avait éprouvé au début de la courbature avec fièvre, et chez lui l'éruption pétéchiale était limitée aux membres inférieurs; chez les trois autres, l'éruption, généralisée à tout le tronc et aux membres, constituait toute la maladie, et, au bout de 5 ou 6 jours, ne laissait plus que des traces jaunes presque imperceptibles.

6° *Pétéchies.* — A part les cas précédents, la seule affection aiguë où j'aie rencontré des taches pétéchiales durant cette longue période, est la rougeole dont l'éruption, à son déclin, présente fréquemment, comme l'a indiqué M. Michel Lévy dans l'histoire de l'épidémie de Metz, des suffusions sanguines sous-épidermiques donnant à la peau un aspect violacé; c'est ce que nous offraient la plupart de nos convalescents en 1860.

De ces pétéchies, je rapprocherai enfin les arborisations ecchymotiques que j'ai signalées plus haut déjà comme propres à la dyssenterie et à l'entérite tuberculeuse; cette éruption, d'un pronostic fatal, est généralement limitée à l'épigastre, s'étend parfois à la face antérieure du thorax, et coïncide avec une excavation considérable de l'abdomen, comme si la tension de la peau, attirée vers la colonne vertébrale, produisait mécaniquement l'ecchymose par rupture des petits vaisseaux.

7° *Sudamina, herpès.* — Les sudamina, dont j'ai indiqué déjà la valeur diagnostique et pronostique dans la fièvre typhoïde, apparaissent aussi dans la tuberculisation aiguë, la scarlatine, la rougeole, la péritonite, les phlegmons de la fosse iliaque droite (voir page 223), etc.

Quant à l'herpès, celle de toutes les éruptions à laquelle on contestera le moins une valeur critique, il est fréquent dans les fièvres vernales; je l'ai vu 3 fois avec l'angine pultacée, jamais, durant ces quatre années, avec la pneumonie; on connaît la fréquence de l'herpès, soit aux lèvres, soit aux paupières, soit au pourtour du conduit auditif, chez les malades atteints de méningite cérébro-spinale.

Un herpès zona a été un des derniers accidents du malade enlevé à la suite de la rupture d'un abcès de la rate (voir page 202); ce fait rappelle l'affinité admise entre le zona et les affections soit du foie, soit de la rate.

8° *Éruption varioliforme.* — Il suffit de suivre un certain nombre de malades atteints de fièvre typhoïde, pour voir se développer, indépendamment de toute constitution médicale, cette éruption constituée par de grosses pustules, occupant parfois toute la face postérieure du tronc, beaucoup plus douloureuses, mais, suivant mes observations, d'un pronostic bien moins grave que les plaques gangréneuses de la région sacrée; cette éruption commence avant la fin du deuxième septénaire, elle est successive, et se prolonge parfois dans la convalescence où elle se manifeste sous une forme anatomique plus considérable, celle de l'ecthyma.

ARTICLE III.

Fièvres et cachexies palustres.

Plus de cent malades sont entrés dans mes salles pour des accidents, soit aigus, soit chroniques, entraînés par l'intoxication palustre qui les avait frappés hors de France.

Ainsi j'en ai reçu :

45 venant d'Italie.
41   —   d'Afrique.
13   —   du Mexique.
3   —   de Corse.
2   —   de Syrie.
2   —   de Cochinchine.
1   —   de l'île Bourbon.

Ces entrants venaient à l'hôpital, soit en raison de l'extrême affaiblissement causé par la cachexie palustre, soit
en raison du retour des accès qui, dans nos climats, se renouvellent habituellement sous le type tierce. L'un d'eux
a été rapidement enlevé, je l'ai dit plus haut, par une pneumonie ; un autre a été frappé d'un accès comateux dont le
sulfate de quinine a prévenu le retour ; il est sorti guéri.
Rien, chez les autres, ne s'est manifesté d'inquiétant ; tous
ont éprouvé les heureux effets du quinquina quand il y
avait simplement cachexie, du sulfate de quinine quand il
y avait réapparition des accès fébriles.

Les plus profondément atteints étaient les 12 malades
revenant du Mexique ; quelques-uns, après quelques semaines seulement de séjour dans ce pays, en ont rapporté
une rate descendant jusqu'à l'ombilic, offrant 0^m,20 et
plus de hauteur à la percussion dans le sens vertical ; l'im-
prégnation morbide avait été certainement plus rapide chez
eux que chez leurs camarades revenant d'Afrique ou d'Italie.

Je n'ai pas à insister ici sur les caractères de la cachexie
palustre, si bien décrite par les médecins militaires depuis
notre conquête de l'Algérie. Je crois pouvoir seulement
m'autoriser de ma pratique du Val-de-Grâce pour critiquer une assertion émise à chaque instant dans nos climats, par ceux-là même qui rencontrent le moins de ces
victimes de l'intoxication palustre : ainsi, devant une mort
rapide entraînée par des accidents qu'on ne s'explique pas
ou qu'on ne sait pas expliquer, soit à ses auditeurs, soit à

l'entourage du malade, on se lance hardiment vers l'hypothèse d'un accès pernicieux : tel est mort rapidement dans
le coma, fièvre pernicieuse comateuse; tel autre dans le
délire, fièvre pernicieuse délirante; on est aussi prodigue,
au besoin, des formes algide, pneumonique, cholérique,
de celles qui constituent des raretés même dans les pays à
fièvres. Cependant on a pu voir, par le tableau si restreint
des accidents advenus à mes malades, dont cependant l'intoxication n'était pas douteuse, combien sont rares à Paris
ces phénomènes effrayants qui constituent un accès pernicieux. Il est bien probable que certaines affections, nouvellement ou peu connues, l'urémie, l'ictère grave, les
obstructions artérielles, etc., ont maintes fois entraîné une
terminaison fatale gratuitement attribuée à l'infection palustre, même chez des individus dont aucun antécédent
ne prouvait qu'ils eussent subi cette dernière influence.

Chose singulière, les praticiens qui formulent ces dia-
gnostics sont ceux-là précisément qui parfois reprochent à
leurs confrères de l'armée une trop grande tendance à voir
partout des fièvres à quinquina. C'est devenu chose banale
de taxer les médecins militaires d'une prétendue prodi-
galité dans l'administration du sulfate de quinine; ce n'est
pas cependant dans les hôpitaux de l'armée que l'on a
poussé jusqu'à dose toxique l'emploi de ce précieux fé-
brifuge.

CHAPITRE V

MALADIES DES ORGANES URINAIRES.

ARTICLE Ier.

Affections des reins en général. — Pyélo-néphrite.

Il est des affections générales dans lesquelles la lésion
des organes urinaires est complétement accessoire. Ainsi,
chez deux sujets morts de fièvre typhoïde, nous avons
trouvé du pus dans l'uretère droit, sans ulcération cependant ni de ses membranes, ni de celles du bassinet; ce pus
provenait de la vessie dont la muqueuse était érodée ; chez
les phthisiques, il n'est pas rare de rencontrer dans les
reins de petites masses tuberculeuses, pisiformes, isolées
qui, durant la vie, n'ont été la source d'aucun accident.

Quant aux maladies proprement dites de ces organes, il
est difficile de rien trouver à ajouter à l'ouvrage et à l'atlas
du savant professeur qui chez nous a si bien fixé ce point
de pathologie. J'ai cependant rapporté déjà plus haut
(page 43) une observation de néphrite tuberculeuse aiguë
qui m'avait vivement frappé. Voici maintenant l'histoire
d'un cas de pyélo-néphrite dans lequel, la migration du
pus à travers le diaphragme, et du côté droit, constitue un
fait extrêmement rare.

OBSERVATION XLII. — *Pyélo-néphrite chronique du rein droit
et abcès périnéphrétique. — Épanchement du pus dans la plèvre
droite par perforation du diaphragme. — Thoracentèse. — Autopsie.*

Le 15 septembre 1862, était évacué, dans mon service, salle 26, n° 4, le nommé Véron, chasseur à pied au 5ᵉ bataillon, âgé de 28 ans, en traitement à l'hôpital du Val-de-Grâce depuis trois mois déjà.

Le motif de son entrée avait été une cystite dont les symptômes s'étaient peu à peu amendés, en même temps que se manifestaient tous les signes d'une pleurésie droite.

L'invasion de cette dernière affection s'était produite avec un appareil fébrile assez prononcé, et avait motivé l'application successive d'une saignée, de ventouses, puis de vésicatoires, dont on constate les traces à l'hypochondre droit.

Première visite. — A l'époque actuelle, 16 septembre, le sujet présente une teinte profondément anémique, avec bouffissure de la face, bruit de souffle aux vaisseaux du col. L'amaigrissement n'est pas trop prononcé cependant, et le malade peut se lever chaque jour plusieurs heures. Il existe un œdème limité au membre inférieur gauche, dont l'exploration fait reconnaître un coagulum dans la veine crurale transformée, à sa partie supérieure, en un cordon dur, roulant sous le doigt.

Les urines, examinées avec soin, offrent un léger trouble dû à une certaine quantité de mucus, sans aucune trace d'albumine ; à ce propos, le malade rappelle qu'au début de son affection (époque où il souffrait, dit-il, d'une cystite), son urine déposait rapidement et spontanément un sédiment blanchâtre.

Les symptômes aujourd'hui dominants sont ceux de l'épanchement pleurétique, dyspnée, bronchite sans expectoration, douleur vague dans tout le côté droit, et, à l'examen physique, matité jusqu'au niveau de la deuxième côte en avant, avec diminution du bruit respiratoire.

Ajoutons que parfois la douleur, mentionnée dans le côté droit, descend très-bas en se dirigeant vers le pubis, assez analogue, par cette direction plutôt que par son intensité, avec les douleurs d'irradiation néphrétique.

En raison de l'état général, de la nécessité de relever une constitution appauvrie, le malade fut mis à un régime tonique : viande rôtie, vin, extrait de quinquina. La bouffissure de la face disparut ; mais les symptômes de dyspnée augmentèrent chaque jour, en raison de l'ascension du niveau de l'épanchement ; la matité était en effet montée peu à peu jusqu'au-dessus de la clavicule droite, en même temps que le cœur refoulé venait battre à 0ᵐ,10 en dehors du mamelon gauche. La douleur intermittente que le malade accusait, du flanc droit au pubis, prit peu à peu un caractère continu, et fut attribuée au refoulement imprimé à divers organes abdominaux par l'abaissement du foie dont le bord inférieur venait affleurer la crête iliaque.

Au milieu de l'aggravation de ces symptômes locaux, vint se produire un phénomène d'un nouvel ordre : le 1ᵉʳ octobre, le malade accusait une douleur vive, lancinante, limitée à la face externe de la cinquième côte droite, à l'union de son tiers antérieur avec le tiers moyen ; à ce niveau, on reconnaissait une tuméfaction évidente, dure, de cet os, avec rougeur et chaleur des téguments, ce qui fit penser à une périostite.

Les jours suivants, cette tuméfaction s'étendait aux deux côtes avoisinantes, puis un centre de fluctuation y devenait manifeste le 6 octobre. Le 8 octobre, c'était une tumeur déjà grosse comme le poing, complétement fluctuante, réductible par la compression aidée d'un mouvement d'inspiration du malade, devenant au contraire saillante et tendue par un effort d'expiration, surtout pendant la toux. Les téguments qui la recouvrent sont d'un rouge violacé, comme menacés de gangrène.

Ce même jour, 8 octobre, l'état général était devenu fort grave ; respiration haute, décubitus horizontal impossible, pouls petit, intermittent, une syncope quelques instants avant la visite.

Tout pouvait faire craindre une terminaison rapidement mortelle ; il n'y avait plus à penser à des moyens trop lents dans leur action. La seule ressource était dans la thoracentèse, et l'opération semblait ici d'autant mieux indiquée que l'état présumé des poumons faisait espérer l'ampliation consécutive de celui que comprimait si complétement l'épanchement. Rien, en effet, dans l'histoire du malade, n'établissait chez lui l'existence de manifestations tuberculeuses ; jamais il n'avait eu d'hémoptysies, très-rarement des rhumes légers ; l'auscultation fréquemment pratiquée du côté gauche, et au sommet droit lorsque celui-ci n'était pas encore immergé dans le liquide, avait toujours révélé l'intégrité probable du parenchyme.

Je pratiquai la thoracentèse au lieu d'élection (8 octobre), il s'écoula deux litres et demi de pus verdâtre, très-fétide, et la plaie fut fermée avec un morceau de diachylon.

Comme d'habitude, soulagement notable immédiat; le pouls redevient plus large et régulier; le cœur retourne vers sa place normale, et l'on constate de la sonorité avec respiration puérile au sommet droit.

Cette amélioration se maintint pendant plusieurs jours.

Quant à la tumeur qui existait en avant des quatrième, cinquième et sixième côtes, elle s'était notablement affaissée après ponction thoracique : elle demeura également très-molle et aplatie pendant les jours suivants.

Trois semaines plus tard, le 27 octobre, le malade éprouve un frisson intense, suivi de vives douleurs dans tout le côté droit. A la visite du lendemain on constatait une reproduction presque complète de l'épanchement; le cœur était de nouveau fortement dévié, la respiration anxieuse. La tumeur, beaucoup plus large à sa base, dont le diamètre était d'environ 0^m,15, était fortement tendue, et, à son sommet, la peau noirâtre semblait considérablement amincie; un travail de perforation de cette membrane était évidemment commencé.

Pour la première fois aussi depuis son entrée dans mon service, le malade avait remarqué de nouveau dans ses urines la même altération qu'à l'époque de son admission au Val-de-Grâce; elles furent examinées le 29 octobre : un sédiment jaune blanchâtre occupait le fond du vase, sédiment composé presque uniquement de globules purulents, ainsi que le prouva l'examen microscopique. D'autre part, il était évident que la perforation de la paroi thoracique allait d'elle-même se produire au sommet de la tumeur, correspondant au lieu de nécessité de l'empyème; un bistouri fut plongé en ce point, afin de ne pas laisser s'augmenter le décollement des téguments, et de soulager plus vite le malade.

Il s'écoula une quantité de pus à peu près égale à celle qu'on avait obtenue de la première thoracentèse, d'une coloration, d'une odeur identiques. Il fut en outre facile de s'assurer de la communication de cette poche extérieure avec la cavité pleurale par la quantité de pus (2^k,100 environ), et par celle dont on obtint encore l'issue en pressant sur l'hypochondre

COLIN. · 16

droit et en engageant le malade à quelques efforts de toux.

La nature purulente du liquide, la nécessité où l'on allait se trouver de renouveler chaque jour le pansement, en raison de la tendance des téguments à se sphacéler, engagèrent à laisser une sonde à demeure dans la plaie.

Amélioration consécutive dans l'état du malade; sentiment de bien-être pendant plusieurs jours; légère augmentation des forces et de l'appétit.

Chaque matin, le pansement de la plaie donnait lieu à un écoulement considérable de pus; l'air entrait dans la cavité pleurale et en sortait librement, et l'auscultation faisait percevoir le bruit de flot dans le côté droit, en raison de ce mélange de gaz et de liquide. L'exploration au moyen d'un stylet permettait de reconnaître la dénudation des quatrième, cinquième et sixième côtes, dans la longueur de $0^m,05$ ou $0^m,06$ chacune; le grand foyer, situé en dehors de la paroi costale, ne communiquait avec la cavité pleurale que par un orifice étroit, compris entre la cinquième et la quatrième côte.

La position du malade restait évidemment fort grave, en raison de l'étendue de cette cavité purulente communiquant si facilement, mais par un point si restreint, avec l'air extérieur; peu à peu le pus devint plus rare, plus fétide encore, séreux, enfin de mauvaise nature.

Des symptômes généraux inquiétants s'allumèrent; accès fébriles chaque soir, diarrhée, sécheresse de la peau, et peu à peu l'adynamie ne permit plus au malade de quitter la position horizontale.

Des injections iodées avaient été de bonne heure pratiquées dans le foyer, mais avec une certaine mesure en raison de l'extrême douleur qui résultait du contact de ce liquide irritant avec les bords enflammés de l'orifice fistuleux.

Enfin le malade, arrivé au dernier degré de marasme, s'éteignit le 5 novembre 1862.

Autopsie 36 heures après la mort. — *Thorax.* — Le poumon droit, gros comme le poing, offrant d'une manière frappante, au premier abord, la structure de la rate exsangue, est ramené contre la colonne vertébrale, sans aucune adhérence à la plèvre pariétale; la cavité pleurale est transformée, de ce côté, en une poche remplie de pus sanieux ; les quatrième, cinquième et sixième côtes, à leur extrémité antérieure, sont dénudées dans toute leur circonférence ; elles sont noirâtres, rugueuses ; entre la poche purulente intra-pleurale et le foyer sous-cutané, il n'existe d'autre communication qu'un orifice irrégulier de 0^m,01 environ de diamètre dans sa plus grande dimension, et situé, comme on l'avait reconnu pendant la vie, entre la quatrième et la cinquième côte.

Le poumon gauche est parfaitement sain, sans adhérence, et, comme le droit, sans la moindre granulation tuberculeuse.

Abdomen. — Dans tout le flanc droit, les anses intestinales sont accolées entre elles par des adhérences fibro-celluleuses, anciennes déjà, sans exsudations liquides dans la cavité péritonéale. Il y a également adhérence intime du bord supérieur du côlon transverse à la face inférieure du foie.

Ce dernier organe est comme ratatiné, plissé à sa surface, et ne peut être enlevé par suite de son adhérence intime à la paroi postérieure de l'abdomen. Il est, sur place, coupé couche par couche, sans que l'on y découvre aucune altération de tissu, et finalement, l'incision verticale de son bord postérieur aboutit au centre d'un foyer purulent dont ce bord forme en avant la paroi. On découvre ainsi une vaste cavité remplie de pus et de lambeaux de tissu cellulo-graisseux mortifié, dans laquelle se trouve comme flottant le rein droit, remarquable par son aspect blanchâtre et des bosselures irrégulières.

Une coupe dirigée du hile à la grande circonférence permet de constater dans ce rein les altérations suivantes :

La glande ne représente plus qu'une vaste coque à parois blanchâtres, tapissées de pus concret, coque subdivisée en une masse de locules dont les plus grands sont au voisinage du bassinet, et représentent évidemment les calices ; ces calices ont pris une forme irrégulièrement arrondie par le refoulement des mamelons qui n'existent plus ; les autres locules, situés plus près de la périphérie de l'organe, sont plus petits, de la grosseur d'une noisette, et, à l'exception de deux, communiquent tous les uns avec les autres.

Toutes ces cavités secondaires sont séparées par des parois épaisses de 0^m,004 à 0^m,005, composées de deux membranes pyogéniques adossées, que sépare à peine en certains points une fine couche rosée, dernier vestige des deux substances rénales. Cette coupe est une image frappante de la description, donnée par M. Rayer, des altérations anatomiques de la pyélite. La muqueuse de l'uretère droite ne présente rien de notable, ni ulcération ni gonflement. En vain recherche-t-on un point de communication entre les foyers purulents du rein et de la grande cavité qui entoure celui-ci ; ce n'est point ainsi que semble s'être opéré le processus morbide, dont l'extension est simplement résultée de la propagation du travail pathologique par continuité de tissu.

On procède alors, par une dissection attentive, à l'étude des désordres qui existent, en dehors du rein, dans tout le flanc droit. Nous avons vu que le bord postérieur du foie formait la limite d'une cavité remplie de pus ; cette cavité, limitée en arrière par le muscle carré des lombes, était bornée en haut par le pilier droit du diaphragme, où l'on découvre trois ouvertures fistuleuses, à bords noirâtres et irréguliers, établissant une triple communication entre ce foyer et la plèvre droite ; par des pressions alternatives dans un sens et dans l'autre, on fait facilement refluer le pus du thorax dans l'abdomen, et réciproquement.

D'autre part, étudiée à sa partie la plus déclive, dans la fosse iliaque, cette même cavité purulente, qui s'ouvre en haut dans la plèvre, offre d'autres communications également remarquables : l'aponévrose iliaque a été perforée en deux points ; ces perforations consistent en fentes longitudinales, à travers lesquelles on aperçoit les muscles psoas et iliaque noirâtres, ramollis, baignant dans un liquide séro-purulent.

Le rein droit est parfaitement sain, ainsi que le bassinet et l'uretère correspondants.

Enfin, l'examen de la veine crurale y fait connaître un long caillot cylindrique qui en obture tout le calibre, et envoie des ramifications dans les veines profondes ; ce caillot est adhérent, presque complétement décoloré et très-résistant (1).

Réflexions. — L'intérêt de cette observation, recueillie dans mon service par M. Dumayne, médecin stagiaire, résulte de la rareté des perforations du diaphragme à la suite

_____

(1) *Gazette hebdomadaire.* 2 octobre 1863.

des abcès, soit rénaux, soit périnéphrétiques, surtout du
côté droit. Ainsi M. Rayer (1) n'a trouvé dans la science que
quatre cas de *fistules rénales pulmonaires*, et de ces quatre
cas un seul où la communication s'était établie entre le
rein droit et la cavité thoracique ; on comprend, en effet,
combien la présence du foie doit, de ce côté, rendre difficile la migration du pus vers la poitrine.

Mais une autre circonstance plus particulière à notre
malade, c'est l'absence de toute adhérence préalable entre
le poumon et le diaphragme, de façon que le pus, provenant de l'abdomen, s'est librement épanché dans la plèvre,
constituant une forme de lésion jusqu'ici non mentionnée
par les auteurs, un empyème suite de lésion rénale. En
effet, M. Rayer intitule ces fistules, *fistules rénales pulmonaires*, à cause des adhérences qui ont toujours uni préalablement la plèvre au poumon, d'où vomique immédiate au
moment où le pus pénètre dans la poitrine, et non pas
épanchement purulent intra-pleural comme chez notre
sujet ; on comprend que ce second processus est bien plus
obscur pour le diagnostic, et que la rétention du pus dans
la cavité séreuse doit aussi en aggraver le pronostic.

On voit, du reste, par les autres détails de l'observation,
quelle singulière tendance avait ici le pus aux migrations
les plus lointaines, sans être entravé par aucun obstacle,
puisqu'après avoir, d'une part, traversé l'aponévrose
iliaque, cette barrière d'habitude si résistante, après avoir,
d'autre part, soulevé le foie, puis perforé le diaphragme, il
allait enfin se frayer encore une voie à travers la paroi thoracique au point où se font jour habituellement les épanchements purulents, quand ils doivent se porter spontanément
au dehors (de la quatrième à la sixième côte en avant).

Comme autres faits remarquables, l'autopsie a révélé :
1° L'état parfaitement sain du rein gauche, ce qui peut
rationnellement faire supposer que son congénère était

(1) *Maladies des reins*. Paris, 1841, t. III, p. 312.

primitivement malade, et que les symptômes attribués à
une cystite, lors de l'entrée à l'hôpital, se rapportaient
déjà à une néphrite droite; si, en effet, la vessie elle-même
eût été le point de départ de l'affection, les deux reins
eussent été sans doute également atteints, et l'on eût
trouvé, tant dans cette vessie que dans les uretères, des
traces de phlegmasie.

2° Le psoas était profondément altéré, et il n'y avait
cependant pas eu de symptômes de psoïtis, en raison sans
doute de la période ultime de la maladie à laquelle avait eu
lieu la perforation de l'aponévrose iliaque.

3° Enfin, il est remarquable que le membre inférieur
gauche ait été atteint d'hydropisie par obturation veineuse,
et non le membre droit dont la circulation eût semblé devoir être si facilement entravée par cette collection purulente de la fosse iliaque correspondante, nouvelle preuve à
l'appui de la tendance toute particulière de la veine fémo-
rale gauche aux obstructions par caillots sanguins.

Quant au diagnostic, j'avoue que, malgré la constatation
durant les derniers jours d'urines purulentes, je n'avais
nullement supposé cette communication de l'empyème
avec un abcès périnéphrétique; on comprend, vu la rareté
du fait, la difficulté d'un semblable diagnostic, surtout
quand la pénétration du pus dans la cavité thoracique ne
s'annonce pas par une vomique. A ces causes d'obscurités
s'ajoutait, chez notre malade, le fait de son évacuation
d'un autre service, de façon que, débarrassé de sa prétendue cystite au moment de son entrée dans mes salles,
il ne devait plus guère attirer mon attention que sur la
seconde phase de sa maladie, l'épanchement pleurétique.

Bien que la thoracentèse n'ait donné lieu qu'à une amélioration passagère, cette opération a été justifiée à l'autopsie par l'état des poumons dont le parenchyme était complétement sain, et qui, n'étant bridés par aucune exsudation,
semblaient devoir recouvrer leur ampliation normale.

ARTICLE II.

Albuminurie.

L'albuminurie établit, pour ainsi dire, un trait d'union entre les lésions organiques du rein et les simples altérations de sécrétion urinaire, diabète, polyurie, polydipsie. Si, en effet, la maladie de Bright constitue, au point de vue anatomo-pathologique, un fait irrécusable d'altération des solides, il est de plus en plus douteux (1) que cette altération soit primitive ; il est, d'autre part, suffisamment établi aujourd'hui que l'albuminurie, simple vice de sécrétion, peut exister sans les altérations anatomiques qui constituent la maladie de Bright.

Au milieu de la tendance actuelle à chercher de l'albumine dans grand nombre d'affections, nous croyons devoir prémunir contre une cause d'erreur que plusieurs fois nous avons vu commettre ; on examine, par l'acide nitrique seulement, une urine fébrile par exemple, on a un précipité, et l'on conclut : albuminurie, ne se rappelant pas que la réaction peut tenir simplement à un excès d'acide urique ; jamais il ne faut négliger comme contre-épreuve la coagulation par la chaleur. Je me trompe peut-être, mais je crois que c'est à une négligence aussi peu excusable que certains auteurs ont dû de pouvoir écrire que l'albuminurie était commune dans la cachexie palustre, dont elle expliquait parfaitement les épanchements séreux. Il arrive souvent que les urines de ces cachectiques sont fébriles au plus haut degré, renfermant très-peu d'eau, d'où proportionnellement une plus grande quantité de matières salines ; l'acide nitrique y produit un précipité plus ou moins abondant, et c'est précisément au moment des recrudescences

(1) Voir la thèse de M. Jaccoud.

de l'anasarque et de l'acide que cet état des urines est le plus marqué. Telles sont les apparences qui sans doute ont fait admettre très-légèrement l'albuminurie de ces malades; si on eût étudié le précipité, on y eût trouvé de l'acide urique; si l'on eût employé la lampe à alcool, on eût remarqué que, loin de se troubler, ces urines, comme la plupart des urines fébriles, devenaient, au contraire, beaucoup plus claires par la chaleur.

Comme faits remarquables d'albuminurie, j'ai observé dans mes salles :

1° Un cas de coïncidence de cette affection avec une paraplégie; celle-ci s'était développée parallèlement à la lésion rénale; ce fait a laissé dans mon esprit un grand doute sur la théorie des *paralysies, suite d'affections des organes génito-urinaires.* En semblable occurrence, l'albuminurie ne me paraît pas la cause, mais simplement un des premiers symptômes de l'affection de la moelle.

2° Chez un autre malade, mort le 15 novembre 1851 (salle 27, n° 8) d'albuminurie scarlatineuse, et dont les derniers accidents avaient été des convulsions, puis un coma profond, j'ai trouvé, outre l'épanchement intra-ventriculaire du cerveau, des caillots adhérents, décolorés, dans tous les sinus du crâne ainsi que dans les veines cérébrales supérieures, en sorte que cette coagulation m'a semblé assez ancienne pour avoir été la cause (par obstruction veineuse) de l'épanchement séreux, et par là, des symptômes de compression qui ont fermé la scène.

3° Chez deux malades atteints d'éruption furonculeuse avec fièvre, j'ai trouvé, durant quelques jours, une notable quantité d'albumine, en même temps que chez l'un se développait une anasarque qui fut rapidement résorbée.

Je n'ai pas eu occasion d'observer l'amaurose à la suite d'albuminurie chronique (je parle seulement des malades de mon service qui furent au nombre de 7; mais, en revanche, j'ai rencontré cet acccident chez un individu atteint d'albuminurie aiguë, mort d'urémie, et dont l'observation est, à d'autres titres, trop remarquable pour que je ne la relate pas complétement ici.

OBSERVATION XLIII. — *Urémie; développement rapide de l'amaurose albuminurique; autopsie.*

Le 28 septembre 1863, je prenais le service confié auparavant à mon savant collègue et ami M. Arnould.

A cette époque se trouvait couché, salle 25, n° 42, un malade sur lequel M. Arnould voulut bien me donner des renseignements dont voici le résumé :

X..., infirmier militaire, candidat à l'École polytechnique, venait de terminer ses examens d'admission à cette école quand il ressentit quelques symptômes d'embarras gastrique, nausées, céphalalgie, courbature, que l'on pouvait rapporter au surcroît de travail et de préoccupation auquel avait dû se livrer ce jeune homme.

Il y avait quatre jours que durait ce malaise lorsqu'un matin, le 30 août, après plusieurs vomissements, X... est pris de convulsions pour lesquelles il entre à l'hôpital (salle 25, n° 42).

Ces convulsions se répétèrent plusieurs fois dans la journée; je ne puis mieux les caractériser que par la description de M. Arnould :

« A ma première visite (31 août), j'avais à peine vu quelques lits, que les infirmiers du service m'avertissent que les convulsions de X... recommençaient; je vais à son lit : le malade avait la face violacée, les yeux convulsés; une sueur froide couvrait la peau ; les membres avaient des alternatives de roideur et de relâchement, surtout du côté droit; l'insensibilité était complète; la respiration était devenue un stertor bruyant; il y avait une écume sanguinolente aux lèvres; en soulevant les paupières, on s'apercevait que la pupille avait des alternatives singulières de contraction et d'extrême dilatation. Je voulus rester près du malade après l'accès convulsif (qui avait duré quatre ou cinq minutes), afin de faire constater aux stagiaires les phénomènes remarquables qui terminent l'accès ordinaire d'épilepsie.

« Je ne tardai pas à m'apercevoir que la connaissance ne revenait nullement, que la sensibilité restait extrêmement obscure, et que de temps à autre une convulsion très-courte et partielle (grincement de dents, soubresauts des tendons) venait troubler l'état de résolution.

« Vingt minutes après j'assistai à la reproduction complète du même spectacle ; les infirmiers m'apprirent alors que cet accès était le sixième ou le septième de la matinée. »

Pendant la journée, des convulsions se reproduisent toutes les demi-heures : y avait-il méningite ? y avait-il une hémorrhagie méningée ? y avait-il même empoisonnement ? (24 sangsues aux apophyses mastoïdes.)

Le 1er septembre, les accès convulsifs ont diminué pendant la nuit ; résolution générale ; léger retour de la sensibilité, mais la perte de connaissance est encore absolue.

Cet état semblait être le prélude d'un coma plus complet ; mais, au contraire, la connaissance revient peu à peu ; l'état général s'améliore au point que le 5 septembre il n'y avait plus qu'un grand accablement général ; le malade exprime lui-même sa préoccupation sur son état ; il reçoit quelques aliments.

C'est à cette époque, vers le 6 septembre, que M. Arnould apprend du malade que sa vue est un peu altérée, qu'il confond, par exemple, les cercles avec les carrés. Alors aussi existe une bouffissure des paupières qui engage à examiner les urines, qui donnent, par l'acide nitrique, un coagulum albumineux abondant et assez dense. On constate, en même temps, une douleur assez vive par la pression des régions rénales. Le microscope révèle dans l'urine la présence d'une grande quantité de cristaux d'acide urique, de cylindres fibrineux moulés sur les tubuli du rein, et quelques fragments d'épithélium rénal. Ces urines sont rares (200 à 300 grammes par jour), et l'urée est réduite au tiers de sa proportion normale.

Le 12 septembre, le malade, qui les jours précédents avait vomi à plusieurs reprises, éprouve de nouveau des convulsions identiques avec celles du début, mais beaucoup moins rapprochées.

Le calme revient peu à peu ; le malade reprend des aliments et commence à se lever.

A l'époque où M. Arnould me cédait le service, le 28 septembre, le malade était pâle, anémique, assez amaigri ; la moindre fatigue donnait lieu à des palpitations avec anxiété précordiale. Il n'existe aucune trace d'œdème, soit de la face, soit des extrémités. L'acide nitrique ne produit plus dans l'urine qu'un léger nuage, et l'examen chimique ne permet plus de constater que des traces d'albumine. Il y a toujours un peu d'amblyopie, et la lecture est devenue impossible.

L'état d'amélioration dans lequel mon prédécesseur m'avait laissé ce malade se prononce chaque jour davantage, et le 12 octobre je peux faire venir X... dans mon cabinet pour examiner ses yeux à l'ophthalmoscope. Cet examen, auquel j'avais convié un autre de mes excellents collègues, M. Leplat, nous permit de constater les symptômes caractéristiques de l'amaurose albuminurique : sur un fond jaune café au lait se détachent une douzaine de taches blanches uniformément disposées autour de la papille et sur ses bords, qui perdent ainsi leur netteté. Ces lésions paraissent identiques de chaque côté. Je renouvelai deux fois cet examen avec le même résultat.

Le 14 octobre, l'état des forces était assez satisfaisant pour me permettre d'autoriser le malade à sortir en ville pendant la journée.

Le 16 octobre X... accuse une douleur précordiale qu'il m'assure être le prodrome d'une nouvelle attaque convulsive.

En effet, le lendemain 17 octobre, il y avait eu trois accès qui chacun avaient duré de une à deux minutes au plus, consistant en flexions tétaniques des quatre membres, avec coloration cyanique de la face, et un peu de stertor à la fin. Les paupières sont légèrement boursouflées, mais les urines ne donnent que des traces d'albumine.

Le 18, il n'y a eu qu'un accès convulsif ; le boursouflement des paupières a augmenté, et la face a pris une teinte scarlatineuse qu'on ne retrouve sur aucune autre partie du corps. L'intelligence est toujours très-nette.

Le 19, les vomissements reparaissent, composés de matières verdâtres. Réponses lentes, légère stupeur.

Du 20 octobre jusqu'au moment de la mort, qui survint le 25, c'est-à-dire pendant cinq jours, coma vigil, mussitation continuelle, urines et selles involontaires ; l'infiltration des paupières disparaît ; la face redevient pâle, osseuse, et X... succombe dans un état d'amaigrissement extrême.

Autopsie. — Tous les organes sont réduits de volume ; le cerveau revient sur lui-même à l'ouverture du crâne ; les poumons se rétractent dans les gouttières vertébrales dès que le sternum est enlevé. Ces organes n'offrent pas, du reste, la moindre lésion.

Les reins sont également petits, pesant, le gauche, 90 grammes, le droit, 94 ; le premier offre une teinte violacée, avec quelques granulations blanches dans la substance tubuleuse surtout ; le second présente des masses considérables de granulations, et une transformation graisseuse complète de quelques mamelons.

Les yeux sont examinés avec le plus grand soin ; les papilles sont légèrement rosées, et sont entourées chacune d'une auréole de granulations grises, toutes isolées, remarquables par la régularité de leurs dimensions et des intervalles qui les séparent ; elles occupent la couche la plus interne de la rétine, où elles semblent faire une très-légère saillie.

Je priai un de nos savants chimistes, M. le professeur agrégé Jaillard, d'examiner le sang que j'avais recueilli ; nous y constatâmes ensemble, après l'emploi de l'alcool et de l'acide nitrique, une grande quantité de cristaux de nitrate d'urée (1).

Réflexions. — Ce cas d'urémie est remarquable à plusieurs titres.

La brusquerie du début, signalé par des convulsions épileptiformes, avait éveillé un instant la pensée d'une intoxication. Telle était bien, du reste, la maladie, rapidement reconnue par l'examen des urines dès que le sujet eut accusé les troubles de la vision.

L'affection a présenté des périodes de rémittence remarquables (du 6 au 12 septembre, du 13 septembre au 16 octobre), durant lesquelles j'avais pu espérer, en excluant les aliments trop azotés, prévenir le retour des accidents d'intoxication urémique. Le rapide amaigrissement du sujet, qui a succombé dans le marasme, n'indique-t-il pas que les matériaux de cette intoxication étaient puisés dans son organisme même ?

Grâce aux longs intervalles qui ont séparé ces terribles

(1) *Gazette hebdomadaire.* 20 novembre 1863.

paroxysmes, la maladie a duré près de deux mois, temps
bien court dans l'albuminurie, mais bien long dans l'urémie, si fatale d'habitude en quelques jours.

Comme dans l'immense majorité des cas du même genre,
les caractères cliniques, puis anatomiques de l'albuminurie ont été peu tranchés : ainsi, pendant la vie, un peu de
bouffissure des paupières sans œdème des membres, traces
seulement d'albumine dans les urines ; après la mort, reins
petits, inégalement atteints, dont l'un ne présente encore
que la période congestive de la maladie de Bright.

Une altération anatomique survenue bien rapidement, en
revanche, est celle des rétines ; cette lésion était réellement
d'une admirable régularité : autour de chaque papille, sur
un fond noir, une quarantaine de granulations éclatantes
rappelaient involontairement à l'esprit un groupe d'étoiles,
justifiant ainsi le terme de *disposition stellaire* donné par
Liebreicht à cette forme d'altération. L'atlas de ce savant
observateur n'offre pourtant aucune figure d'altération aussi
nette, aussi régulière que celle qui existait chez notre sujet,
et cela parce que les autopsies sont généralement faites de
sujets albuminuriques de longue date, dont l'amaurose est
beaucoup plus ancienne, et chez lesquels une exsudation
fibrineuse est venue couvrir les groupes de granulations
graisseuses de la rétine en altérant ainsi la pureté de la
forme anatomique primitive.

L'ophthalmoscope nous avait permis de prévoir cette lésion, de la constater plutôt pendant la vie. Qu'il me soit
permis de profiter de cette occasion pour recommander
aux médecins l'emploi de cet instrument si facile à ma-
nier, aussi facile que le stéthoscope ou le plessimètre ; en
deux ou trois séances on s'y habitue, et l'on arrive, en outre,
à se passer, dans son application, d'un moyen barbare, pri-
mitif, la dilatation par la belladone, qui souvent aveugle
les malades pendant plusieurs jours.

ARTICLE III

Polydipsie, polyurie, diabète sucré.

Qu'il me soit permis tout d'abord de recommander aux cliniciens un aréomètre spécial à la constatation de la pesanteur des urines, c'est l'uromètre de M. Bouchardat, fabriqué par M. Baudin.

Cet instrument donne les densités des liquides comprises entre 1,000 (eau distillée) et 1,050; cette échelle étant suffisante en général pour prendre la densité de toutes les urines physiologiques ou morbides, on a pu, sur la tige de l'instrument, écarter assez les traits de graduation pour rendre appréciable un demi-degré, et même un quart de degré (1).

Dans une urine non sucrée, l'uromètre permet de déterminer immédiatement :

1° La quantité approximative d'urée. On sait, en effet, d'après les recherches de M. Millon, que le second et le troisième chiffre de la densité expriment assez exactement la quantité d'urée que contiennent 1,000 grammes d'urine; l'uromètre donne, par exemple, 1,015, 1,018, 1,025; la quantitée d'urée sera très-approximativement 15, 18, 25 grammes, pour 1,000; et, si l'on a recueilli toutes les urines de vingt-quatre heures, il suffira d'une très-simple opération d'arithmétique pour déduire de leur poids la quantité totale d'urée sécrétée.

2° La totalité des matières fixes de l'urine. En effet, d'après M. Bouchardat, chaque degré densimétrique au-dessus de 1,000 correspond à 2 grammes par 1,000 de matière fixe; si, par exemple, l'uromètre marque 1,005, 1,007 ou 1,013, il y aura très-probablement 10, 14 ou 26 grammes de matériaux fixes pour 1,000 grammes d'urine, et encore ici, en multipliant ces chiffres par la quantité totale émise en vingt-quatre

(1) Voir Bouchardat, *Annuaire de thérapeutique*, 1861, Supplément.

heures, on connaîtra à peu près exactement la somme de
matériaux fixes éliminés pendant cette période de temps.

J'ai voulu contrôler moi-même ces résultats sur un certain nombre de malades; j'ai prié un de mes bons amis,
M. Thomas, pharmacien aide-major, de m'indiquer, par
l'analyse chimique, la quantité de matériaux fixes ren-
fermés dans diverses urines dont je prenais préalablement la densité; ces opérations, faites sur 21 malades,
m'ont prouvé tout d'abord la difficulté assez grande qu'on
éprouve exactement à recueillir la totalité des urines de
vingt-quatre heures, précaution cependant indispensable,
et, d'autre part, l'erreur qui doit résulter de la décompo-
sition rapide d'une certaine quantité d'urée avant l'investigation chimique. Voici ce tableau :

NOM DE LA MALADIE.	DEGRÉ à L'UROMÈTRE.	QUANTITÉ de MATIÈRES FIXES pour 1000 GRAMMES.
Pneumonie..........................	1,036	62,00
Ictère.............................	1,029	49,11
Bronchite fébrile...................	1,028	50,24
Rhumatisme articulaire aigu..........	1,025	46,00
Péritonite sub-aiguë................	1,022	40,53
Pneumonie...........................	1,020 ½	35,75
Emphysème pulmonaire................	1,018	35,00
Insuffisance mitrale................	1,016 ½	28,00
Bronchite sans fièvre...............	1,016	30,84
Convalescent de rhumatisme..........	1,016	27,59
Paralysie diphthérique..............	1,016	28,10
Phthisie pulmonaire.................	1,015	28,20
Gastralgie..........................	1,015	28,20
Insuffisance aortique...............	1,014	25,95
Cancer du pylore....................	1,014	27,15
Cachexie palustre...................	1,013	18,00
Albuminurie.........................	1,012	21,65
Phthisie pulmonaire.................	1,009	15,71
Fièvre typhoïde (22e jour)..........	1,009	12,10
Polyurie............................	1,008	14,77
Convalescent de fièvre typhoïde.....	1,007	11,93

On voit qu'en général le chiffre des matières fixes est de quelques grammes inférieur à ce qu'il devrait être pour représenter exactement le double du degré densimétrique supérieur à 1,000. Mais, après cette restriction, l'instrument est d'un usage si commode, donne un résultat si rapide, que je le regarde à bon droit comme devant être adopté au lit du malade. Il est excellent pour suivre journellement les variations de densité de l'urine dans la polydipsie, la polyurie, le diabète, affections qui, contrairement à certaines maladies aiguës, laissent aux malades la faculté de recueillir facilement la totalité des urines émises en vingt-quatre heures.

Je tiens à bien établir ici la réalité de ces trois formes morbides, et surtout à caractériser la différence qui sépare, malgré la confusion qu'y ont introduite les observateurs mêmes les plus modernes, la polydipsie de la polyurie.

Polydipsie. — Je ne puis mieux faire, pour définir cette modification du flux urinaire, que de renvoyer à un intéressant travail de M. l'inspecteur Poggiale, alors professeur à l'École du Val-de-Grâce (1). Le sujet de ce mémoire est un malade du service de M. le professeur Godelier, malade qui, par jour, rendait 17 kilogrammes d'urine incolore, d'une densité à peine supérieure à celle de l'eau (1,0015 au lieu de 1,0200, densité moyenne de l'urine normale). Il suffit, du reste, de citer les conclusions de cette observation pour donner les caractères de la polydipsie :

« 1° La totalité de l'urine rendue en vingt-quatre heures est 17 fois plus considérable qu'à l'état normal ;

« 2° La densité de cette urine est sensiblement 17 fois plus faible que celle de l'urine normale ;

« 3° Pour 1,000 grammes de cette urine, la proportion d'urée n'est que de 0^{gr},642, tandis qu'elle s'élève à 12 grammes en état de bonne santé ;

(1) *Recueil des mém. de médecine et de pharmacie milit.* 2e sér., t. XIV.

« 4° La quantité d'acide urique est représentée par $0^{gr},035$ au lieu de $0^{gr},600$;

« 5° Le chiffre des matières fixes n'est que de $0^{gr},715$ au lieu de 12 grammes en moyenne ;

« 6° La quantité des matières solides contenues dans l'urine de vingt-quatre heures est sensiblement la même que celle qui est fournie par l'urine normale. »

En résumé, comme l'indique cette conclusion, dans la polydipsie, l'énorme quantité d'eau rendue par les reins n'entraîne pas avec elle une proportion de matière organique et inorganique plus considérable qu'à l'état normal.

Polyurie. — Le caractère essentiel de la polyurie est, au contraire, une soustraction plus considérable des matériaux azotés de l'organisme par la sécrétion urinaire. C'est parce qu'on oublie ou qu'on ignore ce caractère que, dans certains livres, embarrassé de la distinction à établir entre la polyurie et la polydipsie, on propose tout simplement de supprimer l'un ou l'autre de ces mots. Encore une fois, la polydipsie s'applique uniquement à l'excès d'eau rendue par les reins, tandis que la polyurie, comme l'indique admirablement son nom, s'applique à l'excès d'élimination des matériaux essentiels de l'urine, urée, urates, acide urique (radicaux du mot polyurie). Ce caractère de la polyurie est tellement le seul vrai pour moi, que je vais en appliquer la dénomination non-seulement à des cas où la quantité d'eau de l'urine était augmentée en même temps que celle des matières solides, mais encore à des cas où ces matières seules, sans aucune augmentation de l'eau, étaient devenues plus abondantes (1).

(1) Dans leur *Traité de chimie pathologique*, MM. Becquerel et Rodier ne mentionnent, comme caractère de la polyurie, que l'augmentation proportionnelle de l'eau et des matières solides ; c'est-à-dire que l'urine reste normale comme composition, mais devient simplement plus abondante.

A. *Première forme.* — Augmentation de l'eau et des matières solides de l'urine.

OBSERVATION XLIV. — Labat (Pierre), âgé de 35 ans, cavalier
au régiment de chasseurs de la garde, d'une constitution athlétique, remarque vers le 15 février 1862, qu'il est atteint d'une
soif intense, persistante, qui bientôt l'oblige à boire 20 litres
d'eau en vingt-quatre heures; doué d'une grande énergie, il
continua longtemps encore son service, et le 21 août seulement
de la même année il entrait à l'hôpital de Meaux, d'où il fut
évacué sur le Val-de-Grâce, le 12 septembre suivant, sept mois
après le début de son affection.

Au moment de son arrivée dans mes salles, ce militaire rend
par jour 10 litres environ d'urine; la soif est vive surtout la nuit,
l'appétit considérable, l'état des forces excellent.

Ses urines sont très-claires; elles ne marquent que 1,009 à
l'uromètre, ce qui éloigne tout de suite la pensée d'une glucosurie;
du reste, les autres épreuves, par la potasse, la liqueur de Bares-
will, le sous-nitrate de bismuth, établissent également l'absence
du sucre.

La quantité considérable d'urine évacuée avec une densité de
1,009, chiffre très-élevé pour des urines aussi abondantes, nous
faisait pressentir une augmentation notable de la quantité d'urée
rendue en vingt-quatre heures. Si, en effet, d'après ce que nous
avons dit de l'uromètre, l'urine pesant 1,009 devait renfermer
approximativement 9 grammes d'urée sur 1,000, les 10 litres, rendus
par le malade en vingt-quatre heures, devaient en contenir 90 grammes, chiffre énorme, quadruple de celui de l'état normal; pour la
raison dont nous avons parlé plus haut, l'analyse chimique nous
donna un peu moins d'urée que n'en indiquait l'uromètre; elle en
révéla 8gr,32 par litre, ce qui faisait encore 83 grammes par jour.

Ce malade resta plus de quatre mois dans mon service; progressivement la quantité d'urine diminua jusqu'à n'être plus que
de 4 litres par jour, la densité variant au contraire très-
peu; cette double condition était évidemment le meilleur ache-
minement vers l'état normal; ainsi, le 22 décembre 1862, il n'y
a plus que 4 litres d'urines, pesant 1,009, renfermant par conséquent un peu moins de 36 grammes d'urée pour une période
de vingt-quatre heures; une fois revenue à ce degré, la sécrétion

urinaire ne varia plus, et deux mois plus tard, le malade partait
en convalescence, rendant encore par jour 4 litres d'urine où
l'uromètre marquait invariablement de 1,008 à 1,009.

Réflexions. — Ce fut progressivement et très-lentement
que la polyurie diminua chez ce militaire ; le chiffre de l'urée
descendit peu à peu de 83 grammes à 60, puis à 40, puis à 36,
nombre au-dessous duquel il ne s'abaissa plus. L'opium, a
valériane, ne nous rendirent pas de service bien évident contre cette affection ; ce fut le tannin, administré à la dose
de 2 grammes par jour, qui nous parut entraîner les meilleurs effets. La nourriture fut constamment très-abondante,
en rapport avec l'appétit du malade. On eût pu craindre
une déperdition rapide des forces et de l'embonpoint en
raison d'une élimination aussi considérable de principes
azotés ; il n'en fut rien ; ce militaire conserva tous les attributs de sa vigoureuse constitution, et, par des pesées successives, nous pûmes nous assurer qu'il ne se manifestait
pas le moindre amaigrissement.

Insistons sur la nécessité où l'on se trouve, dans l'espèce,
de tenir compte de la quantité d'urines émises en vingt-
quatre heures ; les urines des polyuriques de cette catégorie ressemblent, au premier abord, à celles des convalescents ; ce sont des urines anémiques, comme celles qui
sont mentionnées à la fin de notre tableau (pag. 255) chez
les albuminuriques, les phthisiques, les convalescents de
fièvre typhoïde, et où l'uromètre marque également de
1,007 à 1,010 ; mais il existe cette grande différence que,
dans la polyurie, les urines sont bien plus abondantes, ce
qui maintient à un taux plus élevé que le taux normal la
somme des matières fixes évacuées en vingt-quatre heures.

B. *Deuxième forme.* — Augmentation des éléments propres de l'urine sans augmentation de l'eau.

Au premier abord, le liquide sécrété diffère ici totale-
ment de celui qui appartient à la forme précédente ; l'urine

est fébrile au plus haut degré, rouge, pesante, marquant de 1,025 à 1,038 à l'uromètre, extrêmement acide, identique, en un mot, à celle de la scarlatine, de la pneumonie, du rhumatisme articulaire aigu; mais elle diffère de cette dernière en ce qu'elle est aussi abondante qu'à l'état normal, tandis que, dans les affections fébriles, la pesanteur de l'urine tient surtout à la diminution de l'eau, d'où concentration du liquide et augmentation seulement apparente des matières fixes.

Cette forme de polyurie, où l'urine est très-dense et, en même temps, aussi abondante qu'à l'état normal (double condition offerte par certains diabétiques) est, il est vrai, assez rare, ou plutôt assez rarement observée, parce que cette forme est éphémère, essentiellement transitoire. Je l'ai rencontrée dans trois conditions diverses : 1° une fois chez un malade atteint de péritonite tuberculeuse, pendant une des périodes de paroxysme de cette affection, paroxysme caractérisé par une augmentation de la douleur et du météorisme; durant plus d'une semaine, ce malade rendit par jour 1ᵏ,400 environ d'urine pesant en moyenne 1,037; le liquide était jumenteux; comme on peut s'en assurer d'après ces chiffres, la quantité d'urée dépassait 50 grammes par jour; celle des matières fixes dépassait 100 grammes ; c'était le double en moyenne de l'état normal. 2° Le même fait s'est offert chez un malade atteint d'ictère simple, et dont l'urine pesa pendant quatre jours 1,034 en moyenne, sa quantité totale en vingt-quatre heures étant de 1ᵏ,360 . 3° Enfin un militaire revenant du Mexique, atteint d'une cachexie palustre très-prononcée, entre dans mon service avec un mouvement fébrile assez marqué; l'urine, jumenteuse, pesait 1,029, précipitait par l'acide nitrique (voir pag. 247), et le malade en rendit plus de 2 litres en vingt-quatre heures; la quantité d'urée devait donc ici dépasser 55 grammes. Le lendemain, la fièvre tombait, et l'urine redevenait normale.

Ces trois faits de polyurie coïncident avec trois affections où les organes abdominaux, le foie en particulier, sont plus ou moins atteints; mais le trouble de la sécrétion urinaire a toujours été passager, apparaissant, dans chacun de ces cas, comme une véritable crise.

Diabète sucré. — L'histoire de ce troisième mode d'altération du flux urinaire est beaucoup mieux connue, chimiquement au moins, que celle des deux précédents; je n'en dirai que quelques mots pour insister encore ici sur les avantages immédiats que fournit l'uromètre dans l'examen quotidien du malade. Un exemple vaudra mieux qu'une explication : un malade rend par jour 5 litres d'urine marquant à l'uromètre 1,035, combien y a-t-il de sucre dans cette urine? 1,035 à l'uromètre indiquent, avons-nous dit plus haut, 70 grammes environ de résidu par litre; les 5 litres en renferment donc 350 grammes; or, comme l'homme perd habituellement par jour 50 grammes de matériaux solides, retranchons ces 50 grammes; il y aura donc environ 300 grammes de glucose.

Le chiffre fourni par ce calcul si simple est très-approximativement confirmé par l'analyse chimique; nous nous en sommes spécialement assuré chez le nommé Rousseau, garde de Paris, atteint de glycosurie, et dont les urines, examinées chaque jour pendant trois mois au moyen de l'uromètre, étaient ensuite analysées au laboratoire.

Chez ce malade, au moment de son entrée à l'hôpital, la quantité de sucre était si considérable (plus de 100 grammes par litre), qu'elle nous a fait reconnaître une légère insuffisance de l'échelle de l'uromètre; elles pesaient, en effet, plus de 1,050. L'usage du pain de gluten, des alcalins, du tannin amena en quelques semaines la disparition complète du sucre qui, sans doute, a reparu depuis la sortie du malade.

CHAPITRE VI

MALADIES DU SYSTÈME NERVEUX.

L'âge de nos malades semblerait devoir exclure la fréquence des affections des centres nerveux; elles sont cependant assez communes, sans que l'on puisse, dans la plupart des cas, les attribuer à des excès de boisson auxquels on est trop disposé, en général, à donner une grande valeur dans l'étiologie des affections du soldat.

Ainsi j'ai reçu 10 hémiplégies, et 6 paraplégies dont je n'ai rien à dire de particulier; la maladie se rattachait, dans tous les cas, aux lésions bien connues, hémorrhagie ou ramollissement, des centres nerveux. Je mentionnerai seulement, parmi les paraplégiques, deux gardes de Paris chez lesquels les douleurs lombaires, préludes de la myélite et de la paralysie consécutive, avaient succédé immédiatement à des stations prolongées durant la nuit et par un temps froid.

Je n'insisterai donc que sur quelques faits où l'affection des centres nerveux, soit dans son origine, soit dans sa marche, a offert quelque particularité digne d'intérêt.

ARTICLE Ier

Hémiplégie syphilitique.

OBSERVATION XLV. *Hémiplégie syphilitique. Guérison rapide par l'iodure de potassium.*

Le 22 mars dernier entrait, salle 26, n° 44, un guide de la

garde, nommé Jacques D..., évacué de l'hôpital de Compiègne sous la rubrique hémiplégie. Âgé de trente-quatre ans, soldat depuis quatorze ans, cet homme est d'une vigoureuse constitution; depuis qu'il est sous les drapeaux, il n'est entré qu'une fois à l'hôpital, il y a trois ans, pour une fluxion de poitrine. En garnison à Compiègne, il ressent depuis le mois de décembre 1860 une douleur continue sans exaspération nocturne, parfaitement limitée à la bosse frontale gauche, douleur du reste supportable et qui n'a pas entravé un seul jour son service. Sans autre prodrome, le 13 février dernier, au milieu de son repas du matin, D... est frappé de perte subite de connaissance avec résolution musculaire; transporté tout de suite à l'hôpital civil de l'endroit, il revient à lui au bout de vingt minutes. Cette attaque lui laissait à peine quelque faiblesse; mais, quinze jours plus tard, il lui sembla que son côté droit, particulièrement le membre supérieur, s'affaiblissait d'une manière notable et progressive.

Le 23 mars, jour de son évacuation sur Paris, la main droite fournit à peine une pression légère; le malade marche encore, mais en traînant la jambe. A la face, également à droite, hémiplégie incomplète, très-manifeste seulement dans le rire et les autres grands mouvements des muscles de cette région; parole un peu embarrassée, sans altération de la mémoire ni de l'intelligence. Intégrité parfaite de la sensibilité générale et spéciale de la peau; du côté des autres sens, amblyopie à gauche, progressive aussi depuis une quinzaine de jours. La faradisation dénote la conservation de la sensibilité et de la contractilité électriques. Ce qui fatigue le plus le malade, c'est la persistance de la douleur, toujours continue, toujours limitée à la bosse frontale gauche, douleur qui, sans prendre la nuit de caractère paroxystique, l'empêche le plus souvent de goûter le moindre repos. Il déclare aussi que depuis environ trois semaines, par conséquent depuis le début de son hémiplégie, il éprouve, à intervalles assez réguliers de deux ou trois jours, un accès convulsif sans perte de connaissance, dont on peut résumer ainsi la manifestation : constriction laryngée, contracture des masséters, grincements de dents, sans la moindre sensation vertigineuse, le tout ne durant qu'une ou deux minutes; le malade demeure indifféremment debout, assis ou couché, pendant cette petite crise que les assistants ne soupçonnent qu'en le voyant interrompre subitement soit son repas, soit sa conversation.

Je pensai tout d'abord, en raison de la céphalalgie prodromique, persistante et limitée, en raison de l'aggravation progressive de la paralysie avec conservation de la sensibilité, en raison des accès de contracture, à un ramollissement aigu probablement, secondaire à une production intracranienne, vu la parfaite intégrité de l'intelligence. Trois saignées avaient été pratiquées avant que le malade arrivât au Val-de-Grâce ; on chercha à combattre la céphalalgie par des applications de sangsues, des vésicatoires volants, des révulsifs cutanés et intestinaux, et de tous ces moyens on n'obtint que peu d'amendement.

20 jours après son entrée, le 12 avril, sans que l'hémiplégie faciale paraisse augmentée, le malade accuse une plus grande gêne dans l'articulation des mots. En examinant la langue, je fus frappé pour la première fois de la présence, dans l'épaisseur de cet organe, de deux petites bosselures qui en occupent le bord gauche ; de la grosseur d'un pois, ces bosselures sont de consistance fibreuse, adhèrent à la muqueuse, qui est violacée à leur surface, et présentent, en un mot, tous les caractères des tubercules syphilitiques.

Alors seulement fut complétée l'investigation diagnostique, qui avait été insuffisante à l'entrée du malade. Celui-ci rappela qu'en 1852 il avait eu un chancre, puis des taches rouges, puis des croûtes aux jambes, où l'on trouvait encore cinq ou six macules d'ecthyma.

La date de l'infection, les tumeurs linguales, indiquaient bien à quelle période de la syphilis était le sujet.

Le 15 avril, on commence l'administration de l'iodure de potassium associé au sirop de gentiane, et l'action du spécifique fut si merveilleusement rapide, qu'en quelques jours le nouveau diagnostic pouvait être complétement affirmé : hémiplégie syphilitique.

L'amblyopie d'abord, puis les crises de contracture, disparaissaient dans les huit premiers jours du traitement ; la céphalée dont le malade souffrait depuis quatre mois n'existait

plus le 1ᵉʳ mai ; enfin, au bout de six semaines de traitement,
l'amélioration de la motilité du côté paralysé était telle, que la
main droite serrait presque aussi énergiquement que la gauche,
et que le malade, se promenant toute la journée, n'éprouvait
plus la moindre faiblesse dans la jambe droite. Parallèlement à
la lésion cérébrale, les tubercules de la langue avaient rétrocédé, et le 19 juin, jour de la sortie du malade, à peine perce-
vait-on encore un peu d'induration dans la pointe de la langue
qu'ils avaient envahie.

Réflexions. — Ainsi, voilà un sujet qui à la troisième période de l'infection vénérienne est subitement frappé d'attaque apoplectique ; puis survient progressivement une hémiplégie accompagnée de symptômes d'irritation cérébrale,
hémiplégie qui rétrocède complétement devant le traitement
spécifique des accidents tertiaires. Cette rapidité d'invasion
d'une part, de l'autre la rapidité de rétrocession des troubles nerveux, peuvent-elles, dans ce cas particulier, faire
accepter le dogme d'une influence purement dynamique
du virus sur les centres nerveux ? Il y avait tout lieu de
croire, au contraire, à une manifestation organique de l'infection vénérienne dans la trame cérébrale, et plusieurs raisons le portent à présumer que là, comme sur la langue,
cette manifestation a été le tubercule syphilitique. D'a-
bord les tumeurs de la langue sont arrivées à leur maximum
de développement en même temps que l'hémiplégie ; elles
ont rétrocédé avec elle sous l'influence commune de la
même médication. N'est-il pas rationnel, dit-il, vu la tendance ordinaire de ces tubercules à se multiplier dans l'é-
conomie et à envahir même les organes les plus profonds, de
supposer identité de manifestations dans la langue et dans
le cerveau ? Ce n'est là qu'une application d'une méthode
réputée rigoureuse dans le diagnostic des affections hétéro-
logues dont les atteintes profondes ne se révèlent le plus
souvent que par l'invasion simultanée d'organes accessibles à nos explorations.

D'autre part, la persistance de la sensibilité et de la contractilité électrique dans le côté paralysé constitue un argument de plus en faveur de la présence du produit morbide
dans le cerveau lui-même ; sans cette considération, l'amblyopie, siégeant à gauche, alterne par conséquent avec
l'hémiplégie, pouvait faire supposer une tumeur intracranienne, mais extra-cérébrale, comprimant à la fois et le
nerf optique et l'hémisphère gauche ; mais la fréquence
des exsudats plastiques et des périostoses de l'orbite, à cette
même période de la syphilis, lui a paru suffire pour expliquer l'amblyopie d'une manière complétement indépen-
dante des autres troubles névropathiques, au point de vue
de la lésion locale dont elle est résultée (1).

Enfin, l'attaque apoplectiforme du début est un fait
beaucoup plus commun dans la syphilis cérébro-spinale directe que dans les affections nerveuses symptomatiques
d'altération des tissus voisins (exostose, périostose, etc.),
ainsi qu'il résulte des observations de MM. les docteurs Gros
et Lancereaux (2).

Il y a lieu de noter, en passant, que chez ce malade aussi
cette attaque avait été précédée pendant plusieurs mois
d'une céphalée fixe, limitée, prodrome presque obligé de
toutes les manifestations syphilitiques vers l'encéphale,
quelle que soit la rapidité de leur invasion (3).

Chez un autre malade, couché salle 26, n. 9, je constatai
la même filiation entre la syphilis et une hémiplégie droite
qui s'accompagnait déjà d'atrophie du membre supérieur ;
quinze jours après le début du traitement par l'iodure de potassium, les mouvements avaient repris une énergie notable,
et la faradisation, les douches, rendirent peu à peu aux muscles atrophiés leur volume normal.

(1) Voir Deval, *Amaurose.*
(2) *Affections nerveuses syphilitiques*, p. 349.
(3) *Gazette des Hôpitaux* du 21 septembre 1861.

ARTICLE II

Tubercules du cervelet.

J'ai publié une observation relative à un sujet dont les pièces anatomiques étaient fort intéressantes : la lésion consistait en une masse considérable, formée par 6 tubercules crus, gros chacun comme de petits marrons ; située dans le lobe droit du cervelet, lobe dont elle avait refoulé et réduit à très-peu de chose la substance, cette masse adhérait à la dure-mère au niveau du confluent des sinus (pressoir d'Hérophile) ; la compresion qu'elle exerçait sur le confluent n'a-t-elle pas été la cause de l'épanchement intraventriculaire dont est mort le malade ? Telle est la question que l'on se fera si l'on se reporte au texte même de l'observation (publiée avec 3 planches explicatives) (1).

On verra de plus combien ont été obscurs les symptômes de cette tumeur du cervelet, aux affections duquel chacun cependant a voulu imposer un signe particulier, douleur occipitale, strabisme, vomissement, défaut d'équilibration, etc.

ARTICLE III

Paralysie du membre supérieur droit, d'origine spinale ; insuffisance aortique ; augmentation de température dans le membre paralysé.

OBSERVATION XLVI°. — Ce qui me paraît intéressant en cette observation, c'est l'état morbide complexe du malade qui en est le sujet, et la possibilité d'un rapprochement entre cet état et les conditions créées par la physiologie expérimentale pour obtenir en certaines régions du corps une exagération de température.

(1) *Gazette hebdomaire* du 30 août 1861.

Voici le résumé des faits :

D'une part, cet individu est atteint de paralysie du mouvement du membre supérieur droit, avec affaiblissement du membre inférieur du même côté; cette hémiplégie incomplète résulte d'une ostéite des deuxième et troisième vertèbres cervicales, ostéite survenue à la suite d'une chute sur la tête, faite au commencement d'avril 1861.

D'autre part, un rhumatisme articulaire aigu, survenu deux mois après ce premier accident, a laissé chez ce même sujet, comme trace de ses manifestations vers le cœur, une insuffisance aortique aussi évidente par ses signes locaux (bruit de souffle prolongé, au deuxième temps, à la base) que par son influence sur le système artériel : battements exagérés des grosses artères, développement des petites, temporales, péronières, dorsales, du carpe, dont les mouvements d'expansion sont devenus apparents à l'œil.

C'est dans ces conditions que le malade entrait dans mon service le 3 septembre 1861 ; dès mes premières visites, je fus frappé de la différence de température entre la main droite paralysée et la main saine : toutes deux étant placées hors du lit, sur la couverture, suffisamment écartées l'une de l'autre pour être soustraites à toute influence réciproque, la chaleur de la main gauche semblait s'abaisser sensiblement au niveau de celle du milieu ambiant, la main droite demeurant à peu près aussi chaude et aussi moite que les parties recouvertes du corps.

Dès le 20 septembre, le thermomètre fut appliqué à la constatation de ce phénomène, la précaution étant prise chaque fois de maintenir préalablement les deux mains écartées en dehors du lit pendant au moins une demi-heure.

Voici les résultats obtenus à trois époques assez éloignées l'une de l'autre :

Le 20 septembre, la température de l'aisselle étant de 38° centigrades, la main droite donne 37°, la gauche 32°.

Le 22 octobre, la température de l'aisselle étant de 37°, la main droite donne 36°, la gauche 24°.

Le 12 novembre, la température de l'aisselle est de 37°, celle de la main droite 35°, celle de la gauche 24°.

Ces trois expériences représentent à peu près la moyenne de toutes les autres; dans les deux dernières, la différence a été plus marquée, s'élevant à 11 et 12 degrés, en raison sans doute du changement des conditions météorologiques et de l'abaissement de la température ambiante, dont la main gauche paraissait seule subir l'influence.

Des explorations analogues, faites sur les membres inférieurs, ne donnèrent aucun résultat appréciable.

L'état général du malade semblait du reste assez bon; il avait grand appétit, et chaque jour se levait pendant plusieurs heures. Le 16 novembre dernier, au milieu de son repas du matin, il tomba subitement privé de connaissance, et, sans cris ni convulsions, expira en quelques secondes.

L'*autopsie* révèle l'intégrité parfaite du cerveau, du cervelet, de la protubérance et de leurs enveloppes; le corps de la troisième vertèbre cervicale fait une légère saillie transversale dans le canal rachidien; le périoste étant soulevé, on constate en ce point un gonflement avec coloration noirâtre du tissu osseux; rien de notable dans l'aspect extérieur de la moelle ni de ses méninges; mais une section longitudinale, pratiquée au faisceau antérieur droit, y fait découvrir, à la hauteur de la troisième vertèbre cervicale, un petit caillot sanguin, mou, non décoloré, non enkysté, avec ramollissement de la pulpe périphérique; dans son ensemble, cette altération est du volume d'une petite aveline.

Du côté du cœur, hypertrophie considérable excentrique de cet organe, avec adhérences générales cellulo-fibreuses au péricarde; les valvules sigmoïdes gauches sont insuffisantes, mais sans lésions de structure, et c'est dans les adhérences précédentes qu'il faut sans doute chercher la raison de la récurrence aortique.

Le grand sympathique, étudié dans sa portion cervicale, n'offre aucune altération. L'examen comparatif des principales artères des deux membres supérieurs établit la parfaite identité de leurs calibres.

Réflexions. — La lésion du cœur ne permet pas d'affirmer d'une manière complétement absolue que la cause d'une

mort si rapide a été l'apoplexie de la moelle; mais la forme
de cette hémorrhagie semble indiquer qu'elle a été consécutive à un ramollissement borné au faisceau antérieur
droit; or, dans leurs expériences instituées pour enlever
au grand sympathique le privilège exclusif qu'on lui attribuait d'équilibrer la répartition de la chaleur animale,
MM. Schiff et Brown-Séquard ont constaté que certaines
sections unilatérales de la moelle donnaient lieu à une élévation de température des membres paralysés. La rareté
des affections bornées à un côté de la moelle, des hémiplégies spinales, n'a guère permis à la clinique de fournir des
faits à l'appui de cette nouvelle origine des nerfs vaso-
moteurs dont l'influence d'un côté du corps ne s'apprécie
bien que par sa suppression du côté opposé.

En supposant que, chez notre malade, l'exagération de
la température ait été réellement en rapport avec la lésion
spinale, cause de la paralysie des nerfs vaso-moteurs
au même titre que de la paralysie musculaire, il est important de noter que, si une affection du cœur pouvait seconder l'influence de cette lésion sur la dilatation des
vaisseaux, c'était bien l'insuffisance aortique, la maladie
dans laquelle l'impulsion cardiaque agit de la manière la
plus évidente sur la circulation artérielle. J'avoue que,
pendant la vie, le pouls semblait identique aux deux radia-
les, que l'autopsie a de même révélé l'égalité du calibre
entre les principales artères des deux membres supérieurs ;
mais l'on sait que c'est aux petits vaisseaux surtout que se
manifeste la dilatation par section du grand sympathique,
et que, dans certaines expériences où, après cette section,
on a lié la carotide du même côté, l'exagération de la température s'y est maintenue, grâce à l'activité de la circulation capillaire alimentée par les voies collatérales.

Un dernier fait, qui semble encore prouver que, dans cette
observation, le développement local de chaleur était bien en
rapport avec la surabondance de la circulation, c'est que,

si le malade laissait pendre son bras droit le long du corps, ce bras se refroidissait, la paralysie musculaire ralentissant la circulation veineuse, d'où obstacle indirect à l'arrivée du sang par les artères.

ARTICLE IV

Hémato-myélie circonscrite et diffuse de la moelle épinière ; autopsie.

Observation XLVIIe. — Lajeunie (Antoine), fusilier au 60e de ligne, âgé de 26 ans, d'une forte constitution, a joui toujours d'une excellente santé ; soldat depuis cinq ans, jamais il n'est entré aux hôpitaux ; tous les renseignements fournis par le malade ou recueillis autour de lui attestent la régularité de sa conduite et sa sobriété sous tous les rapports.

Le 27 novembre 1862, il s'amuse avec quelques camarades au jeu dit de saute-mouton, n'éprouve aucune douleur, et immédiatement après peut faire, sans plus de fatigue que d'habitude, une promenade militaire, c'est-à-dire une marche accélérée de trois heures sous le poids de tout son équipement.

Le lendemain, 28 novembre, il se réveillait paralysé des membres inférieurs, et on le transportait dans mon service au Val-de-Grâce, salle 26, n° 45. Je note seulement que, pendant cette dernière nuit, le malade s'était levé pour aller uriner hors de la chambre, qu'il n'avait pu satisfaire à ce besoin, et que, de plus, il lui avait semblé en ce moment être très-faible sur ses jambes ; n'éprouvant aucune douleur, il s'était à peine préoccupé de ces deux faits, et immédiatement il s'était rendormi.

Visite du 29. — Paralysie complète du mouvement des membres inférieurs ; de l'ombilic aux orteils, perte également absolue des sensations du tact, de chatouillement, de douleur, de température qui ne produisent non plus aucune contraction réflexe. Douleur vive, spontanée, continue au niveau de l'angle de l'omoplate, en dehors et à gauche de la ligne des apophyses épineuses ; cette douleur s'exagère à peine par la pression ; à son niveau, et dans toute la circonférence du tronc, existe une sensation de constriction invincible correspondant aux points où reparaît la sensibilité. Respiration costale, ventre ballonné, constipation absolue ; le malade n'a uriné qu'au moyen du cathétérisme. L'intelligence est nette et n'a pas été troublée un instant ; pouls régulier, langue rosée ; il existe même un peu d'appétit.

En présence de cette paraplégie complète, instantanée, accompagnée d'un point douloureux fixe sur le trajet du canal rachididien, on inscrivit au diagnostic : Hémorrhagie de la moelle épinière.

Prescription : Deux saignées de 200 grammes, ventouses scarifiées sur la région lombaire, lavement purgatif.

Le 30 novembre. Persistance des mêmes symptômes. (Cautérisation transcurrente le long des gouttières vertébrales, n'éveillant aucune sensation au-dessous du point douloureux de la région dorsale.)

Les jours suivants, la paralysie semble suivre une marche ascendante ; le 3 décembre, elle remontait jusqu'aux mamelons ; la constriction du thorax était beaucoup plus forte ; 28 respirations par minute ; expectoration de crachats spumeux rosés. En même temps se déplaçait aussi dans le même sens la douleur fixe, limitée au début au niveau de l'angle de l'omoplate, remontant maintenant chaque jour entre les épaules, puis vers la nuque, où elle prit un caractère de violence tel qu'elle arrachait nuit et jour au malade des cris continuels.

Le 5 décembre, les moindres mouvements de rotation ou de flexion de la tête donnent lieu à des souffrances intolérables ; aussi la nécessité d'une immobilité aussi complète que possible de cette région provoque-t-elle, même dans le décubitus dorsal, une rigidité presque tétanique des muscles du cou.

A cette même époque, huit jours seulement après le début, apparition d'une tache noirâtre à la région sacrée ; cette tache devint le point de départ d'énormes escharres.

Ce fut à cette date aussi que l'on examina pour la première fois l'état de la sensibilité et de la contractilité électriques dont l'abolition fut trouvée déjà complète.

Le 9 décembre, apparaissaient également des points gangréneux aux deux malléoles, qui, par le fait de cette paraplégie

absolue, supportaient en partie le poids des extrémités inférieures.

Dès le 12 décembre, l'incontinence de l'urine et des matières
fécales succéda à la rétention, et dura jusqu'à la mort.

Il n'y eut de fièvre que dans les derniers jours de la vie ; mais,
durant tout son séjour à l'hôpital, le malade fut tourmenté
d'une soif inextinguible qui fit rechercher à plusieurs reprises,
et sans résultats, la présence de glycose dans l'urine.

Dans les derniers jours, le malade éprouva des fourmillements
dans les doigts. A partir du 4 janvier, se manifestèrent aussi
dans les membres supérieurs des convulsions cloniques revenant deux ou trois fois en vingt-quatre heures, et durant chaque
fois une heure ou une heure et demie ; ces convulsions étaient
brèves et rapides, on eût dit un frisson exagéré ; et, en effet, il
y avait en même temps une grande sensation de froid, et
souvent claquement de dents. Mais la sensibilité tactile, la
perception des excitations douloureuses, ainsi que la force et
la régularité des mouvements dans l'intervalle de ces accès, de-
meurèrent toujours normales dans les membres supérieurs.

Le sujet succomba le 9 janvier, à sept heures du soir, 42
jours après le début.

Autopsie le 11 janvier, 36 après la mort.

Les lames vertébrales ayant été sciées avec grande précaution,
et la dure-mère incisée en arrière dans toute sa longueur, le
cordon médullaire, libre de toute adhérence morbide, est enlevé avec le bulbe, et l'on constate : dans le sillon collatéral
antérieur gauche, une ecchymose, irrégulièrement circulaire,
d'environ $0^m,015$ de diamètre, s'étendant en avant jusqu'au
milieu du cordon antérieur, et en arrière allant affleurer le
sillon collatéral postérieur ; au centre de la surface ecchymotique viennent aboutir tous les filets de la neuvième racine antérieure gauche ; cette tache est vue par transparence à travers
l'arachnoïde qui, à son niveau, n'a contracté ni adhérence ni
coloration anormales; elle ne fait pas de relief visible, mais
donne, à la palpation, la sensation d'une tumeur piriforme, résistante, au milieu d'un tissu très-mou. Une incision transversale, bornée à cette tumeur, permet de constater qu'elle occupe
en épaisseur la moitié externe du cordon antérieur, et presque

tout le cordon latéral, englobant à son centre la corne antérieure de la substance grise ; son point interne le plus saillant
est à 0ᵐ,002 en dehors de la commissure blanche. Sa coloration est d'un brun marron, granité de petits points noirâtres ; sa consistance est presque cellulo-fibreuse ; et, si l'on
cherche à l'isoler des fibres nerveuses avoisinantes, il se forme
à sa surface des granulations qui lui donnent l'aspect extérieur
d'un lobule glandulaire.

La moelle est d'une mollesse remarquable ; elle a perdu sa
forme cylindrique, et semble comme aplatie dans toute sa longueur. Une incision ayant été pratiquée du bulbe au ligament
caudal, on reconnaît qu'elle ne consiste plus qu'en une coque
de substance blanche renfermant une bouillie jaunâtre presque
liquide, qui, de l'extrémité inférieure, s'étend jusqu'au bulbe
où elle s'arrête brusquement. Toute la substance grise est fon-
due pour ainsi dire en cette matière jaune, qu'on enlève en y
passant même le doigt très-doucement, et il ne reste plus alors
que la substance corticale.

M. le professeur Laveran voulut bien me prêter son savant
concours pour le double examen microscopique, d'une part, de
la substance jaune diffuse dans toute la moelle ; d'autre part, du
suc exprimé de la tumeur circonscrite, et chacune de ces investigations nous fournit un résultat identique relativement au
degré d'altération des éléments sanguins : absence de globules
non altérés, nombreux cristaux d'hématoïdine, et cellules pigmentaires.

Reflexions. — On sait combien sont rares les hémorrhagies de la moelle épinière : Ollivier n'avait pu en citer un
seul cas dans ses deux premières éditions ; depuis, 8 ou
10 observations en ont été publiées. Une des plus remarquables, tant par sa description que par le dessin qui l'accompagne, est celle de M. Cruveilhier (1) ; ce fait offre avec
le précédent une telle similitude de lésions anatomiques,
que la planche où il est reproduit avec tous ses détails
servirait admirablement pour éclairer le récit de notre

____

(1) *Anatomie pathologique du corps humain.* 3ᵉ livraison, planche VII.

observation : 1° foyer circonscrit au niveau de l'émergence des racines antérieures ; 2° hémorrhagie diffuse de toute la substance grise ; il s'y trouve seulement en plus une troisième altération que n'a pas offerte notre sujet, c'est la présence de caillots sanguins non décolorés au milieu de la matière jaune qui a remplacé cette substance grise.

Or, 5 ans avant l'explosion de l'hémorrhagie ultime, le malade de M. Cruveilhier avait éprouvé des symptômes d'hémiplégie incomplète, qui s'étaient entièrement dissipés au bout de 3 mois, d'où cette conclusion, établie par le savant professeur, que chez ce sujet le noyau hémorrhagique circonscrit datait de 5 ans, conclusion appuyée sur la coloration brunâtre, la structure fibro-celluleuse de ce noyau.

Chez notre sujet, au contraire, l'absence de toute affection nerveuse antérieure, l'évolution rapide des symptômes, et, au besoin, l'examen microscopique des deux lésions, semblent prouver que l'hémorrhagie circonscrite avait précédé de bien peu l'hémorrhagie diffuse, et cependant elle présentait anatomiquement les mêmes apparences que celle du malade de M. Cruveilhier, dont nous ne croyons aussi pouvoir accepter les conclusions qu'avec réserve.

Il est d'autre part bien difficile de concevoir un retour complet à la santé pendant 5 ans, avec la persistance d'une lésion qui comprenait presque tout un côté de la moelle. On a invoqué en faveur de cette possibilité les expériences de M. Brown-Séquard, qui a vu le mouvement et la sensibilité reparaître au bout d'un certain temps dans le côté du corps correspondant à des sections unilatérales de la moelle ; il y avait régénération, cicatrisation peut-être des éléments nerveux ; mais, de ces mutilations ne résultait pas sans doute un épanchement sanguin comparable à ceux que nous étudions ici, et qui, comprenant tout un côté de la moelle, nous semblent, s'ils ne sont pas résorbés, devoir en abolir à jamais la puissance fonctionnelle.

La différence de structure de la substance grise et de la substance blanche, l'extrême vascularité de la première, la trame plus résistante de la seconde, imprimeront nécessairement une forme anatomique spéciale aux épanchements sanguins qui se produiront dans l'une ou dans l'autre ; l'aspect cellulo-fibreux du foyer circonscrit dans notre observation, comme dans celle de M. Cruveilhier, n'est-il pas bien plus en rapport avec cette condition histologique de la substance blanche, condition opposée à une expansion facile du processus hémorrhagique, qu'avec l'ancienneté même de la lésion? Un des motifs qui me font insister sur cette particularité du fait rapporté par M. Cruveilhier, c'est que ce fait est devenu la base de la question de pronostic des épanchements sanguins de la moelle, servant à tous les auteurs, et surtout à Ollivier qui en admet pleinement l'interprétation, de preuve incontestable d'une guérison possible.

Quant à l'hémorrhagie de la substance grise, elle a atteint chez notre malade le plus haut degré de diffusion connu dans toutes les observations publiées d'hémato-myélie ; s'étendant dans une longueur de 6 pouces chez le malade de M. Grisolle ; occupant toute la hauteur de la moelle, mais du côté droit seulement, comme si elle avait été maintenue en dedans par la substance grise, chez celui de M. Monod, elle a été complétement généralisée chez le malade de M. Cruveilhier et chez le nôtre, et n'a eu d'autres limites dans ces deux cas que celles de la substance grise. Dans tous les deux, elle remontait jusqu'au bulbe où s'interrompent les couches grises de la moelle épinière, et, d'autre part, descendait jusqu'au ligament caudal. Ne peut-on pas supposer que la persistance du canal central de la moelle, actuellement admise par la plupart des anatomistes, si bien démontrée par Stilling, ait joué un grand rôle dans cette expansion de l'hémorrhagie suivant toute la lon-

gueur de l'axe médullaire? Il est bien remarquable aussi
que chez ces deux malades, où la lésion avait atteint le
même degré d'étendue, la durée de l'affection a été presque identique, de 40 jours chez l'un, de 42 jours chez l'autre.

Le début de l'hémato-myélie par le foyer circonscrit
semble bien établi par le siége et la fixité de la douleur à
son niveau pendant les premiers jours ; on sait que les observateurs, et particulièrement MM. Grisolle et Monod, ont
insisté sur la violence de cette douleur dans l'apoplexie de
la moelle ; M. Gendrin en a même fait le signe pathognomonique qui, devant une paraplégie rapide, doit entraîner
le diagnostic hémorrhagie spinale.

Chez notre malade, ainsi que chez celui de M. Monod,
cette douleur fixe en un point de la colonne vertébrale, et
la constriction circulaire dont elle était le point de départ,
correspondaient exactement au niveau où reparaissait la
sensibilité abolie depuis l'extrémité des orteils.

A partir du huitième jour, ces deux phénomènes, douleur et constriction, ont suivi une marche ascendante, l'une
remontant entre les épaules jusqu'à la nuque, l'autre en-
tourant le corps, au niveau puis au-dessus des mamelons,
déplacement progressif en rapport bien évident avec l'expansion hémorrhagique vers l'extrémité supérieure de la
moelle ; ces souffrances, et la rigidité musculaire qui en résultait instinctivement, étaient telles qu'on eût pu croire à
une méningite spinale, affection dont l'autopsie n'a pas dé-
montré la moindre trace.

Dans la plupart des observations connues d'hémato-myélie, on a aussi mentionné une autre variété de douleur,
précédant de plusieurs jours l'attaque de paralysie, et pouvant acquérir ainsi une haute valeur, non-seulement comme
signe diagnostique, mais comme indice d'un travail préli-
minaire de ramollissement ou de congestion hémorrhagi-
pare ; le malade de M. Grisolle, en particulier, éprouvait

depuis 18 jours de violentes souffrances dans la région dorsale, lorsque se manifesta subitement la paralysie; chez notre sujet, au contraire, cette douleur prémonitoire a complétement fait défaut. D'après son observation même, ne pourrait-on pas se demander si cette douleur qui précède la paralysie ne tient pas déjà au commencement de l'hémorrhagie? Ainsi il ne nous a présenté que quelques fourmillements et des convulsions dans les membres supérieurs ; et cependant, l'hémorrhagie remontait chez lui jusqu'au bulbe, ne produisant pas encore sans doute dans la région cervicale de la moelle le degré de compression nécessaire pour l'abolition de la motilité et de la sensibilité des membres correspondants.

Je noterai cependant qu'il existe dans son histoire une circonstance étiologique mentionnée dans la plupart des faits analogues, à savoir : une série de fatigues exagérées quelque temps avant le début de son affection. Une longue marche militaire précédée d'un exercice où la colonne vertébrale éprouve de violentes secousses, le jeu de saute-mouton, plaçaient notre sujet dans des conditions d'imminence morbide analogues à celles d'un malade de M. Cruveilhier, malade qui venait de faire un long trajet en diligence; d'un malade également de M. Piorry (observation rapportée par M. Duriau) qui avait dû travailler debout pendant un long espace de temps. Et, en effet, la grande faiblesse, la dysurie, éprouvées par notre sujet pendant la nuit même qui précéda son attaque de paralysie, semblent indiquer que de cette fatigue de la veille résultait déjà vers la moelle une manifestation morbide qui a duré trop peu pour être regardée comme un ramollissement hémorrhagique.

Le diagnostic porté au début a été uniquement basé sur l'instantanéité de la paraplégie, et cependant, en raison sans doute de la différence d'âge qui lui avait semblé exister entre les diverses lésions de son malade, l'hémorrhagie de la moelle ne s'annoncerait pas, suivant M. Cruveilhier, d'une manière aussi brusque que l'hémorrhagie cérébrale.

L'abolition rapide de la sensibilité et de la contractilité électriques dans les membres paralysés, l'apparition au bout de quelques jours des escharres du sacrum et des malléoles, étaient également bien de nature à nous confirmer dans la pensée d'une lésion étendue de la substance propre de la moelle.

La formation des escharres, chez les individus atteints d'affection de la moelle, semble tenir en effet à cette double condition : 1° lésion de tout le calibre de l'axe nerveux, d'où abolition complète du mouvement et de la volonté ; 2° acuité de l'affection. Cette seconde condition semble aussi indispensable que la première au développement de la gangrène ; on remarque en effet rarement la mortification des parties déclives chez les individus dont la paraplégie est cependant complète, mais s'est lentement développée ; dans la myélite aiguë, au contraire, et j'en ai encore actuellement un exemple, la formation des escharres est la règle dès que le mouvement et la sensibilité (soit au contact, soit à la douleur, soit à l'électricité) sont complétement abolies. Il semble que, dans les formes chroniques, il s'établisse des voies latérales de communication entre le système nerveux central et ses extrémités périphériques préposées à la nutrition ; ce sont là peut-être des faits analogues à ce qui se passe pour l'appareil circulatoire dont les obstructions subites produisent hémorrhagies, œdème (veines) ou gangrène (artères), tandis qu'une obturation graduelle est rendue inoffensive par le développement d'une circulation *collatérale*.

ARTICLE V

Paralysies partielles des branches nerveuses et des muscles.

Le nerf le plus fréquemment atteint de paralysie est le nerf facial ; chez nos militaires, cette affection survient le plus habituellement pendant la nuit, quand une fenêtre a été maintenue ouverte en raison de la chaleur développée par l'agglomération des individus couchés dans la même salle. A la suite d'une cause du même genre, j'ai observé deux fois une paralysie beaucoup plus rare, celle du moteur oculaire commun. Dans ce dernier cas, l'électricité est d'une application bien difficile ; les deux malades ont du reste guéri l'un et l'autre, après avoir pris de la strychnine.

Chez un cavalier mordu profondément au bras droit par son cheval, j'ai observé une paralysie absolue, avec perte de la sensibilité et de la contractilité électriques de toutes les régions innervées par le radial et le médian ; très-probablement donc, les deux nerfs avaient été divisés par cette morsure. Je persistai dans l'usage de l'électricité, bien qu'en apparence ce moyen ne produisît rien pendant les premières semaines, et, quand le malade quitta mon service, 5 mois plus tard, il s'était opéré un retour notable des mouvements de la main et de l'avant-bras ; la circulation nerveuse était en voie de rétablissement.

De toutes les paralysies musculaires isolées et rhumatismales, la plus fréquente, sans contredit, est celle du deltoïde ; je l'ai observée 7 fois pendant ces quatre ans ; parfois accompagnée de violentes douleurs, d'hyperesthésie locale, elle entraîne souvent, en quelques semaines, une atrophie remarquable de ce muscle. Ici les vésicatoires m'ont rendu les plus notables services, surtout à la période initiale ; l'électricité ne m'a semblé utile que pour com-

pléter une guérison souvent bien lente; c'est là du reste
une affection trop bien décrite ailleurs pour qu'ici j'y insiste davantage (1).

ARTICLE VI

Paralysies consécutives à certaines affections aiguës ou chroniques.

J'ai déjà mentionné un paraplégique atteint d'albuminurie, et dit que cette dernière affection ne me paraissait, que
d'une manière fort douteuse, avoir entraîné l'affaiblissement des membres inférieurs.

Je viens d'observer récemment chez le nommé Lefèvre,
maréchal des logis au 12ᵉ régiment de dragons, une hémiplégie dans la convalescence d'une fièvre typhoïde grave;
l'hémiplégie fut subite, dura 15 jours, et céda rapidement
à l'électricité.

Enfin, j'ai publié (2) l'histoire d'un malade mort à la suite
d'une paralysie générale qui avait envahi d'emblée, non
successivement, tout le système musculaire, et qui avait
succédé à un accès de fièvre palustre contractée à Civita-
Vecchia.

En résumé, une hémiplégie, une paralysie générale, une
paraplégie : voilà les trois seuls faits de paralysie consécutive (non diphtérique) que j'aie observés dans un service
où j'ai reçu 350 fièvres typhoïdes, 100 dyssenteries, 70 pneumonies, 229 pleurésies, un nombre bien autrement considérable encore de bronchites, diarrhées, etc. Ainsi,
première conclusion : rareté extrême de la paralysie consécutive non diphthérique; et, seconde conclusion : dissemblance complète des accidents nerveux observés, l'un

(1) Duchenne, *De l'électricité localisée.* 2ᵉ édit. Paris, 1860.
(2) *Gazette hebdomadaire,* 31 août 1860.

des malades ayant présenté une hémiplégie subite et passagère, l'autre une paralysie générale mortelle, le troisième enfin une paraplégie progressive et persistante.

Cette seconde conclusion est confirmée par l'ensemble des observations qu'a réunies M. Gubler (1) de paralysies à la suite de différentes affections aiguës, observations d'où il ressort pour moi que la forme de ces paralysies est tellement variable, qu'elles ne peuvent évidemment se prêter à aucune description d'ensemble. Je répéterai ici à cet égard ce que je disais il y a quatre ans déjà :

« Les faits recueillis jusqu'à ce jour de paralysies consécutives à diverses affections aiguës, fièvre typhoïde, dyssenterie, fièvres éruptives, etc., sont loin d'abord d'offrir entre eux une grande ressemblance ; chacun présente plus ou moins l'élément paralysie, mais voilà tout ; ici paraplégie, là hémiplégie ; dans les uns amaurose, dans les autres paralysie de l'intelligence, démence, mais dans tous isolement, pour ainsi dire, de chacun de ces troubles respectifs. Nulle règle à établir pour l'époque d'apparition, le mode d'évolution et la durée de ces phénomènes ; ils coïncident tantôt avec la période d'état de la maladie, tantôt ils lui sont consécutifs ; tout n'est que hasard dans leur pronostic et leur traitement (2). »

ARTICLE VII

Paralysie dite diphthérique.

Dans ce même travail, j'ajoutais :

« Quoique ne datant que d'hier, le tableau des paralysies diphthériques est déjà au contraire d'une telle netteté,

(1) *Archives de médecine*, 1860.
(2) *De la paralysie dite diphthérique*, Paris, 1860.

grâce à l'homogénéité des éléments qui l'ont fourni, que l'on doit bien peser toutes les observations de paralysies d'autre source, avant de les lui annexer ; autant il serait philosophique d'agrandir ce tableau en grossissant le groupe des paralysies diphthériques de celui des autres paralysies consécutives, si ressemblance il y avait, autant il serait regrettable de lui enlever déjà toute son originalité et sa valeur, en y introduisant de force des faits encore mal déterminés, que rien ne presse de classer, et qui, pour ne pas l'être, conservent néanmoins toute leur importance (1). »

Depuis que j'écrivais ces lignes, j'ai observé au Val-de-Grâce cinq nouveaux cas de paralysie diphthérique, d'une analogie tellement frappante avec ce que j'avais vu auparavant de cette affection, que je ne puis faire mieux que de donner encore ici comme type le sujet qui me servait en 1860 :

OBSERVATION XLVIII. — Carrière (Édouard), caporal au 41ᵉ de ligne, constitution moyenne, tempérament nerveux, âgé de 22 ans. Étant en garnison à Agen, il est atteint d'angine couenneuse d'assez courte durée, maladie dont il nous précise parfaitement les principales circonstances. Le 8 juillet, il avait éprouvé un léger frisson, de l'inappétence avec courbature générale et gêne dans la déglutition.

Le 11, il entrait à l'hôpital d'Agen, où l'on constatait la présence de fausses membranes sur les amygdales : cautérisation fréquente (chaque 2 heures) avec l'acide chlorhydrique au quart, pendant 4 jours.

Le 15, disparition des fausses membranes ; on cessait toute cautérisation. L'appétit était revenu. Le traitement avait été purement local ; la maladie, depuis le jour de l'invasion, n'avait duré qu'une semaine.

Le 20 juillet, étant en pleine convalescence, il éprouve de la fatigue en parlant ; sa voix était devenue nasonnée : il lui arrive à plusieurs reprises de rendre une partie de sa tisane par le nez.

Ces symptômes d'une paralysie encore toute locale devinrent

(1) *Loc. cit.*, p. 5.

plus prononcés pendant les jours suivants : vers le 6 août, il s'y joignait des troubles dans la vision, des fourmillements dans les extrémités.

Le 11 août, le malade obtenait un congé de convalescence, qui le ramenait dans sa famille, à Paris.

Tous ces phénomènes s'aggravant, il entra, le 16 août, à l'hôpital du Val-de-Grâce.

A la visite du 17, on constate : un nasonnement très-marqué de la voix; la contraction de tous les muscles de la face lorsque le malade parle, et une grande fatigue à la suite de ces efforts de prononciation ; rejet des boissons par les fosses nasales; impossibilité de siffler, de souffler une bougie, de gonfler les joues. A l'ouverture de la bouche, avec abaissement de la langue, le voile du palais ne se relève pas, la luette traîne sur la base de la langue ; mais, si l'on fait prononcer la lettre A, le voile est entraîné à droite, et la dépression, qu'à l'état normal on remarque à la base de la luette, pendant l'émission de cette voyelle, apparaît dans le cas actuel à droite du raphé médian, au point qui nous semble correspondre à l'insertion du péristaphylin interne à la membrane fibreuse du voile. Du côté droit aussi, le contact d'une plume provoque des nausées, de sorte qu'en cette région la paralysie n'existe complète que du côté gauche, et suffit néanmoins à produire tous les troubles fonctionnels de l'inertie du voile entier.

Les pupilles sont dilatées et peu contractiles; les troubles de la vue ont sensiblement augmenté depuis le commencement du mois ; l'amblyopie existe avec caractère presbytique très-marqué; le malade ne peut lire, qu'en augmentant la distance, les titres en grosses lettres des livres qu'on lui présente.

Il éprouve des fourmillements aux extrémités; la sensibilité des doigts est surtout émoussée, et il ne se rend pas compte de la sensation des petits objets, comme un fil, un cheveu, ni de la surface des corps. Les membres inférieurs ont une grande tendance au refroidissement.

Le 23 et le 24 août, il se plaint de faiblesse dans les jambes.

Le 25, ayant voulu se lever, il ne peut se soutenir et fait une chute; on constate, le lendemain, une augmentation bien marquée dans l'anesthésie et l'analgésie des membres inférieurs, qui ont perdu toute sensibilité jusqu'au tiers supérieur des jambes. Le malade est condamné à garder le lit. Pour la première fois depuis son entrée au Val-de-Grâce, il accuse de l'inappétence.

Le 30 août, l'appétit était complétement revenu; les jambes avaient repris un peu de force; et, en s'appuyant, le malade pouvait faire quelques pas; mais, dans la station debout surtout, la tête retombe en avant sur la poitrine, et nous notons ainsi l'extension de la paralysie aux muscles du tronc.

Le 1er septembre. A cette époque, seulement, semble se manifester une légère diminution du nasonnement et de la dysphagie; le malade accuse, sous ce rapport, un soulagement considérable; la sensibilité au froid est moins marquée aux membres inférieurs, qui reprennent aussi chaque jour un peu d'énergie. L'engourdissement des doigts avait, au contraire, augmenté; il s'y joint une grande faiblesse; et, le 4 septembre, elle était devenue telle, que le malade ne pouvait soutenir son assiette.

Le 8 septembre, ces derniers symptômes se sont considérablement amendés; le malade serre encore très-faiblement; mais une amélioration notable et rapide s'étend, dès lors, à tout le système locomoteur.

Le 15, l'état général est excellent : les forces sont revenues; il n'existe plus de paralysie que dans les régions où se distribue le nerf cubital droit; ainsi, l'insensibilité est complète dans les deux derniers doigts de la main droite, et le long du bord interne de l'avant-bras de ce côté; le mouvement volontaire de ces doigts est également aboli, mais la contractilité électro-musculaire est parfaitement conservée.

Le 21, le malade quitte l'hôpital pour jouir d'un congé de convalescence. La paralysie du sentiment et du mouvement existe encore à l'avant-bras droit dans les parties innervées par le rameau cubital; toutes les autres régions précédemment parcourues par la paralysie ont repris intégralement leurs fonctions et leur énergie normale.

C'est à M. le professeur Laveran, médecin en chef, que nous sommes redevable de cette observation, par nous recueillie dans son service; pendant tout son séjour au Val-de-Grâce, le malade fut soumis à la faradisation, répétée chaque jour, et à un régime tonique et réparateur.

Réflexions. — Résumons cette observation et voyons combien tous ces troubles, si variés par leur siége et l'époque de leur apparition, cadrent néanmoins avec le tableau, que deux années seulement d'études ont permis déjà d'établir, de la paralysie diphthérique.

C'est 12 jours après le début de l'angine, 5 jours après la cessation de toute thérapeutique active et la disparition de toute fausse membrane, que commence la paralysie du voile du palais. Il est rare que celle-ci se manifeste à un intervalle plus rapproché.

Puis vient l'amblyopie, presbytique comme dans la plupart des cas, marquant, elle aussi, à son tour déterminé, la tendance de la paralysie, jusqu'ici locale, à la généralisation.

En même temps commencent les fourmillements des extrémités, la tendance au refroidissement, symptômes qui toujours précèdent la détermination de la paralysie généralisée; enfin et toujours dans l'ordre habituel, paralysie successive des membres inférieurs, puis du tronc, puis des membres supérieurs.

Il n'a manqué à notre patient que le strabisme (qui n'a lieu que dans 10 cas sur 90), la paralysie des sphincters (en moyenne 5 fois sur 90), pour compléter en lui le cercle des manifestations connues de la paralysie généralisée, consécutive à la diphthérie.

Bien que ce cas ne renferme aucun fait plus intéressant que les autres observations auxquelles il apporte néanmoins sa part de confirmation, nous avons été frappé une fois de plus, en assistant à toutes les phases de cette maladie, de la spécificité, pour ainsi dire, de la paralysie diphthérique, spécificité non plus seulement dans sa cause, mais aussi dans ses symptômes. Dans tout le cadre des paralysies, essentielles ou non, en est-il qui se développent avec une telle régularité d'évolution, une telle multiplication de phénomènes, effrayants en apparence, dont la terminaison démontre presque toujours le peu de gravité? C'est presque, avec une durée plus longue, l'accomplissement d'un cycle régulier comme celui d'une fièvre éruptive.

Dans ce même travail aussi je révoquais en doute, comme cause de la paralysie dite diphthérique, la doctrine de l'intoxication générale, et je disais (1) :

« Ce qui nous paraît justifier notre tendance à une hypothèse autre que celle de l'intoxication, c'est que le phénomène primordial lui-même, la paralysie du voile du palais, ne nous semble pas encore bien nettement être un fait de cette intoxication ; dans l'immense majorité des cas, c'est-à-dire à part ceux où la diphthérie a été cutanée, la paralysie du voile prend naissance précisément où s'est développée la fausse membrane, où ont été portés les caustiques ; singulière coïncidence de siége que cette manifestation successive sur la même région de deux phénomènes si distincts, si l'on veut surtout établir leur filiation par l'intermédiaire d'une intoxication générale ! Nous croyons que l'on a trop vite renoncé à chercher l'explication de la paralysie du voile dans les modifications de tissu résultant de l'angine elle-même, quelquefois peut-être de son traitement. Nous savons que, dans certains cas, l'angine avait été très-légère, le traitement local insignifiant ; mais il faut tenir compte des susceptibilités individuelles, il faut de plus savoir reconnaître chez chaque sujet, non-seulement l'existence d'une paralysie du voile, mais encore son siége et ses limites, relativement au siége et aux limites de l'exsudation couenneuse. Chez le sujet de notre observation, disons-nous, la paralysie a été limitée à un côté du voile du palais ; c'est de ce côté que l'angine avait été le plus intense et nécessité de fréquentes et énergiques cautérisations ; chez nous aussi (2), le côté droit du voile a seul été envahi par

(1) Loc. cit., p. 20 et suivantes.
(2) J'ai moi-même été frappé, eu 1861, de paralysie palatine à la suite d'angine couenneuse.

les fausses membranes, a seul été cautérisé pendant plusieurs jours par l'acide chlorhydrique, et seul il a été frappé
de paralysie, qui a duré 6 semaines, sans que le côté
gauche ait subi la moindre atteinte ni dans sa sensibilité
ni dans l'énergie de ses contractions. Dans ces paralysies
unilatérales, la luette traîne également sur la base de la
langue ; le nasonnement, la gêne de la déglutition, sont
aussi marqués que dans les paralysies complètes du voile
du palais, et l'on a sans doute regardé comme telles des
paralysies partielles de cette région, dans les cas où l'on a
omis de faire exécuter par les malades quelques mouvements de déglutition et de phonation pour mieux préciser
son diagnostic. »

Depuis cette époque, cette opinion a été de plus en plus
confirmée par nombre de cas de paralysie (du véritable
type appelé diphthérique) consécutifs à de simples angines,
soit phlegmoneuse, soit herpétique, où il n'y avait donc
pas à invoquer l'influence d'une intoxication quelconque (1). C'est précisément parce qu'il y avait déjà quelques
faits semblables en 1860, que j'intitulais cette affection :
paralysie *dite* diphthérique, pour un motif analogue sans
doute à celui qui faisait dire paralysie angineuse par M. Germain Sée. Je notais alors déjà que le grand nombre d'a-
dultes, figurant parmi les observations recueillies de
cette affection, apportait sa preuve du rapport local de la
paralysie à l'angine, la diphthérie chez l'adulte occupant
beaucoup plus fréquemment l'isthme du gosier que le larynx et la trachée. Une conclusion analogue découle des
recherches cliniques et statistiques sur la paralysie consécutive à la diphthérie de M. H. Roger (2), recherches d'après

---

(1) J'incline fort à croire qu'en maintes circonstances l'angine pultacée
a donné lieu à une paralysie consécutive, grâce aux cautérisations em-
ployées, autrement dit à l'exagération artificielle de désordres locaux.

(2) *Archives de médecine* et *Bulletin de la société médicale des hôpitaux*, 1862.

lesquelles la paralysie s'est manifestée 12 fois sur 34 à la suite d'angine couenneuse, proportion trois fois plus forte qu'à la suite du croup.

Mais, à toutes ces preuves, j'en préfère une plus directe, la première que je mentionnais, à savoir, la paralysie unilatérale du voile succédant sur place à une exsudation couenneuse limitée au même côté de la gorge.

J'en ai fourni deux observations déjà, la mienne propre et celle du nommé C..., sujet de mon premier travail. En voici une troisième recueillie dans mes salles par M. Nogier, médecin stagiaire, et dont, pour tout ce qui est étranger à la paralysie palatine, je ne donne que les traits principaux :

OBSERVATION XLIX. — G... (Jean), fusilier au 6e de ligne, 25 ans, entré à l'hôpital du Val-de-Grâce le 20 juillet 1862, salle 27, n° 15.

Traité du 1er au 7 août par les cautérisations au nitrate d'argent (en solution) sur l'amygdale gauche, où s'était développée une pseudo-membrane épaisse et tenace ; après avoir un peu débordé sur le pilier antérieur gauche du voile, cette fausse membrane disparaissait complétement le 15 août.

Huit jours après sa disparition, le 22, nasonnement et gêne légère dans la déglutition.

Ces troubles fonctionnels s'accroissent chaque jour ; le malade rejette par le nez une partie des boissons, éprouve une gêne très-grande à faire descendre le bol alimentaire, ne peut plus gonfler les joues, souffler une bougie, etc.

Le 30, commencement d'anesthésie des extrémités inférieures, qui depuis plusieurs jours semblaient toujours très-froides au malade.

Le 2 septembre, gêne et désordre notables dans la motilité de ces mêmes parties : marche incertaine, titubation.

Le 5, engourdissement de la pulpe des doigts ; impossibilité, les yeux fermés, de ramasser une épingle, de distinguer le drap de la couverture de laine.

Il y eut quelques bluettes les jours suivants, mais l'amblyopie

COLIN. 19

ne se prononça pas davantage ; les muscles du tronc et les sphincters conservèrent toute leur énergie.

Le 5 octobre, la sensibilité est revenue peu à peu aux extrémités inférieures ; mais, malgré l'emploi des toniques, de l'électricité, d'une alimentation très-substantielle, la motilité des jambes est encore aujourd'hui aussi compromise que les premiers jours ; et, quant aux bras, l'affection semble plutôt en voie de progrès, les mouvements d'extension, et surtout de flexion, devenant chaque jour plus faibles et plus incertains.

Cette lenteur d'évolution de la paralysie généralisée tient-elle à la persistance de la paralysie palatine ? C'est probable ; toujours est-il qu'aujourd'hui (6 octobre), bien que la gêne de la déglutition, le nasonnement, aient en grande partie disparu, on peut encore constater d'une manière presque aussi nette qu'au début la paralysie partielle du voile, paralysie limitée au côté envahi par l'exsudation couenneuse : ainsi, à l'ouverture de la bouche, si l'on engage le malade à faire un effort de déglutition, on voit que le point le plus élevé de la voûte palatine ne siége plus immédiatement au-dessus de la luette, mais sur le côté droit de la ligne médiane, au point correspondant à l'insertion du péristaphylin interne droit à la membrane fibreuse du voile, en raison de l'inertie du muscle symétrique du côté gauche ; cette forme s'exagère si le sujet prononce la voyelle A, et l'on remarque alors en même temps que la luette est légèrement entraînée à droite, ainsi que le raphé médian du voile, vu la prédominance d'action des muscles de ce côté. Si pendant cet examen il arrive au malade d'éprouver une nausée, d'où résulte à l'état normal la réunion sur la ligne médiane des deux piliers postérieurs, on observe que chez lui le pilier postérieur gauche ne vient plus s'étaler en rideau jusqu'à la rencontre du droit, en raison de l'inertie du muscle pharyngo-staphylin du côté gauche (1).

Du reste, la sensibilité, soit tactile, soit électrique du voile du palais, ne semble pas plus diminuée d'un côté que de l'autre.

Réflexions. — Voilà donc encore un cas bien net d'angine

_____

(1) Voir Duchenne (de Boulogne), *De l'électrisation localisée*, 2e édit., p. 711.

couenneuse limitée au côté gauche, suivie d'une paralysie palatine limitée aussi à gauche, puis d'une paralysie généralisée qui s'est déroulée avec sa régularité habituelle d'évolution, sans que cette tendance à la généralisation ait entraîné l'extension, au reste du voile du palais, de la paralysie de son côté gauche.

Je crois avoir d'autant plus raison d'insister sur ce sujet, que généralement on se borne à diagnostiquer une paralysie palatine d'après les troubles fonctionnels, sans chercher à établir par l'examen direct si cette paralysie est ou complète, ou unilatérale, ou encore plus partielle. Or on comprend très-bien que ce voile, véritable valvule active entre le conduit alimentaire et le conduit aérien, peut présenter ses insuffisances (se trahissant dans un sens par le rejet des liquides par le nez, dans l'autre par le nasonnement, véritable émission pathologique de la voix par les fosses nasales), quand même il n'y aurait de paralysés qu'un ou deux des muscles nécessaires pour concourir à son occlusion.

Il ne faut donc pas, dès que l'on constate des signes fonctionnels d'une paralysie du voile du palais, regarder celle-ci comme complète, et je ne doute pas que, si désormais l'on se livre à un examen plus direct de l'état des parties, on n'arrive à reconnaître plus fréquemment des paralysies limitées, et en même temps leur succession sur place aux lésions locales de l'angine couenneuse.

Il restera toujours, bien entendu, assez d'autres questions obscures en semblable matière. En vertu de quelle altération de tissu les points atteints d'angine sont-ils frappés de paralysie au moment ou précisément ils reviennent à l'état normal ? Suivant quel mode pathogénique cette paralysie palatine se généralise-t-elle ? Rien encore n'éclaire suffisamment ces deux questions, auxquelles je ne veux pas toucher ; ce qui me semble établi, c'est que :

1° A la suite de l'angine couenneuse, la paralysie du voile du palais résulte des lésions locales de cette angine ;

2° Quand l'angine a été limitée à certaines parties du voile, ces parties seules sont frappées de paralysie consécutive, et cette paralysie locale incomplète peut être suivie d'une paralysie généralisée des muscles du tronc, des membres, suivant l'ordre assigné à la paralysie dite diphthérique.

Un fait remarquable communiqué par M. Blache à la Société des hôpitaux met ces conclusions hors de doute : un enfant se pique le voile du palais avec un crochet à broder ; une paralysie locale survint, suivie d'une paralysie généralisée de l'espèce *dite diphthérique.*

Je me demande, en somme, jusqu'à quel point il serait impossible à la physiologie expérimentale de reproduire cette singulière affection au moyen d'un traumatisme quelconque sur la gorge de certains animaux ?

CHAPITRE VII

DU TÆNIA DANS L'ARMÉE.

On connaît aujourd'hui la fréquence du ver solitaire en Algérie, où se rencontre exclusivement le *tænia solium* (*tænia* armé). Les expéditions de ces dernières années nous ont valu la preuve de l'existence de cette même variété de tænia en Chine et surtout en Syrie, où l'intensité de l'endémie ressort du chiffre énorme de 200 cas environ constatés dans la petite armée qui a séjourné si peu de temps dans ce dernier pays. D'après cette double observation, faite par nos collègues, aux deux extrémités du continent asiatique, en Chine et en Syrie, on peut supposer que, dans les vastes régions intermédiaires, c'est encore le tænia armé qui règne à l'exclusion du bothriocéphale.

Je n'ai observé au Val-de-Grâce que des tænias importés de l'un ou l'autre de ces trois pays, Chine, Syrie, Algérie; la symptomatologie a été généralement fort simple; aucun de ces malades, au nombre de 7, n'a offert de phénomènes nerveux particuliers analogues à ceux qu'a si bien décrits le regrettable Legendre, et que j'ai rencontrés moi-même chez des malades étrangers à cette période d'observation. Chez tous, il y avait bien quelque sensation de gêne, de tiraillement à l'épigastre; mais chez la plupart, sans aucune période antérieure de malaise, le premier signe de la maladie a été la constatation toute fortuite, de la part de l'individu, de cucurbitins dans ses garde-robes.

La disposition marginale des pores génitaux, sur les

anneaux rendus isolément, permet au médecin de reconnaître tout de suite qu'il a affaire au tænia armé, condition d'une certaine valeur pour la médication à instituer, celle-ci n'étant pas la même dans ce cas que contre le bothrio-céphale.

Je citerai à ce propos un fait assez curieux de simulation : au mois d'octobre 1862, entrait dans mon service, salle 26, n° 37, un chasseur d'Afrique qui, ayant successivement fait campagne en Algérie et en Syrie, semblait parfaitement autorisé à se dire atteint de ver solitaire; il nous montrait, à l'appui de cette assertion, un fragment d'helminthe, long de $0^m,1$ environ, mais que je reconnus tout de suite pour appartenir au *tænia lata* (bothrio-céphale), vu la largeur des anneaux et la position centrale des orifices de reproduction ; je fis observer aux stagiaires qui m'accompagnaient que ces anneaux, identiques à ceux des tænias qu'on rencontrerait en Suisse, ne pouvaient provenir ni d'Algérie ni de Syrie, que le malade se les était procurés sans doute partout ailleurs que dans ses garde-robes; à cette objection, l'individu me répond qu'effectivement, depuis son retour de Syrie, il est allé passer quelque temps en Suisse, à Neufchâtel; cette réponse m'eût convaincu sans les allures un peu suspectes du malade; je lui fis prendre une simple décoction très-amère de centaurée, suivie d'un jour de diète, le prévenant que cette médication serait, dans l'intérêt de sa guérison, renouvelée plusieurs fois par semaine; il me fit alors des aveux complets, d'où il résultait que son tænia provenait bien de Neufchâtel, mais en avait été rapporté dans un flacon.

Un fait complétement opposé est celui d'un autre militaire revenant jusqu'à trois fois dans mon service avec la conviction d'être porteur d'un ver solitaire ; c'était une véritable monomanie chez ce malheureux qui avait habité l'Algérie pendant plusieurs années, et qui s'obstinait à présenter comme anneaux de tænia les fragments les plus divers de matières animales ou végétales qu'il trouvait dans ses garde-robes.

J'ai présenté à la Société médicale des hôpitaux un tænia fort intéressant (1). Ce tænia dont la plupart des anneaux étaient perforés au centre, et que j'ai proposé d'appeler *tænia solium fenestré*, offrait, comme conditions remarquables, les particularités mentionnées dans l'observation suivante :

OBSERVATION L. — Le militaire sujet de cette observation a contracté le tænia pendant la campagne de Syrie. La portion fenestrée de l'helminthe (*fig.* 1) a été rendue le 6 mai 1862, à la suite d'une dose de kousso. La portion pleine (*fig.* 2) a été expulsée huit jours après, le 13 mai, sous l'influence de l'écorce sèche de racine de grenadier. Certaines circonstances m'ont empêché de suivre plus longtemps ce malade ; son histoire eût été complétée, sans doute, par l'expulsion de la tête de l'helminthe, que les deux portions évacuées suffisent, au reste, à caractériser, en présentant, de plus, certains faits remarquables :

1° L'existence (non constatée jusqu'ici, ou au moins fort peu connue) d'anneaux perforés chez un *tænia solium* à caractères bien nets (disposition latérale, irrégulièrement alternante, des pores génitaux ; à cette preuve directe du genre de l'helminthe s'ajoute le fait de son importation de Syrie, où le bothriocéphale n'existe pas, et où, suivant les rapports transmis jusqu'à ce jour par nos confrères au conseil de santé des armées, 126 militaires de notre expédition ont contracté le ver solitaire) (2);

2° La netteté des limites de ces perforations au centre de chaque anneau, en sorte que le pourtour de l'anneau persiste, et que les perforations sont toutes isolées l'une de l'autre, disposi-

(1) *Gazette hebdomadaire* du 24 octobre 1862.

(2) Il était intéressant de bien établir, tant par l'examen direct, que grâce aux précieux renseignements déjà fournis par la géographie médicale, si cet helminthe, étrange au premier abord, provenant d'un pays où l'on n'a pas observé, se rapportait bien à l'une de nos deux espèces connues de tænia ; les deux considérations précédentes, et surtout le fait mentionné plus loin de l'expulsion par le même sujet d'anneaux pleins, normaux, confirment surabondamment mes conclusions sur son identité avec notre *tænia solium*.

tion différente de celle qu'on observe dans la variété de bothriocéphale dite *tænia fenestrata*, dont la perforation tend à s'éten-

Fig. 1.   Fig. 2.

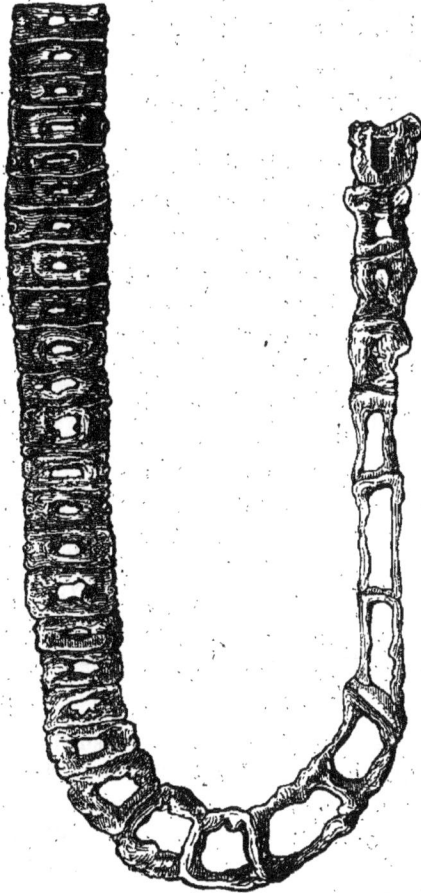

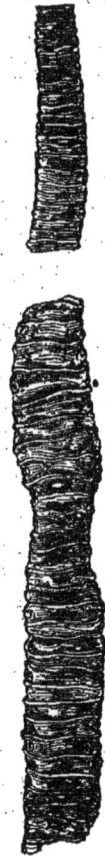

Fig. 3.

dre en longueur suivant l'axe du ver, confondant ainsi plusieurs
anneaux en une fente unique (1);

(1) Voir la figure représentée dans l'ouvrage de M. Davaine, *Traité
des entozoaires et des maladies vermineuses*. Paris, 1860, p. 76.

Chez le bothriocéphale, dont, on le sait, l'oviducte s'ouvre au centre
même (face ventrale) des cucurbitins, le mécanisme de la perte de sub-

3° Les divers degrés de l'altération qui, au centre d'anneaux encore pleins, se manifeste au début par une simple diminution de l'opacité de ces anneaux; à un degré plus avancé, perte de substance centrale comme par une piqûre d'épingle (à ces deux premiers degrés (*fig.* 3), et, en raison de la dépression centrale, l'anneau ressemble, au premier coup d'œil, à celui du *tænia lata*, illusion qui tombe tout de suite devant la constatation des pores génitaux sur les bords mêmes de cet anneau); enfin, aux dernières limites de la perforation, il ne reste plus de l'anneau qu'un cadre constitué par ses bords (*fig.* 1);

Toutes ces formes prouvent que le point de départ de la perte de substance a toujours été central, et sa marche régulièrement centrifuge, sans que l'on puisse regarder, de même que chez le bothriocéphale, cette perte de substance comme résultant d'un agrandissement, par n'importe quel procédé, de l'ouverture extérieure de l'oviducte;

4° L'expulsion d'anneaux fenestrés, huit jours avant l'expulsion d'anneaux parfaitement pleins et normaux, semble indiquer un rapport bien net entre la perforation et la maturité de ces anneaux, dont les plus anciens auront été évacués par le premier ténifuge, les plus récents, non perforés, par le second; la seule objection à faire à cette conclusion serait l'hypothèse peu admissible de l'existence, chez ce même malade, de deux helminthes différents qui, successivement, et à l'exclusion récipro-

stance a été rapporté à l'élargissement de l'oviducte, suivi de l'usure, et enfin de la disparition des parois de l'ovaire distendu, d'où marche naturellement excentrique de l'ulcération et de la perforation. Or, chose curieuse, parmi le petit nombre de bothriocéphales qui ont offert cette altération, aucun n'a présenté la perforation des anneaux aussi nettement et exclusivement centrale que chez le *tænia solium*, objet de cette note, bien que la disposition latérale des orifices génitaux n'ait eu ici aucun rapport avec le point de départ du travail pathologique. Je n'en regarde pas moins les perforations de cet helminthe comme un simple résultat de la maturité des anneaux, d'où rupture des parois des ovaires. Quant à la dénomination de *tænia solium fenestré* que je propose ici, elle me semble d'une application plus rigoureuse peut-être à cet individu qu'aux divers bothriocéphales à fentes plus ou moins longues et irrégulières, auxquels seuls avait été consacrée jusqu'ici l'épithète de fenestrata.

que l'un de l'autre, auraient été en partie expulsés par deux ténifuges différents aussi ;

5° On a vainement cherché dans les selles, du 6 au 13 mai, des ovules de tænia qui semblent devoir être pathognomoniques de cette forme de l'helminthe ; leur absence s'explique sans doute durant cette période, par l'expulsion de tous les anneaux perforés le 6 mai, le ténifuge administré le 13 n'ayant, comme on l'a vu déjà, entraîné l'expulsion que d'anneaux pleins, récents ; forme qui exclut la présence d'ovules libres dans les selles (1) ;

6° Enfin l'absence de la tête de l'helminthe dans les évacuations produites par deux puissants ténifuges administrés suivant les méthodes les plus recommandées, ne peut-elle tenir en partie à la fragilité des anneaux dans ces conditions particulières ?

Les figures dessinées par M. Nogier, médecin stagiaire au Val-de-Grâce, reproduisent en abrégé, sur un petit nombre d'anneaux, les diverses altérations de l'helminthe, altérations qui s'étendent au moins, sur la pièce même, à 200 de ces anneaux (2).

J'ai rencontré chez un seul de mes 7 malades 2 tænias

(1) La recherche des ovules d'entozoaires dans les garde-robes au moyen du microscope a pris une certaine valeur comme moyen diagnostique : ainsi la présence du tricocéphale, qui n'est expulsé lui-même qu'exceptionnellement et que l'on ne trouve d'habitude qu'à l'autopsie, peut être reconnue par l'examen des selles où ses ovules sont extrêmement nombreux (Davaine). Chez les individus atteints d'ascarides lombricoïdes, on rencontre également dans les selles les ovules propres à ce genre ; mais jamais, en pareille investigation, on n'a trouvé à l'état de liberté les ovules du tænia normal (soit *lata*, soit *solium*) ; et, par induction seulement, on a été amené à supposer que dans les formes perforées du bothriocéphale, (il en serait évidemment de même pour le *tænia solium*), c'est-à-dire dans les cas où, l'ovaire étant rompu, les ovules se trouvent libres, ceux-ci devraient pouvoir être constatés dans les garde-robes à l'état de liberté, et non pas seulement inclus dans les cucurbitins.

(2) M. le docteur Guitard, de Toulouse, ayant lu le compte rendu de la séance de la Société médicale des hôpitaux (12 septembre 1862), où cet helminthe a été présenté, a publié une très-intéressante notice avec figure, relative à un *tænia percé à jour*, observé et décrit, en 1789, par Masars de Cazèles, ancien médecin de Toulouse.

tous deux armés ; ces faits de non-solitarité du tænia sont
aujourd'hui parfaitement connus ; j'étais à Mascara à l'é-
poque où M. le docteur Leclerc provoquait, chez un chef
de musique, l'expulsion successive de 7 tænias.

J'ai fait connaître plusieurs fois déjà toute la valeur que
mes observations m'obligent de reconnaître à la médication par l'écorce de racine de grenadier, même quand cette
écorce est sèche.

A tous mes malades je l'ai administrée suivant la formule de Bourgeois :

Eau 750 grammes.

Écorce 60.

*Laissez macérer 12 heures, puis faites prendre à jeun en
3 fois.*

La macération préalable rend à l'écorce sèche sa vertu
ténifuge, disait Bourgeois en 1824. Toujours est-il qu'une
seule dose m'a toujours suffi, que toujours le peloton de tænia a été rendu à la première, au plus tard à la deuxième
évacuation, que cette évacuation a toujours eu lieu de 5
ou 6 heures au plus tard après l'administration du remède,
que jamais je n'ai soumis les malades à un régime préalable, que, malgré le goût assez désagréable du médicament,
aucun d'eux ne l'a vomi.

Une seule fois, à part le cas de tænia fenestré, une seule
fois je n'ai pu retrouver la tête ; mais la recherche en avait
été faite, malgré mes ordres, par le malade lui seul, qui
avait brisé l'helminthe en plusieurs fragments et probablement ainsi perdu le scolex ; je le crois d'autant mieux que
nous retrouvâmes parmi ces débris 3 morceaux du col
constituant bout à bout une longueur d'un mètre et demi.
C'est chose en effet assez délicate que la recherche de la
tête que, dans les 6 autres cas (dont 1 était double), j'ai
toujours retrouvée ; je m'étonne de voir l'auteur d'un bon
mémoire sur le tænia en Algérie dire que cette tête est
très-petite, et ne peut être aperçue qu'à l'aide d'une forte

loupe; elle est petite en effet, mais j'ai pu toujours apercevoir à l'œil nu non-seulement son ensemble qui se distingue par une coloration noire, mais encore les quatre mamelons qui la surmontent. Quant à la manière de la retrouver, il faut engager le malade à délayer dans une grande quantité d'eau les matières qui renferment le peleton expulsé ; celui-ci est alors isolé facilement au moyen d'un crible très-fin, ou d'une toile à larges mailles ; on voit à sa surface quelques fils très-minces, replis du cou que l'on dégage, par une traction délicate qui généralement amène le scolex sous l'œil de l'observateur. En effet, sous l'influence du ténifuge, l'helminthe se pelotonne sur lui-même, les crochets abandonnent la muqueuse intestinale, et la tête s'enfouit dans les nombreux replis formés par la série des anneaux (les rubans expulsés par mes malades ont varié, comme longueur, de 8 à 22 mètres) ; alors toute cette masse, prenant une forme arrondie ou ovalaire, progresse comme un bol dans le tube digestif, et peut ainsi arriver jusqu'à l'anus sans déchirure des parties les plus fragiles de l'entozoaire.

L'écorce sèche de racine de grenadier m'ayant toujours réussi, je n'ai eu recours à aucun autre anthelminthique ; je ne veux nullement les déprécier ; mais je dois à la vérité de dire que plusieurs de mes malades avaient inutilement pris du kousso avant d'être guéris en quelques heures par l'emploi du grenadier.

FIN.

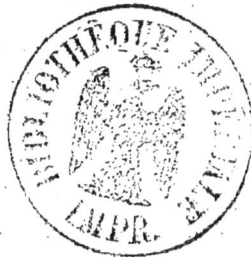

TABLE DES MATIÈRES

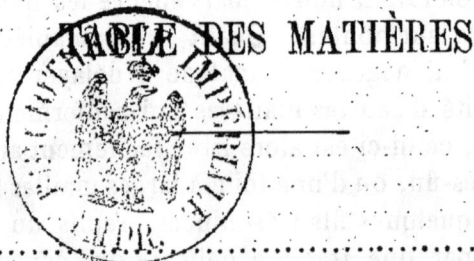

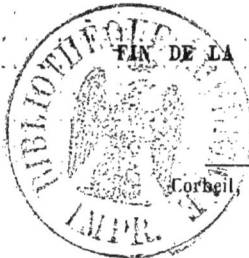

FIN DE LA TABLE DES MATIÈRES.

Corbeil, typ. et stér. de CRÉTE.

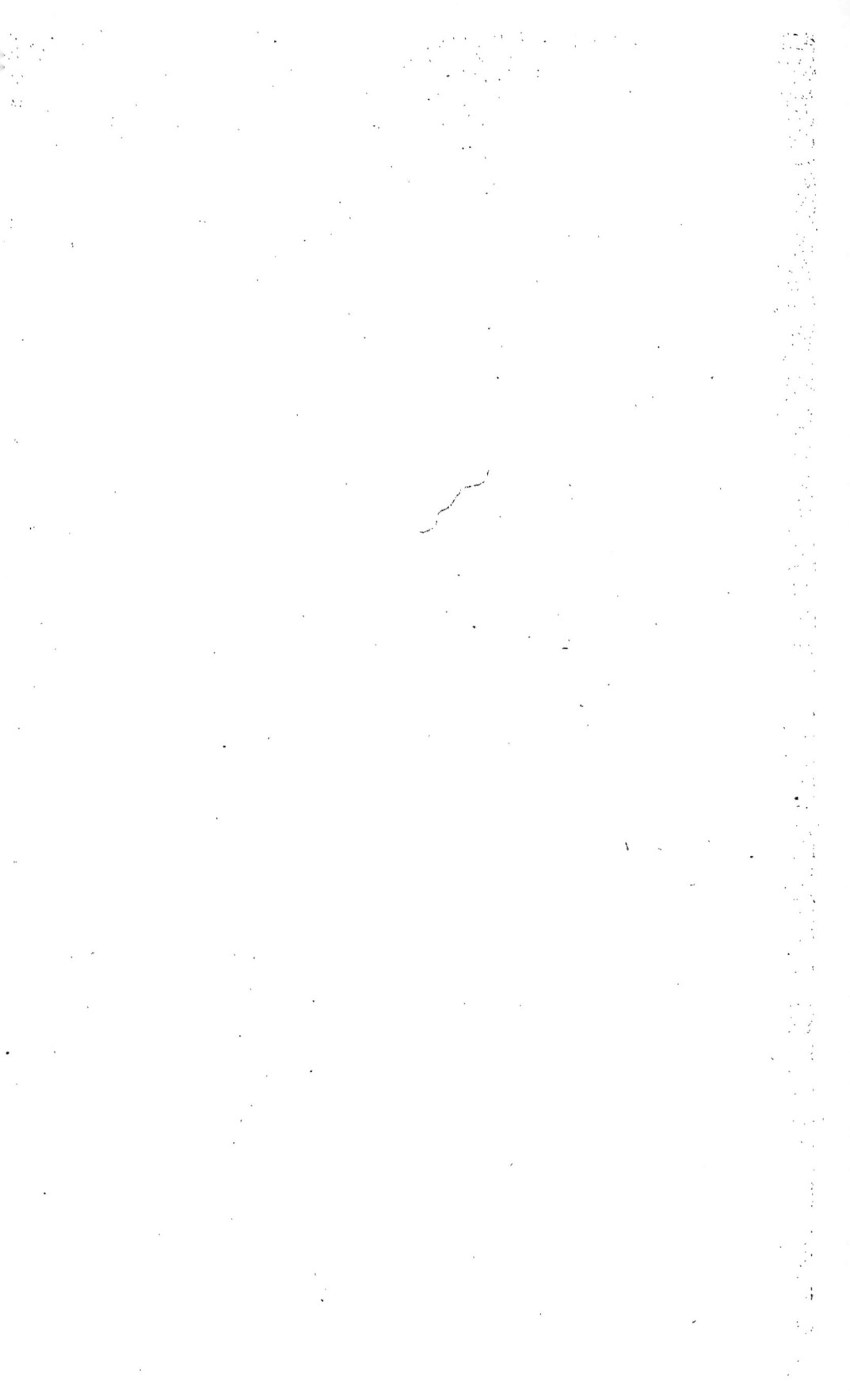

www.ingramcontent.com/pod-product-compliance
Lightning Source LLC
Chambersburg PA
CBHW060419200326
41518CB00009B/1417